Légende des bienfaits
des recettes sur
votre corps :

- Cerveau
- Microbiote
- Anti-cancer
- Cœur
- Muscles
- Énergie
- Os

MANGER HEUREUX, VIVRE LONGTEMPS ET MOURIR EN BONNE SANTÉ !

Le mode d'emploi en 100 recettes

PAULE NEYRAT
DIÉTÉTICIENNE

04

BONHEUR ET SANTÉ

La complexe alchimie du bonheur se déroule dans votre cerveau. Pour s'activer, elle a besoin de toute une panoplie de nutriments :

• **CERTAINS ACIDES AMINÉS** (constituants des protéines) pour fabriquer les neuromédiateurs qui dirigent vos humeurs, votre bien-être et votre appétit. Les protéines animales en sont les plus fournies.

• **DES GLUCIDES** : dégradés en glucose au cours de la digestion, ils sont le carburant de toutes vos cellules et participent à la formation des neuromédiateurs. Ils se trouvent surtout dans les céréales, les légumineuses, les fruits et le sucre, et en petites quantités dans les légumes.

• **DES ACIDES GRAS INSATURÉS,** dont les précieux oméga, qui constituent et entretiennent les membranes de vos cellules. On les trouve dans les huiles et les poissons gras.

• **DES MOLÉCULES ANTIOXYDANTES** pour protéger vos cellules nerveuses (et les milliards d'autres constituant votre corps) du vieillissement et d'une destruction prématurée. Il en existe des dizaines, toutes différentes et utiles qui œuvrent souvent ensemble. Elles se trouvent dans les fruits frais, séchés ou secs, les légumes frais ou secs, certaines céréales, les épices, le chocolat, le thé et le café, le vin rouge...

• Et pour que tout marche bien, sans accrocs, il faut aussi tous les sels minéraux et toutes les vitamines. Ils sont inégalement répartis dans tous les aliments. Aucun d'eux ne les contient tous.

Tous ces nutriments sont indispensables au bon fonctionnement et au bon état de votre corps, donc à votre santé.

C'est pourquoi, pour vivre heureux et mourir en bonne santé (en vous préservant, par exemple, du cancer ou des maladies cardiovasculaires), il suffit de manger de tout, mais pas n'importe comment !

Pour cela, le meilleur modèle est la diète méditerranéenne.

SONT DANS VOS CASSEROLES

05

TOUS AUX ABRIS AVEC

Des études entreprises dans les années 1950 ont montré que la Crète comptait un nombre impressionnant de vieillards en bonne santé. Tandis que maladies cardiaques et cancers commençaient à ravager les autres pays, les Crétois n'en souffraient quasiment pas.

On analysa leur alimentation et le « régime crétois » vit le jour. On étendit les études aux pays voisins, et de « crétois », le régime devint « méditerranéen ». Des centaines d'études ensuite ont confirmé la protection quasi totale assurée par cette « diète méditerranéenne », y compris contre l'obésité et le diabète, devenus eux aussi des fléaux épidémiques.

La diète méditerranéenne repose sur la bonne gestion des produits alimentaires : aucun n'en est exclu.

- HUILE D'OLIVE (page 11) : pour cuisiner et assaisonner ; beurre et crème en petites quantités.
- PRODUITS CARNÉS (page 170) ; de temps en temps.
- PRODUITS MARINS (page 152) : plusieurs fois par semaine.
- LÉGUMES ET FRUITS (pages 72 et 208) : à chaque repas et en quantités importantes.
- CÉRÉALES ET LÉGUMES SECS (page 134) : les unes et/ou les autres à chaque repas.
- PRODUITS LAITIERS (page 204) : yaourt tous les jours ou presque ; fromages de temps en temps.
- AIL, OIGNONS, AROMATES ET FINES HERBES (pages 46, 55 et 24) : à profusion dans la cuisine.
- PEU DE SUCRE (page 198).
- Éventuellement 1 ou 2 verres de vin par jour (mais surtout pas plus !).

La combinaison de tous ces produits fournit une alimentation riche en éléments protecteurs (antioxydants, fibres, acides gras insaturés), pauvre en éléments nocifs (acides gras saturés, glucides rapides) et rassasiante.

Il suffit d'équilibrer le tout sur une semaine : on peut s'éclater sur une côte de bœuf et ne pas manger de viande les jours suivants. Cette diète méditerranéenne (classée au Patrimoine culturel immatériel de l'UNESCO) est donc le meilleur et le plus simple modèle alimentaire pour vivre heureux et mourir en bonne santé !

LA DIÈTE MÉDITERRANÉENNE

OUBLIEZ

Depuis des décennies, l'obsession des calories règne sur notre alimentation. Elle est à l'origine des innombrables régimes « minceur » dont les ravages sur la santé sont maintenant largement connus.

Compter les calories de chaque plat, ça ne sert strictement à rien car vous avez, dans votre cerveau, un logiciel naturel qui se charge de le faire pour vous : le centre de satiété. Il est installé dans votre hypothalamus, le directeur général du bon fonctionnement de votre organisme.

Parmi toutes ses fonctions, on compte la régulation de votre appétit et de votre satiété : il est averti quand vous avez besoin de manger et déclenche la sensation de faim.
Puis, quand vous mangez, il reçoit les informations sur tout ce que vous avalez : protéines, lipides, glucides, calories… Elles lui sont envoyées par une multitude de récepteurs nerveux répartis dans votre bouche et votre estomac. Il comptabilise tout.

Au fur et à mesure de l'accumulation de ces éléments nutritionnels, il vous envoie des signaux de satiété : au fil du repas, vous avez de moins en moins faim. Et quand vous avez votre dose, il envoie le signal « stop » : vous n'avez plus envie de rien. Vous ne pouvez terminer votre assiette, sauf à vous forcer et vous sentir ensuite mal à l'aise.

MAIS !

Ce centre de satiété ne se met pas en route dès la première bouchée. Il faut environ 15 minutes pour que les informations soient analysées et transmises. Pas de problème si vous mangez lentement, car vous lui laissez le temps de se mettre au travail. Mais si vous mangez vite, ça ne fonctionne pas ! Ce que vous venez d'avaler sans même prendre le temps de le savourer n'est pas enregistré. Vous allez donc manger plus que vous n'en avez besoin. Et c'est ainsi que vous allez prendre du poids et tomber ensuite dans le piège des régimes minceur.

Manger lentement, c'est l'un des secrets pour vivre heureux en savourant de bons petits plats, et mourir en bonne santé.

LES CALORIES

LUTTEZ

Comme le fer, vos cellules « rouillent » et finissent par se détruire, victimes du phénomène de l'oxydation. L'oxydation est une bataille qui se déroule en permanence dans votre corps : lorsqu'une molécule d'oxygène – par ailleurs vital – rencontre une autre molécule, elle lui vole des électrons, ce qui l'abîme et la déboussole. Ces électrons, appelés radicaux libres, ne supportent pas la solitude. Ils s'empressent d'aller ravir un électron sur une molécule voisine et de se « pacser » avec lui. Mais au passage, ils ont évidemment blessé leur victime...

Lumière, chaleur, soleil, tabac, pollution et activité intense (qui fait respirer énormément d'air) activent encore plus cette oxydation.
En bousillant vos cellules, elle est responsable de leur vieillissement mais aussi de maladies graves : cancers, maladies cardiovasculaires, cataracte, etc.

MAIS, heureusement, les antioxydants sont là ! Ce sont des molécules qui bataillent contre ces fichus radicaux libres en freinant leur développement ou en les détruisant complètement.

VOTRE CORPS PRODUIT NATURELLEMENT DES MOLÉCULES ANTIOXYDANTES.

Mais l'essentiel vous est apporté par votre alimentation. Ils sont nombreux : vitamines C et E, caroténoïdes, polyphénols, cuivre, fer, manganèse, sélénium, acide phytique, etc., et vous avez intérêt à ne pas en manquer si vous voulez rester en bonne santé ! Inutile de vous focaliser sur tel ou tel aliment : les antioxydants, c'est un sport d'équipe – aucun n'agit seul, ils ne peuvent gagner le match qu'en synergie.

J'ai veillé à ce qu'il y en ait le plus possible dans les recettes que je vous propose. Et je vous ai concocté une poudre magique (page 19), qui vous en apporte beaucoup.

CONTRE LA ROUILLE

OCCUPEZ-VOUS DE VOS OS

Le problème avec les os, c'est qu'il faut s'en occuper quand on est jeune pour qu'ils ne se mettent pas en miettes quand on est vieux.

La maladie qui les frappe à partir de 60 ans environ se nomme « ostéoporose ». Ils deviennent de plus en plus fragiles et se cassent spontanément. Les os sont constitués d'un tissu osseux composé de protéines et de collagène, solidifiés par du calcium et du magnésium, tout cela gouverné par la vitamine D et une batterie d'hormones, dont les œstrogènes féminins. Des cellules appelées ostéoclastes les détruisent en y creusant des trous. D'autres cellules, les ostéoblastes, synthétisent tout le matériel nutritionnel et forment des cellules neuves qui comblent ces trous. C'est le « remodelage osseux ». Il fonctionne jusqu'à la quarantaine environ.

Mais ensuite, la dégradation prend le pas et il y a de plus en plus de trous. L'ostéoporose s'installe silencieusement, sans douleur. Surtout chez les femmes, après la ménopause, car elles sont alors quasiment privées d'œstrogènes. L'hérédité joue aussi son rôle.

Le tissu osseux étant constitué de calcium, de magnésium, et sa synthèse se faisant grâce à la vitamine D, il est indispensable que, tout au long de votre vie, vous n'en manquiez pas.

Pour cela, vous n'avez pas d'autres choix que de consommer régulièrement des produits laitiers – les meilleurs fournisseurs de calcium –, des aliments riches en magnésium, et de fabriquer suffisamment de vitamine D en allant au soleil mais sans vous tartiner systématiquement d'écran total, qui l'empêche de pénétrer dans votre peau.

Mais quand ce dernier est absent – ce qui arrive souvent –, vous risquez fort une fréquente carence en vitamine D. L'huile de foie de morue (en gélules) est une bonne alternative, tout comme ce « condiment soleil » (page 14) que j'ai mis au point pour vous.

PROTÉINES PAR-CI,

Les protéines, c'est compliqué !

Il y a tout d'abord celles qui sont dans les aliments : on distingue les « protéines animales », qui viennent de toutes les viandes (volailles et gibier compris), des produits marins (poissons, coquillages, crustacés), des œufs et des produits laitiers, et les « protéines végétales », qui se trouvent, comme leur nom l'indique, dans les végétaux.
Il y a aussi celles qui composent les milliards de cellules de votre corps. Elles sont nommées « protéines structurantes ». Elles vivent, se renouvellent en permanence et fonctionnent sous la direction de vos gènes, d'hormones, de neuromédiateurs : tous sont constitués de protéines dites « fonctionnelles ».

Toutes vos protéines sont formées d'acides aminés. Ils existent en grand nombre dans la nature, mais seulement vingt d'entre eux sont utilisés pour fabriquer les vôtres. Ce sont les mêmes qui se trouvent dans les aliments.

Dans ces vingt acides aminés, douze sont dits « banals » car ils peuvent se substituer les uns aux autres. Ce n'est pas le cas des huit autres, les acides aminés indispensables (AAI) : vous ne pouvez les transformer et votre alimentation doit obligatoirement vous les apporter.

Tous ces AAI se trouvent en plus ou moins grandes quantités dans les protéines animales. Celle de l'œuf, protéine parfaite, sert de référence.
Le hic, c'est que ça n'est pas le cas dans les protéines végétales. Certains AAI sont absents de celles des céréales mais se trouvent dans les légumineuses, et vice versa.
Ce qui oblige végétariens et végétaliens à jongler avec ces aliments de façon à avoir les bonnes doses d'AAI. Il est plus confortable d'être omnivore, sans pour autant se gaver de viandes car elles contiennent aussi beaucoup de graisses qui déséquilibrent l'alimentation.

Tous les régimes amaigrissants font perdre beaucoup de protéines car elles se mobilisent avant les lipides ; c'est aussi l'un de leurs dangers.

PROTÉINES PAR-LÀ

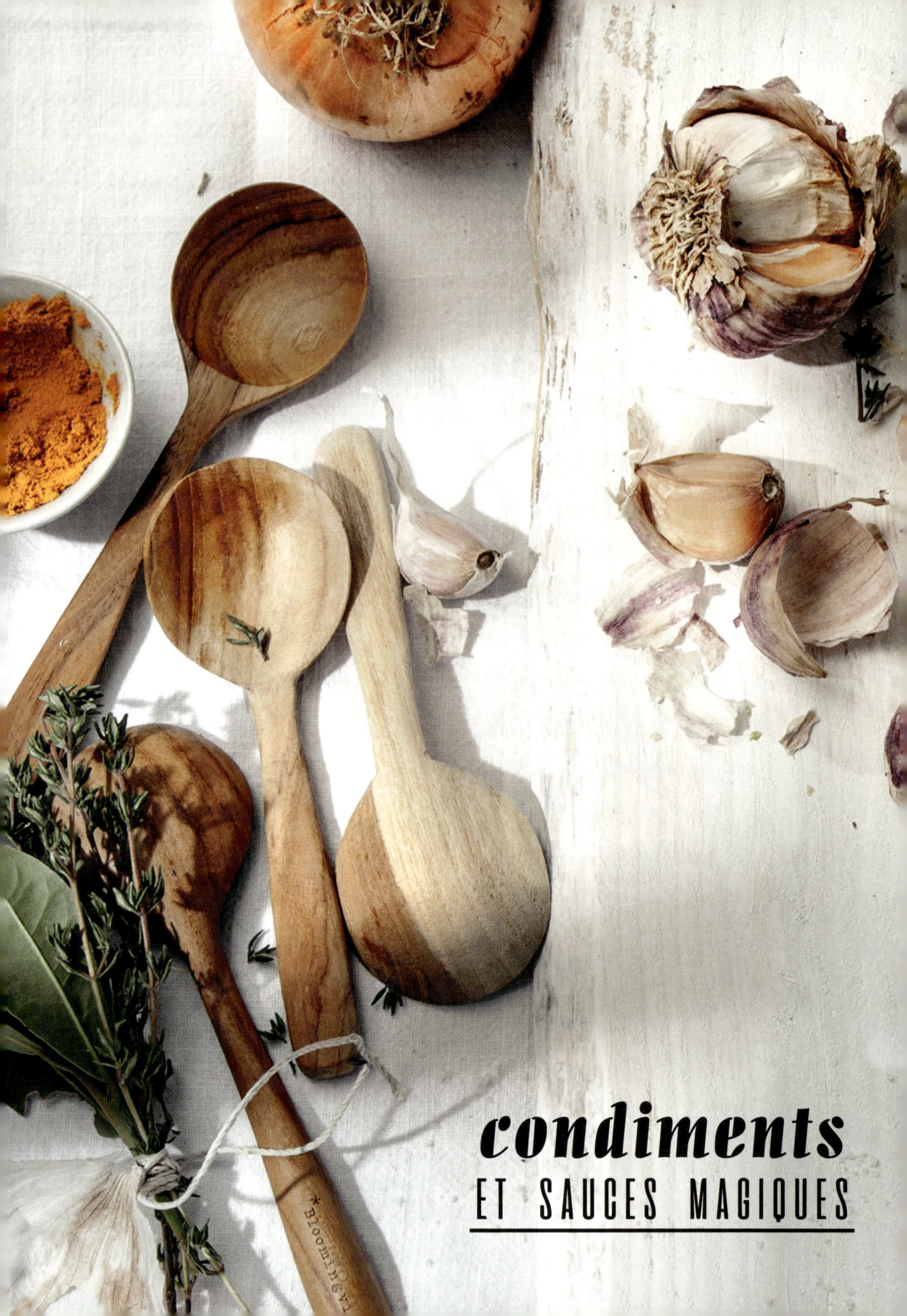

condiments
ET SAUCES MAGIQUES

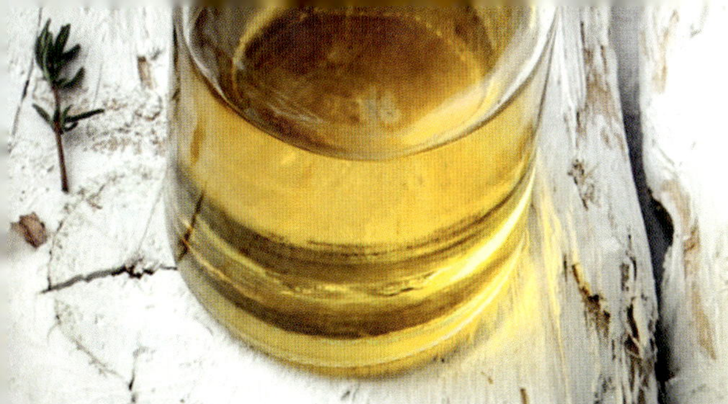

Ces condiments et ces sauces sont destinés à vous apporter des compléments d'oméga 3 et d'antioxydants afin que vous n'en manquiez pas pour vivre heureux et vieillir en bonne santé.

Des déficits, même peu importants, peuvent remettre en question tout votre équilibre.
Vous avez lu, page 7, les rôles et l'importance des antioxydants.

Quant aux oméga 3, c'est une affaire compliquée !

Ils vous sont fournis par les lipides (graisses) de vos aliments et sont constitués de différents acides gras classés en trois grandes catégories : saturés, monoinsaturés et polyinsaturés. À partir de ceux-ci, votre corps fabrique ses propres lipides, les stocke et les utilise selon ses besoins : ils sont tous plus ou moins interchangeables.

Mais parmi les acides gras polyinsaturés, il y en a deux que vous ne pouvez fabriquer et qui sont appelés oméga 3 et oméga 6.

On les nomme aussi, en bloc, acides gras essentiels car ils le sont à une multitude de processus très importants : formation et intégrité des membranes de toutes vos cellules, bon fonctionnement de vos systèmes cardiovasculaire, cérébral, hormonal et immunitaire. En gros, vous en avez besoin pour tout !
Pas de problème du côté des oméga 6 : toutes les huiles, sauf l'huile d'olive, en regorgent, vous ne risquez pas d'en manquer. Vous en absorbez souvent même trop.

Il n'en va pas de même des oméga 3, beaucoup plus rares. Il y en a dans les poissons gras et dans certaines huiles (colza, noix, lin, soja). Mais, sauf si vous utilisez quotidiennement celles-ci, il vous est difficile d'atteindre le quota minimal de 2 g par jour.

D'autant plus qu'oméga 3 et 6 se livrent une bataille permanente dans votre corps. En effet, les 6 empêchent les 3 de faire leur boulot. Il s'agit donc de ne pas trop absorber d'oméga 6 : c'est pourquoi l'huile d'olive, qui n'en contient quasiment pas, est employée dans la majorité des recettes de ce livre.

En plus des antioxydants, les condiments et les sauces que je vous propose ici contiennent beaucoup d'oméga 3. En les utilisant souvent, vous avez toutes les chances non seulement de ne pas en manquer, mais aussi de parvenir au bon équilibre entre oméga 3 et oméga 6.

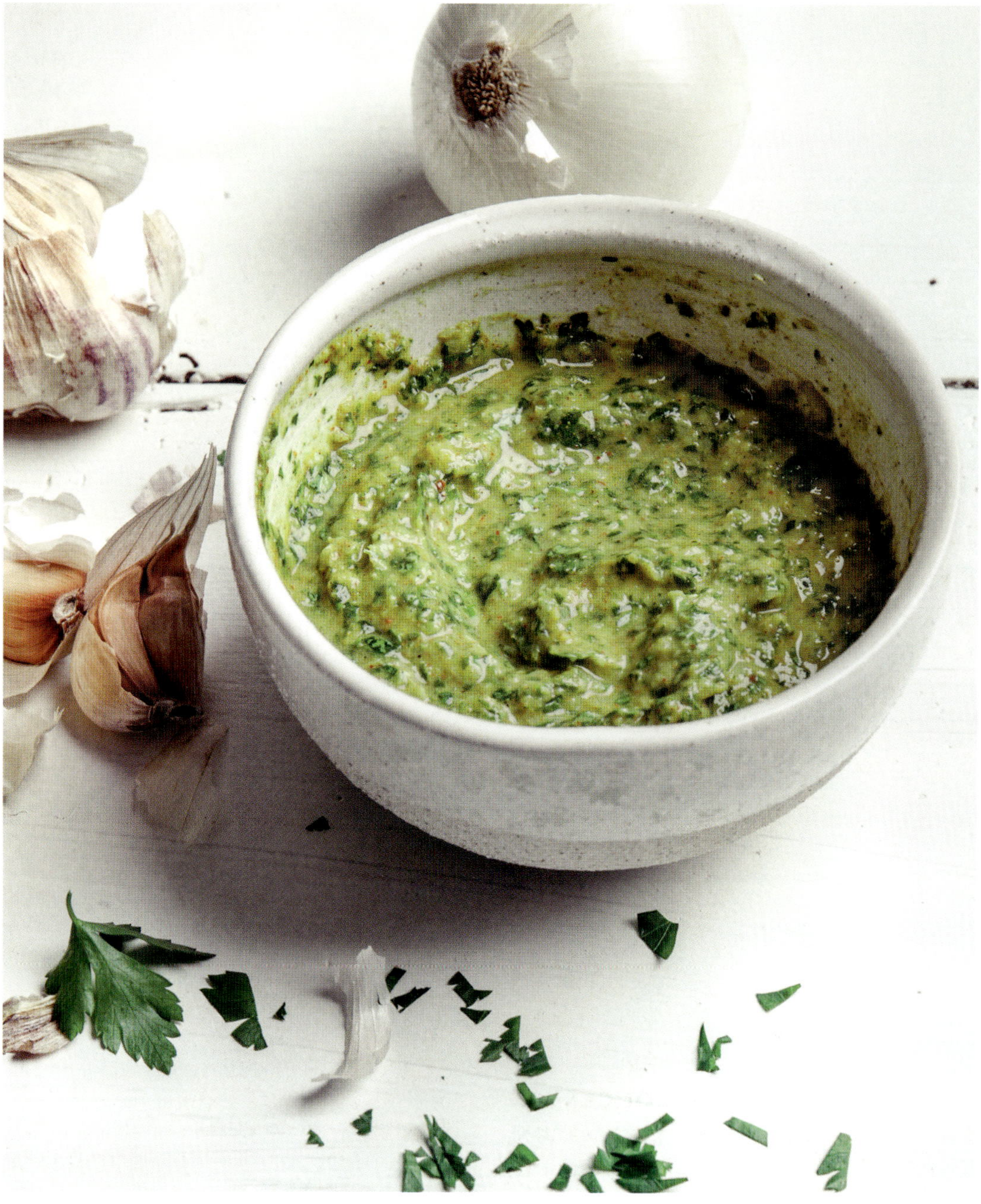

CHERMOULA

Assurance tous risques

13

PRÉPARATION : 15 MIN — POUR 1 BOL

MISE EN PLACE

- 1 bouquet de persil plat ciselé
- 1 bouquet de coriandre ciselé
- 3 gousses d'ail pelées et hachées
- 1 oignon moyen pelé et haché
- Le jus de 1 citron
- 2 c. à c. de cumin en poudre
- 1/2 c. à c. de paprika en poudre
- 1 à 2 pincées de piment en poudre
- 1 c. à c. de curcuma en poudre
- 2 pincées de cannelle en poudre
- 3 c. à s. d'huile de colza
- Sel (facultatif)

Rassemblez tous les ingrédients, sauf l'huile de colza, dans le bol du mixeur. Faites-le tourner jusqu'à ce que le mélange soit homogène et ajoutez peu à peu l'huile de colza. Mélangez. Goûtez et salez éventuellement un peu.
Versez la chermoula obtenue dans un bol. Filmez et réservez au frais pendant 1 semaine maximum.

INFOS NUTRITION

HERBES, AIL, OIGNON, ÉPICES, LA CHERMOULA EST UN CONCENTRÉ DE SELS MINÉRAUX, VITAMINES, ANTIOXYDANTS, ETC. L'HUILE DE COLZA APPORTE DES OMÉGA 3. TOUT CE DONT VOUS AVEZ BESOIN TOUS LES JOURS ! CETTE SAUCE EST UN VÉRITABLE ALICAMENT.

Variations

Les herbes peuvent varier, vous pouvez en ajouter d'autres ou modifier les épices. Mais gardez toujours l'ail, l'oignon, le curcuma et l'huile de colza.

Utilisations

Elle peut s'utiliser avec tout : un filet de poisson poché, une escalope poêlée, des crudités, des légumes vapeur, des pâtes, du riz, du quinoa, etc.

PRÉPARATION : 15 MIN

POUR 1 BOL

MISE EN PLACE

- 1 avocat
- 1 boîte de foie de morue fumé
- 2 citrons non traités
- 1 c. à c. de piment d'Espelette
- Sel

Écrasez bien à la fourchette (ou mixez) la chair de l'avocat et le foie de morue. Ajoutez le jus des citrons et râpez le zeste de l'un d'eux. Mélangez, puis assaisonnez de piment d'Espelette et de sel. Réservez au frais (3 à 4 jours maximum).

INFOS NUTRITION

CE CONDIMENT EST UN ALICAMENT DESTINÉ À EMPÊCHER QUE, COMME PLUS DE LA MOITIÉ DE LA POPULATION EUROPÉENNE, VOUS NE SUBISSIEZ UNE CARENCE EN VITAMINE D DRAMATIQUE POUR VOS OS (PAGE 8) — ET CE, MÊME SI VOUS MANGEZ SOUVENT DES POISSONS GRAS QUI EN CONTIENNENT UN PEU.

LE FOIE DE MORUE EST TRÈS RICHE EN VITAMINE D. IL L'EST AUSSI EN VITAMINE A ET EN OMÉGA 3. LES BONS ACIDES GRAS, LES FIBRES ET LA VITAMINE E DE L'AVOCAT, LES ANTIOXYDANTS DE CELUI-CI ET CEUX DU PIMENT D'ESPELETTE AINSI QUE LA VITAMINE C DU CITRON FONT DE CE CONDIMENT UN MODÈLE DE PROTECTION POUR TOUT VOTRE CORPS. CONSOMMEZ-EN AU MOINS UNE FOIS PAR SEMAINE.

Variations

Un petit oignon haché en plus, ou une cébette, si vous le souhaitez plus relevé. Ou les herbes ciselées que vous aurez sous la main.

Utilisations

Servez ce condiment avec des croûtons de pain complet grillés, ajoutez-le dans une salade, tartinez-en une escalope, un bifteck ou un filet de poisson.

CONDIMENT SOLEIL

COULIS DE TOMATE

PRÉPARATION : 35 MIN — CUISSON : 1 H 35 — STÉRILISATION : 45 MIN

POUR 1 BOCAL DE 50 CL

MISE EN PLACE

- 2 kg de tomates de pleine terre bien mûres en morceaux
- 2 c. à s. d'huile d'olive
- 2 branches de basilic ciselées
- 1 c. à s. de concentré de tomate
- Sel fin

Cuisez doucement les tomates dans une cocotte huilée pendant 50 min environ en remuant de temps en temps. Ajoutez le basilic et le concentré de tomate. Mixez. Salez. Versez dans un bocal. Fermez-le.

Déposez-le dans une cocotte. Couvrez d'eau et faites bouillir pendant 45 min. Laissez ensuite refroidir le bocal et gardez-le dans un placard.

Variations

Vous pouvez faire des bocaux de tomates anciennes différentes car elles s'y prêtent toutes, mais toujours en ajoutant le concentré de tomate, qui relève la saveur du coulis. Inutile de vous embêter à monder les tomates, vous vous privez alors des pectines de leur peau et de leurs pépins.

TOMATES SÉCHÉES

PRÉPARATION : 10 MIN — CUISSON : 3 H

POUR 1 BOCAL DE 50 CL

MISE EN PLACE

- Tomates marmande bien mûres en quartiers
- Huile d'olive
- Sel
- Poivre du moulin

Déposez les tomates sur une plaque, côté peau. Enfournez à 60 °C (th. 1-2) et laissez-les sécher pendant 2 ou 3 h, jusqu'à ce qu'elles soient recroquevillées. Débarrassez-les dans un bocal. Coulez de l'huile d'olive dessus. Fermez le bocal. Ajoutez un peu d'huile après chaque utilisation.

INFOS NUTRITION

LA CUISSON ET LE SÉCHAGE DÉVELOPPENT LE PRÉCIEUX LYCOPÈNE, L'ANTIOXYDANT STAR DES TOMATES. PEAU ET PÉPINS VOUS APPORTENT DES PECTINES, FIBRES DOUCES ET BÉNÉFIQUES. VOUS POURREZ AINSI EN PROFITER TOUT L'HIVER. L'HUILE PARFUMÉE DES TOMATES SÉCHÉES VOUS SERVIRA POUR ASSAISONNER DES SALADES OU POUR CUISINER.

PRÉPARATION : 10 MIN
CUISSON : 20 MIN
STÉRILISATION (FACULTATIVE) : 45 MIN POUR 500 G ENVIRON

MISE EN PLACE

- 8 grosses tomates coupées en morceaux
- 3 c. à s. d'huile d'olive
- 2 gousses d'ail hachées
- 1 gros oignon blanc émincé
- 1 brin de romarin
- 1 c. à s. de concentré de tomate
- 1 c. à s. de poudre magique (page 19)
- Sel
- Poivre du moulin

Dans une cocotte bien huilée, cuisez les tomates avec l'ail, l'oignon, le romarin et le concentré de tomate pendant 15 à 20 min. Ajoutez la poudre magique. Retirez le romarin, puis donnez un coup de mixeur plongeant. Débarrassez dans un bocal au frais, ou stérilisez-le pendant 45 min à 100 °C (voir coulis de tomate page 15).

INFOS NUTRITION

LES TOMATES SONT LE LÉGUME LE MIEUX FOURNI EN LYCOPÈNE, CE CAROTÉNOÏDE QUI EST L'UN DES PLUS PUISSANTS ANTIOXYDANTS. SES EFFETS PROTECTEURS CONTRE LE CANCER ET LE GONFLEMENT DE LA PROSTATE DES MESSIEURS ONT ÉTÉ DÉMONTRÉS. MAIS IL « ANTIOXYDE » AUSSI AILLEURS, ET TOUS AZIMUTS.
LES FIBRES DOUCES DES TOMATES (NON PELÉES, NON ÉPÉPINÉES) SONT BÉNÉFIQUES POUR L'INTESTIN. À TOUT CELA S'AJOUTENT LES BIENFAITS DE L'AIL, DE L'OIGNON, DU ROMARIN ET DE LA POUDRE MAGIQUE. CETTE SAUCE EST EN FAIT BÉNÉFIQUE POUR TOUT LE MONDE, SANS DISTINCTION DE SEXE !

Utilisations

Pâtes, riz, quinoa et toutes les autres céréales, légumes, omelettes... la sauce tomate sert tout le temps. Faites-en provision pendant la saison des tomates. Vous pouvez la congeler.

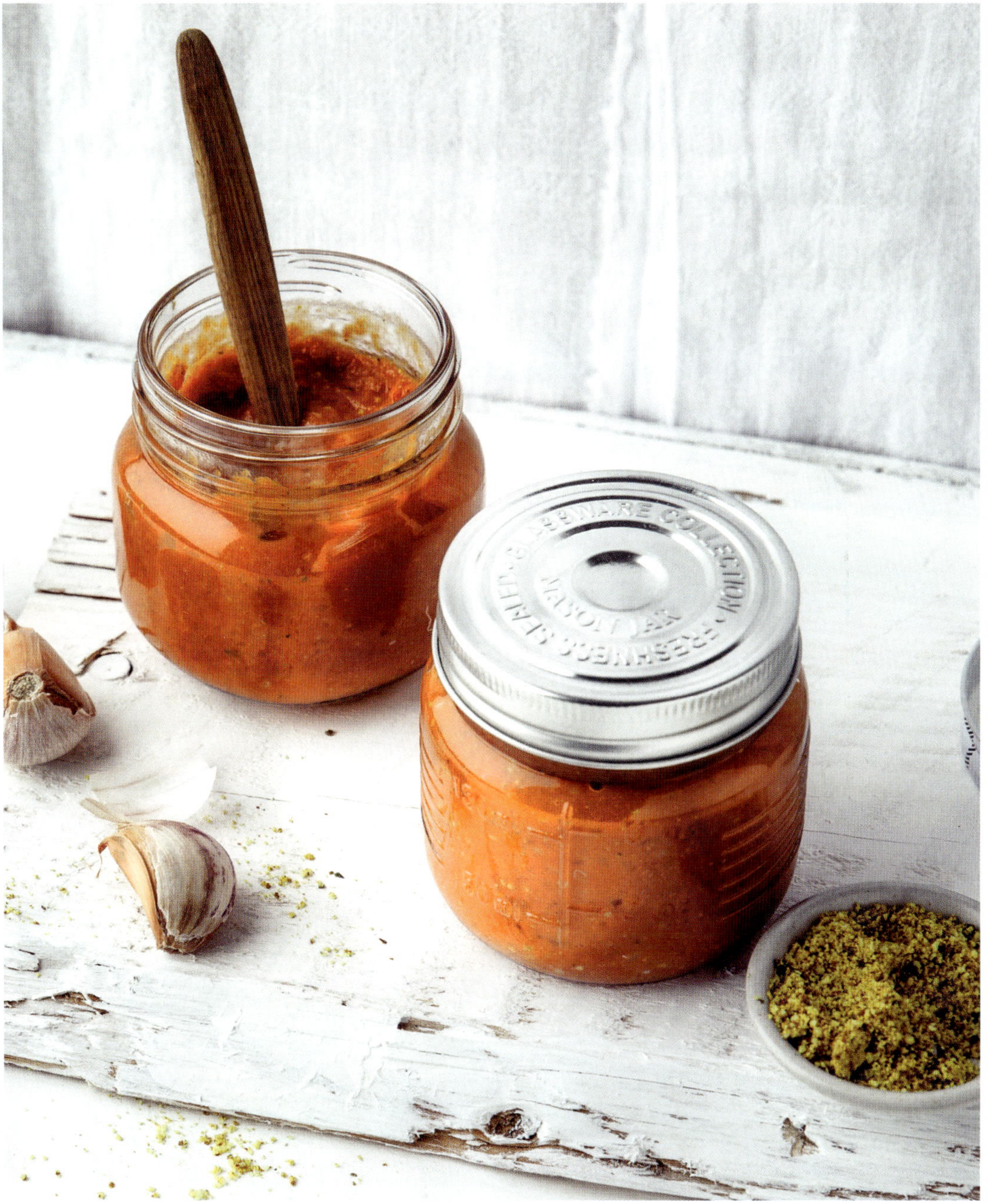

SAUCE TOMATE

Protectrice de prostate

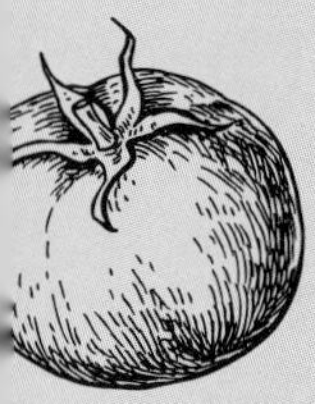

FICHE PRODUIT

tomate

Lorsque Christophe Colomb découvrit la tomate au Pérou, au XVe siècle, il était loin de penser que ses lointains descendants, six siècles plus tard, en consommeraient en moyenne 12 à 15 kg par an ! D'autant que pendant 300 ans, alors qu'elle était surtout cultivée en Espagne et en Italie, la « pomodoro » (ainsi qu'on l'appelait alors) avait la réputation d'être vénéneuse.

On doit sa promotion aux Provençaux, qui, eux aussi, la cultivaient et s'en régalaient. Ils arrivèrent à Paris, le 14 juillet 1790, pour la première fête de la Fédération nationale, avec des cageots de tomates. Les Parisiens y prirent goût, la tomate perdit sa réputation maléfique, les maraîchers de la capitale en plantèrent, et sa culture se propagea assez vite dans toute la France.

Ce goût démesuré que nous avons pour ce fruit en a fait le plus consommé en France. Et le plus galvaudé : il symbolise toutes les dangereuses dérives de l'industrie alimentaire et de l'agriculture intensive, nocives pour notre santé et la planète.
Alors que sa saison s'étale de mai à octobre, la tomate est sur les marchés toute l'année, cultivée en serre et hors sol, gavée de nourriture artificielle et de pesticides, toujours bien calibrée, ronde ou ovale, avec une peau bien lisse. Mais sans aucun goût.
Des producteurs courageux cultivent des tomates en pleine terre ; d'autres ont retrouvé des semences et produisent des tomates anciennes. Vous les trouvez en été sur les marchés et ce sont celles que vous devez acheter. Mais à partir de novembre et jusqu'à fin avril, il est aberrant et immoral de cuisiner des tomates fraîches !
Nombreuses sont les variétés de tomates de saison, rouges et roses, lisses ou côtelées, orange et jaunes, bigarrées et vertes, blanches et noires, grosses ou petites, rondes, allongées ou en forme de cœur, avec une chair plus ou moins dense.

La tomate est particulièrement protectrice car elle rassemble des sels minéraux, des vitamines C et E, et beaucoup d'antioxydants : béta-carotène et polyphénols. Elle est l'un des rares fruits à contenir du lycopène, un antioxydant particulièrement actif, surtout quand il a été chauffé. D'où l'intérêt du coulis de tomate, qui sert à tout, des tomates séchées (page 15) et de la sauce tomate (page 17).
En revanche, elle renferme relativement peu de fibres. Celles-ci se trouvent surtout dans la peau et dans les pépins, que l'on élimine en la mondant et en l'épépinant. On peut se dispenser de cette corvée pour ne pas se priver de ces fibres douces qui font du bien à notre microbiote.

PRÉPARATION : 10 MIN
POUR 1 POT

MISE EN PLACE

- 1 grosse poignée de fruits secs divers : noix, noix de macadamia, noix du Brésil, noix de cajou, pistaches, amandes, noisettes...
- 2 c. à s. de graines de chanvre
- 1 c. à s. de curcuma

Concassez les fruits secs, puis mixez-les avec les graines de chanvre et le curcuma jusqu'à ce qu'elles soient réduites en une fine poudre.
Gardez dans un pot à confiture bien fermé et au frais (pendant 1 mois maximum).

INFOS NUTRITION

COMPLÉMENT ALIMENTAIRE MAISON, CETTE POUDRE EST UN CONCENTRÉ D'OMÉGA 3, DE SELS MINÉRAUX, DE PHYTOSTÉROLS ET D'ANTIOXYDANTS DE TOUTES SORTES, ET PLUS PARTICULIÈREMENT DE SÉLÉNIUM, DONT NOTRE ALIMENTATION EST PAUVRE. PLUS LE CURCUMA, DONT LES VERTUS PROTECTRICES CONTRE LE CANCER, CELUI DU COLON EN PARTICULIER, SONT DÉMONTRÉES. N'AYEZ CRAINTE, LES GRAINES DE CHANVRE (RICHES EN ACIDES AMINÉS ESSENTIELS ET EN OMÉGA) NE VOUS FERONT PAS PLANER CAR LE THC (LA SUBSTANCE PSYCHOACTIVE) Y EST TRÈS FAIBLE.

Utilisations

Saupoudrez-la sur tout ce que vous voulez et le plus souvent possible : salades, légumes, pâtes et autres féculents, grillades... Vous les enrichirez de ces molécules qui protègent tout votre organisme. Une bonne façon de ne pas avoir de déficit !

POUDRE MAGIQUE

PRÉPARATION : 15 MIN — POUR 1 BOL

MISE EN PLACE

- 125 g de pistaches nature concassées
- 3 gousses d'ail hachées
- 1 botte de persil plat effeuillé
- 40 g de parmesan râpé
- 1 citron non traité
- 1 c. à s. de poudre magique (page 19)
- 1 petit verre d'huile d'olive
- Sel
- Poivre du moulin

Mixez les pistaches, l'ail, le persil, le parmesan, un peu de jus du citron et la poudre magique en versant peu à peu l'huile d'olive. Ajustez-en la quantité pour que la sauce ne soit pas trop liquide.
Débarrassez dans un bol. Assaisonnez avec le reste de jus et relevez en râpant du zeste de citron.
Gardez au frais.

INFOS NUTRITION

LA RICHESSE DE LA PISTACHE EN POTASSIUM, EN MAGNÉSIUM ET EN ANTIOXYDANTS COMME LE RESVÉRATROL, LA LUTÉINE ET AUTRES, SERAIT FORT UTILE POUR FREINER LES EFFETS DÉSASTREUX DU STRESS SUR VOS CELLULES. LA VITAMINE C ET LES ANTIOXYDANTS DU PERSIL ET DU CITRON, ET LES NUTRIMENTS DE LA POUDRE MAGIQUE RENFORCENT CETTE ACTION. LE PARMESAN FOURNIT DES PROBIOTIQUES (POUR VOTRE MICROBIOTE) ET DU CALCIUM POUR VOS OS. FINALEMENT, TOUT CECI VOUS PROTÈGE GLOBALEMENT !

Variations

Vous pouvez utiliser une autre herbe que le persil et des amandes (non mondées) à la place des pistaches : elles offrent les mêmes avantages.

Utilisations

Servez cette sauce sur un filet de poisson, des légumes pochés, une viande froide, etc.

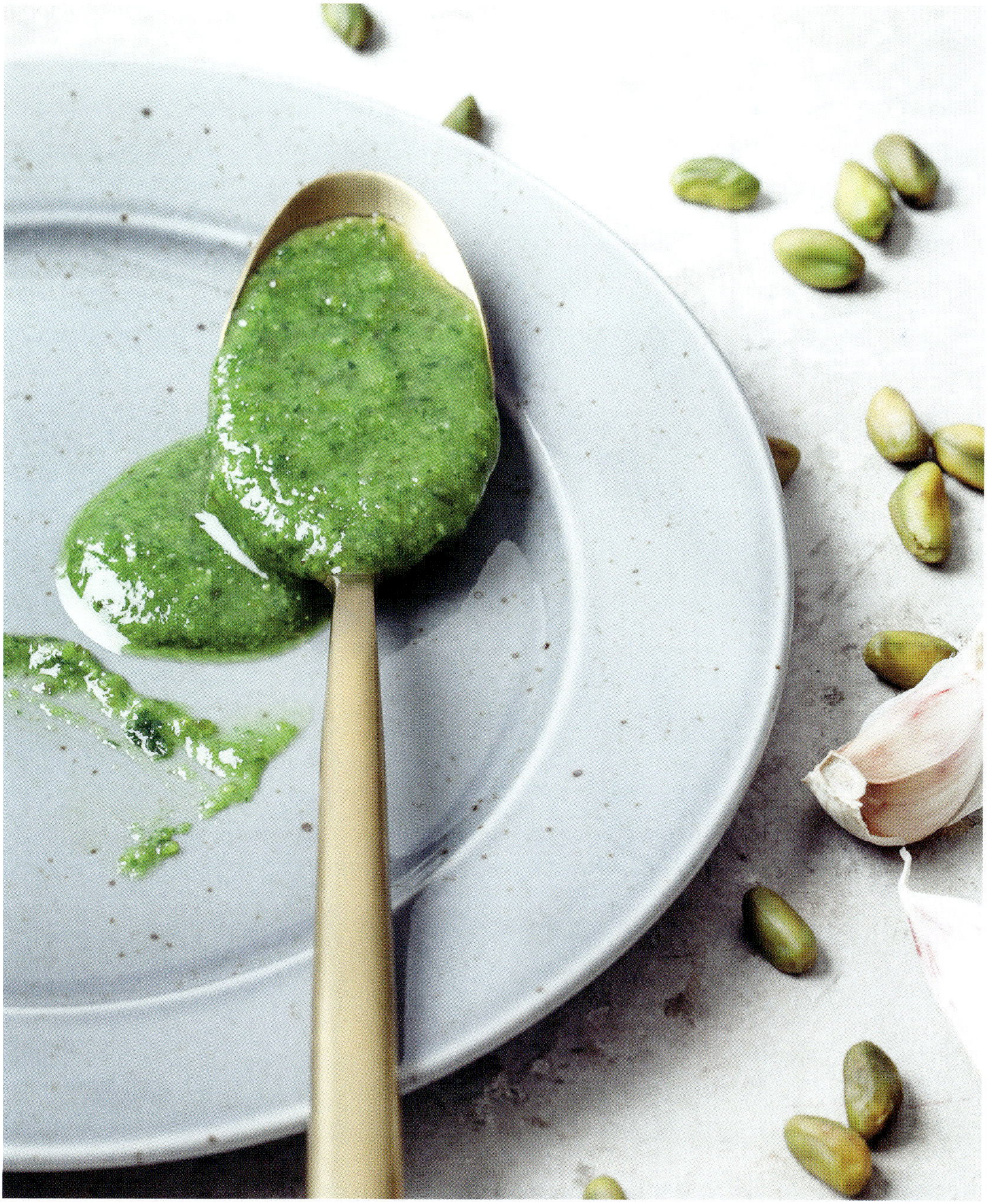

SAUCE PISTACHE

Antistress

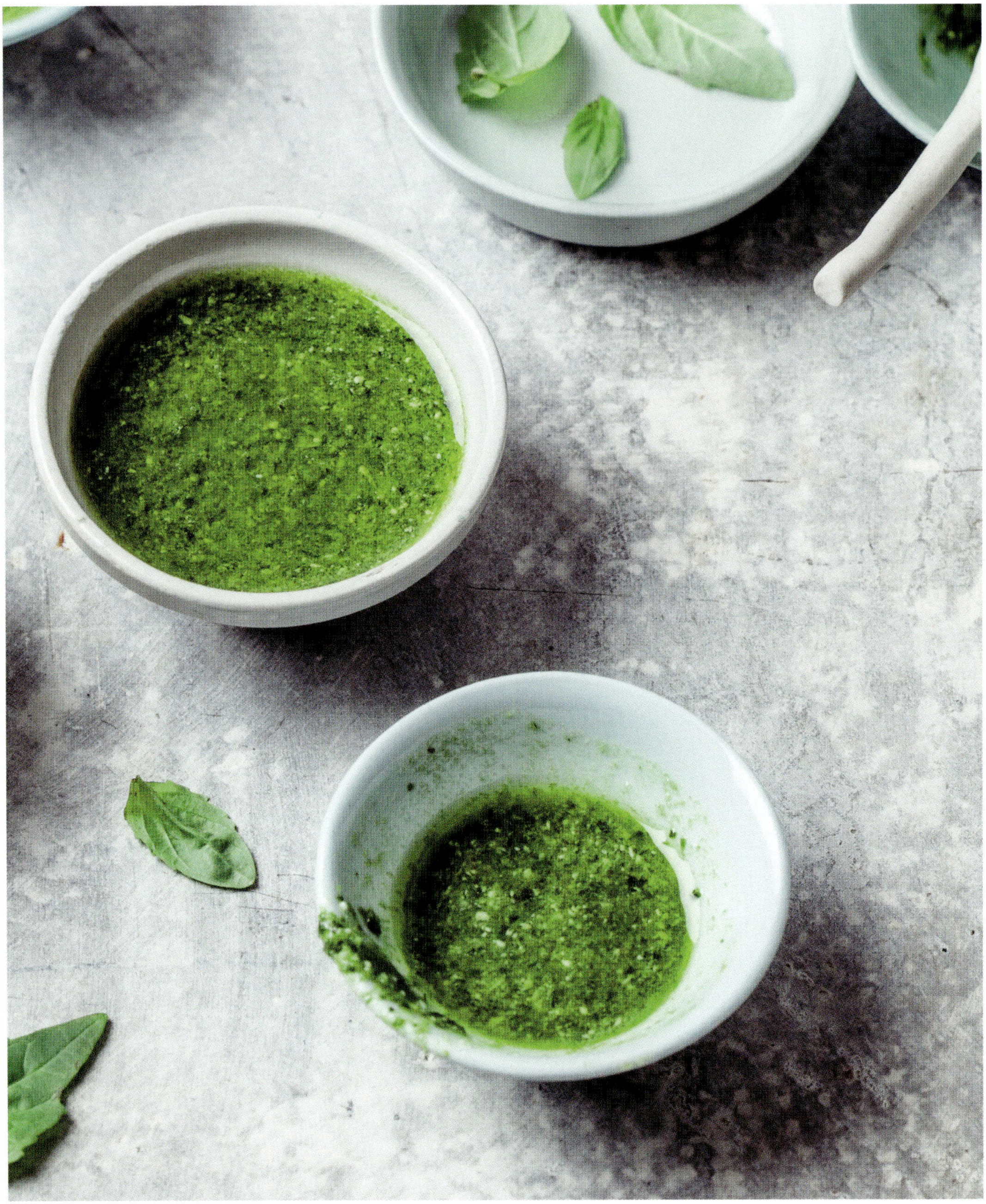

PISTOU

Archi-protecteur

PRÉPARATION : 15 MIN

POUR 1 BOL

MISE EN PLACE

- 2 gousses d'ail ciselées
- 1 c. à s. de pignons de pin
- 3 c. à s. de parmesan râpé
- Les feuilles de 2 bottes de basilic concassées
- 1 verre d'huile d'olive
- Fleur de sel

Au robot

Mixez ensemble l'ail, les pignons, le parmesan et les feuilles de basilic en versant l'huile peu à peu.

Goûtez et rectifiez l'assaisonnement. Réservez au frais (pendant 3 jours maximum).

Au mortier

Pilez l'ail et le basilic. Ajoutez les pignons, puis le parmesan, et pilez jusqu'à ce que le tout forme une pâte. Ajoutez peu à peu l'huile d'olive en pilant toujours. Rectifiez l'assaisonnement et réservez au frais (pas plus de 3 jours).

INFOS NUTRITION

SYMBOLE DU RÉGIME MÉDITERRANÉEN, LE PISTOU ! VITAMINES ET PHYTONUTRIMENTS DU BASILIC, SELS MINÉRAUX DES PIGNONS, FIBRES DES DEUX, ACIDES GRAS INSATURÉS ET VITAMINE E DE L'HUILE D'OLIVE, PROBIOTIQUES ET CALCIUM DU PARMESAN… TOUT CELA PROTÈGE TOUT !

Variations

Sur ce même modèle, vous pouvez préparer un tas de pistous avec d'autres herbes : du persil, du cerfeuil, de la roquette, etc.

Utilisations

Ces pistous relèvent tout aussi bien des légumes qu'un poulet rôti, une viande grillée, un poisson poché. Au robot, ils se font en un tournemain. Au mortier, c'est plus long, mais vous dépenserez de l'énergie, et c'est excellent !

herbes AROMATIQUES

Elles ne font pas qu'enjoliver un mets, ciselées et parsemées au dernier moment. Chacune d'elles ayant un goût spécifique, elles apportent aussi une saveur supplémentaire qu'il faut savoir doser. D'autre part, toutes les herbes aromatiques sont d'une grande richesse nutritionnelle. Elles regorgent de vitamines (C en particulier), d'antioxydants, de sels minéraux, de fibres. Mais tout dépend de la quantité utilisée, souvent minime : 1 pincée de n'importe quelle herbe pèse à peine 1 g. Vous avez donc tout intérêt, pour profiter de leurs vertus, à les employer le plus souvent possible.

ANETH

Probablement originaire d'Asie, l'aneth a migré ensuite vers la Méditerranée, puis est remonté vers le nord de l'Europe. On l'utilise beaucoup (feuilles et graines) dans les cuisines de ces pays mais aussi dans la cuisine indienne. En raison de son goût assez anisé, il se nomme aussi « faux anis » ou encore « fenouil bâtard ».

BASILIC

Qui dit basilic dit pistou, mais ne lui faites pas l'injure de le nommer du nom de cette préparation italienne : le pesto. Qui dit basilic dit cuisines provençale et italienne. Et pourtant, il est originaire d'Inde, où on l'offrait aux divinités Krishna et Vishnou. Dans d'autres pays, ce fut également une herbe sacrée, offerte aux dieux et... aux morts. De nombreuses variétés nous régalent en dehors du banal basilic à grandes feuilles : le pourpre, le citron, le thaï, pour les plus connues, et l'africain bleu ou le cannelle, moins répandus. Quel qu'il soit, il ne supporte pas la cuisson et s'ajoute toujours en fin de préparation. Y compris dans la salade, car le vinaigre tue son parfum !

CERFEUIL

On l'appelait « persil des riches » au Moyen Âge, peut-être à cause de sa saveur très raffinée, légèrement anisée. Son arôme est très volatil : il ne faut pas le cuire mais toujours l'ajouter au dernier moment.

CIBOULETTE ET CIBOULE, OU CÉBETTE, OU CIVE

Elles sont de la famille des alliacées (comme l'ail, l'oignon, etc.). La ciboulette, plus commune, a de longues tiges fines ; celles de la ciboule sont plus épaisses, encore plus longues avec un petit bulbe très allongé. La ciboulette chinoise ressemble à la cébette mais son goût se rapproche de celui de l'ail.

CORIANDRE

On la nomme aussi « persil arabe » ou « persil chinois ». Son origine se

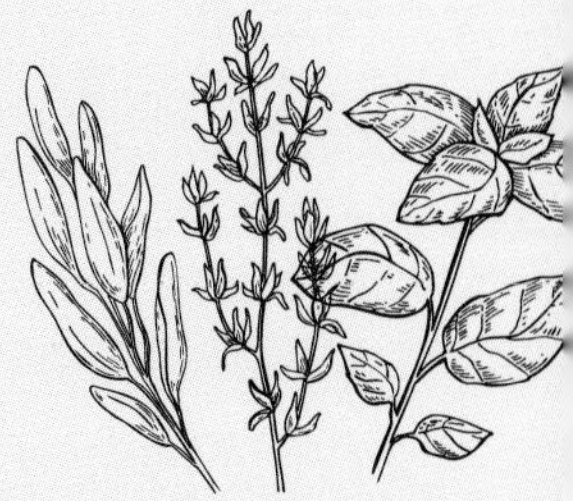

trouve en Asie Mineure ou au Moyen-Orient, on ne sait pas vraiment. Son nom vient du mot grec *koris*, qui signifie « punaise », probablement à cause de son parfum particulier, assez fort. Maniez-la toujours avec modération.

ESTRAGON

Son origine se trouve en Sibérie ; il est arrivé en Europe seulement au Moyen Âge et fut cultivé par les moines. Sa saveur particulière, relativement forte, résiste assez bien à une courte cuisson, mais exige que vous l'employiez avec une certaine parcimonie, sauf bien sûr dans une béarnaise.

MENTHE

Ses propriétés toniques et digestives ont fait leurs preuves depuis des siècles. La menthe verte et la poivrée sont les variétés les plus courantes. Mais on compte aussi la menthe pouillot, la pomme, la panachée, la gingembre et l'aquatique. Cette herbe s'accommode aussi bien du salé que du sucré.

PERSIL

C'est vraiment l'herbe de base dont vous devez toujours avoir une botte sous la main ! Originaire du Bassin méditerranéen, il s'est vite répandu partout, et est devenu une panacée (il est d'ailleurs toujours employé en phytothérapie). Symbole de force depuis l'Antiquité, il avait aussi la réputation d'améliorer les performances sexuelles. Vous pouvez méditer ce proverbe du XVIe siècle : « Si la femme savait ce que le persil vaut à l'homme, elle irait en chercher jusqu'à Rome. » Préférez le persil plat, plus parfumé que le frisé.

SAUGE

« Qui a de la sauge dans son jardin n'a pas besoin d'un médecin », dit un dicton provençal. Son nom vient du latin *salvare*, qui signifie « sauver ». C'est une plante médicinale depuis la nuit des temps qui, entre autres, favorise la digestion. Est-ce pour cela qu'elle accompagne souvent le porc ? La grande sauge a des feuilles oblongues, épaisses et duveteuses. Celles de la petite sauge de Provence sont plus petites, mais aussi plus piquantes et amères. La sauge de Catalogne est encore plus petite et plus forte.

Toutes ces herbes se gardent – peu de temps car elles sont fragiles – dans un vase rempli d'eau, quand elles sont en bouquet. En branches, sur du papier absorbant humide dans une boîte étanche au réfrigérateur.

Si vous êtes en panne d'herbes fraîches ou quand leur saison est passée, vous pouvez les utiliser surgelées. Mais ignorez les herbes séchées, qui n'ont plus aucune saveur ! Autant prendre du foin...

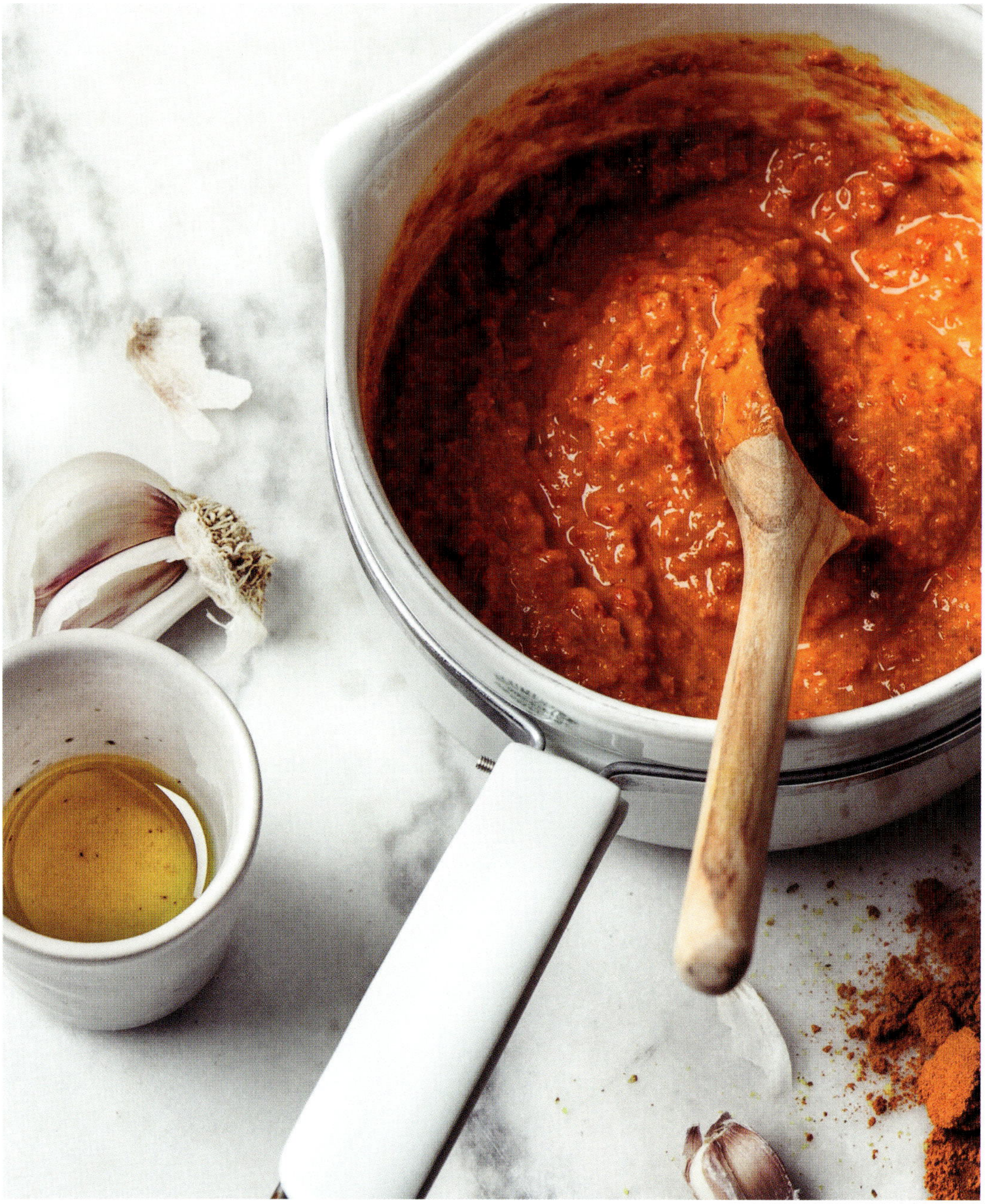

SAUCE POIVRON

Pour un cœur de lion

PRÉPARATION : 10 MIN
CUISSON : 15 MIN
POUR 4 À 6 PERSONNES

MISE EN PLACE

- 2 poivrons rouges épépinés et coupés en morceaux
- 4 gousses d'ail hachées
- 1 c. à s. d'huile d'olive
- 1 piment oiseau
- 1 petit verre de vinaigre de cidre ou de vin blanc
- 1 petite boîte de concentré de tomate
- 1 verre d'eau
- 1 c. à c. de curcuma
- 1 c. à s. de poudre magique (page 19)

Dorez l'ail dans un filet d'huile d'olive. Ajoutez les poivrons, le piment oiseau, le vinaigre, le concentré de tomate et l'eau. Cuisez doucement pendant 15 min. Laissez tiédir 10 min et retirez le piment oiseau.
Mixez en ajoutant le curcuma et la poudre magique jusqu'à ce que le tout forme une purée. Versez dans des pots à confiture et gardez-les au frais (pendant 3 semaines maximum).

INFOS NUTRITION

AIL, POIVRONS, PIMENT ET CONCENTRÉ DE TOMATE REGORGENT D'ANTIOXYDANTS. S'Y AJOUTENT LES NUTRIMENTS DU CURCUMA ET DE LA POUDRE MAGIQUE. TOUT CELA PROTÈGE VOTRE SYSTÈME CARDIOVASCULAIRE, D'AUTANT PLUS QU'IL N'Y A PAS DE SEL. MAIS CES BONS NUTRIMENTS PRÉSERVENT AUSSI TOUT VOTRE ORGANISME.

Variations

En hiver, servez-vous de poivrons surgelés nature.

Utilisations

Utilisez cette sauce chaude ou froide sur des filets de poisson pochés, des légumes nature, une viande poêlée ou grillée, etc.

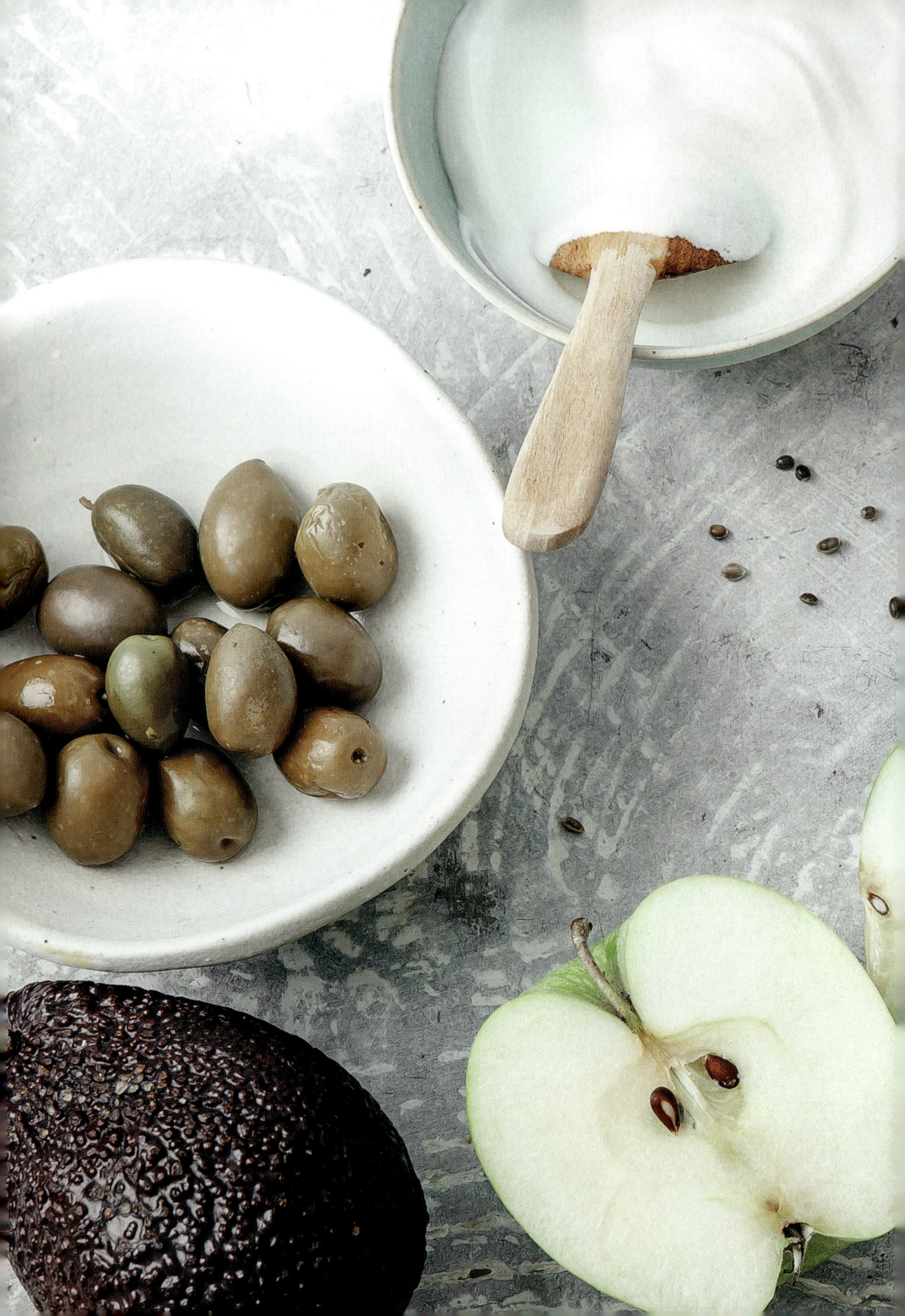

chouchoutez
VOTRE MICROBIOTE

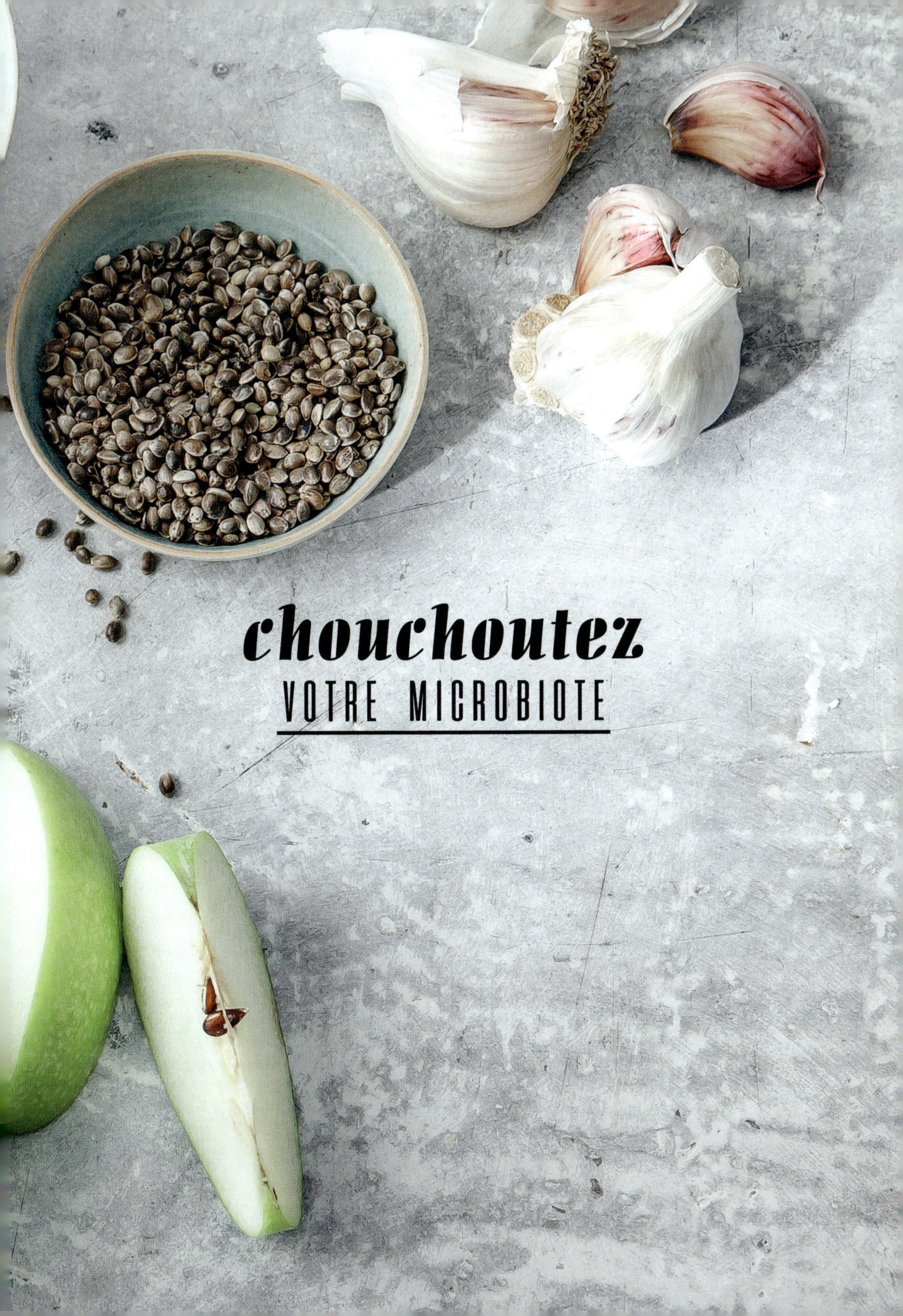

VOTRE SYSTÈME DIGESTIF A DES DIMENSIONS ASSEZ HALLUCINANTES.

Au bout de votre estomac, c'est l'intestin grêle : un tube de 7 à 8 m de long et de 2 à 4 cm de diamètre enroulé en zigzag dans votre ventre. À sa suite, le colon, plus gros, qui l'entoure en formant un cadre. Il se termine par le rectum, qui stocke ce que vous devez évacuer.

Les parois sont formées d'une multitude de petits plis (les villosités). Si on les dépliait, elles occuperaient une surface de 400 m². Tout ce fourbi est quadrillé d'une multitude de vaisseaux sanguins et de nerfs, sécrète un tas de trucs et, que vous le vouliez ou non, remue sans cesse pendant que ce que vous avez mangé y défile.

Ces 400 m² de parois sont tapissés de 100 000 milliards de bactéries. C'est votre flore intestinale, que l'on appelle aujourd'hui « le microbiote ». Il pèse entre 1 et 5 kg. Ce poids ne dépend pas de votre taille mais de votre alimentation.

Ces infimes bactéries (qui mesurent de 1 à 10 microns) se reproduisent, mènent une vie très active, puis meurent et s'évacuent au petit coin. Il y en a plusieurs centaines d'espèces différentes. On est encore loin de toutes les avoir identifiées, mais on ne cesse d'explorer les rôles déterminants joués par le microbiote.

Celui-ci intervient sur la structure du tube digestif, la digestion de certains éléments tels que les fibres et la production de quelques vitamines (K, B1, B12). Il gouverne en grande partie votre système immunitaire.
Il joue aussi son rôle dans l'obésité, le diabète, différentes maladies inflammatoires et certains cancers. Et même dans la régulation de votre appétit.

D'où l'intérêt d'avoir un bon gros microbiote, bien nourri et en bon état de marche !

CHOUCHOUTEZ VOTRE MICROBIOTE

Le meilleur moyen de lui faire plaisir, c'est de lui apporter des probiotiques, c'est-à-dire des bactéries vivantes. Les aliments fermentés comme la choucroute, les cornichons, les olives, les pickles, les fromages, les yaourts, les laits fermentés (kéfir et yaourts au bifidus), le pain au levain, la sauce soja, le miso et la levure de bière en regorgent.

Mais il adore aussi les légumes de couleur verte car ils contiennent un glucide particulier, le sulfoquinovose, dont se nourrissent les bonnes bactéries, ce qui leur permet de croître et d'occuper le terrain au détriment des mauvaises.

Pour garder votre microbiote en bonne forme, ne tombez pas dans l'obsession de l'hygiène, ne multipliez pas les nettoyages aux lingettes désinfectantes.

Toutes les bactéries ne sont pas nocives : cette chasse aux microbes encouragée par le marketing des produits ménagers n'est pas ce qu'il y a de mieux pour le microbiote.

Soyez le plus possible au contact de la nature : les bactéries de la terre et des plantes que vous touchez le nourrissent en le diversifiant.

Limitez aussi au maximum les antibiotiques : ils agissent comme des rafales de kalachnikov sur votre microbiote. Quand vous êtes vraiment obligé d'en prendre, faites en même temps et ensuite une cure de probiotiques de toutes sortes pour le ressusciter.

PRÉPARATION : 10 MIN — POUR 4 PERSONNES

MISE EN PLACE

- 2 avocats ouverts et dénoyautés
- 100 g de roquefort
- 2 c. à s. de crème fraîche
- 6 branches de persil ciselées
- 1 c. à s. de vinaigre de vin blanc

Écrasez ensemble le roquefort, la crème et le persil. Allongez avec le vinaigre.
Déposez joliment dans le creux des avocats. Servez bien frais.

INFOS NUTRITION

DES PROBIOTIQUES EN PAGAILLE (ROQUEFORT, VINAIGRE) POUR LE PLUS GRAND BIEN DE VOTRE MICROBIOTE. LE CALCIUM DU FROMAGE POUR VOS OS. LES BONS ACIDES GRAS ET LES VITAMINES DE L'AVOCAT, PLUS CELLES DU PERSIL... VOILÀ UNE ENTRÉE NOURRISSANTE QUI APPELLE UN MENU LÉGER ENSUITE : UN PLAT DE LÉGUMES, ÉVENTUELLEMENT UN LAITAGE, ET UN FRUIT.

Variations

Dosez le vinaigre selon votre goût pour l'acidité. Changez d'herbe et de fromage pour un autre bleu : fourme d'Ambert ou de Montbrison, stilton, bleu de Gex, ou de Sassenage, ou d'Auvergne, etc. Le choix ne manque pas.

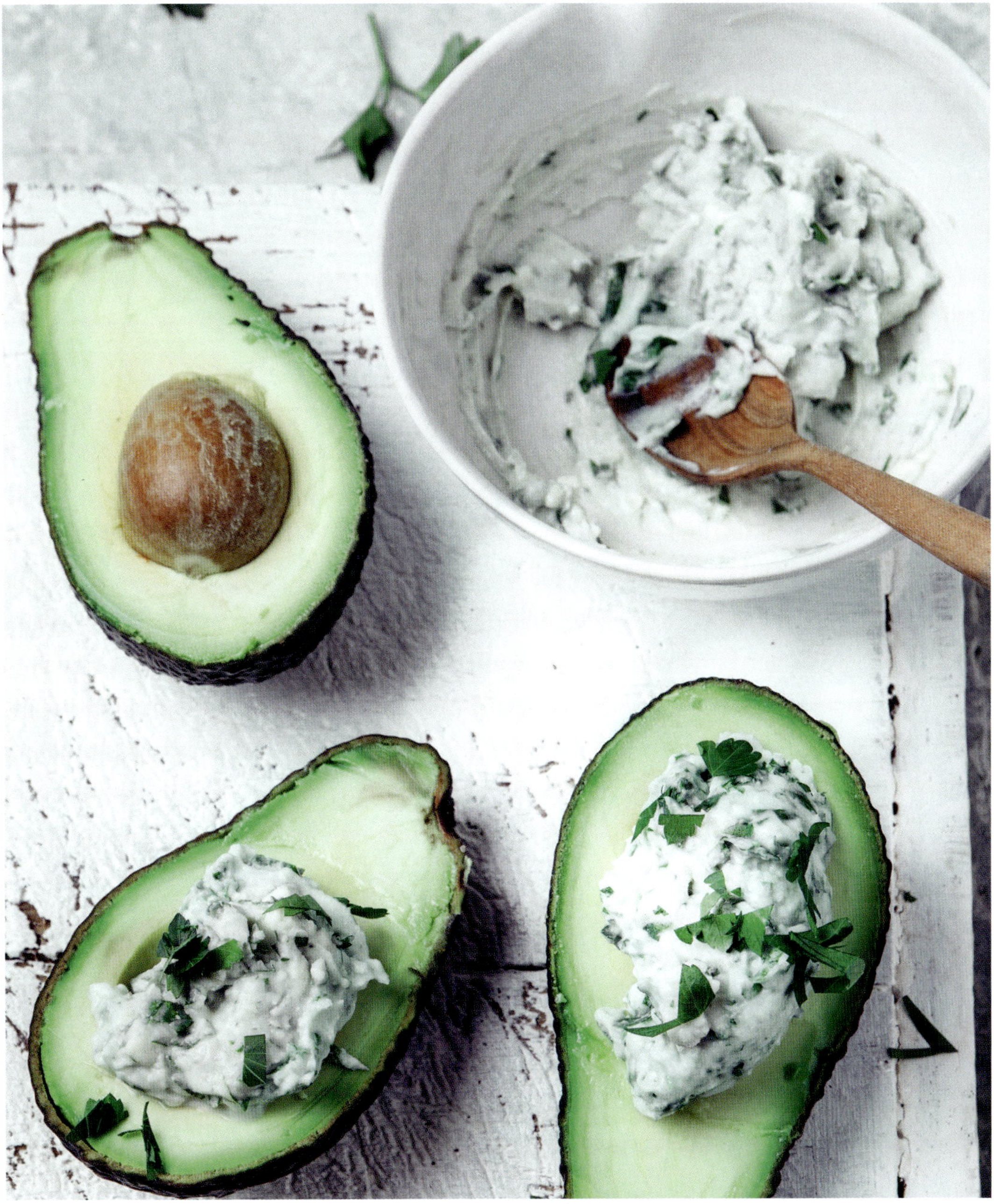

AVOCATS FARCIS AU ROQUEFORT

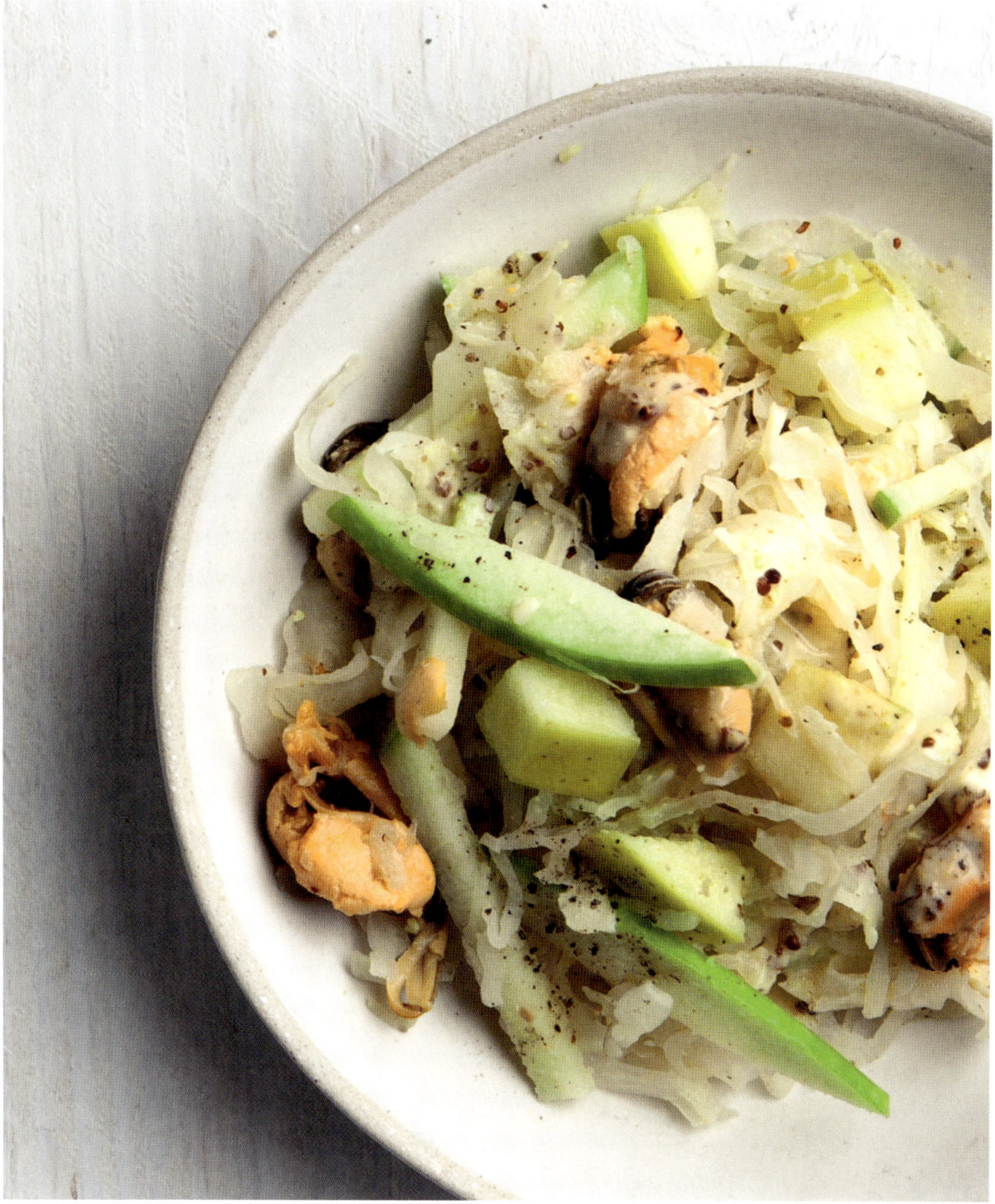

CHOUCROUTE CRUE, MOULES, POMME

PRÉPARATION : 10 MIN — CUISSON : 10 MIN
POUR 4 PERSONNES

MISE EN PLACE

- 800 g de choucroute crue
- 2 l de moules nettoyées
- 2 pommes vertes râpées et citronnées
- 2 pommes golden en dés et citronnées
- 2 c. à s. de crème fraîche
- 1 c. à s. de moutarde à l'ancienne
- 1 c. à s. de poudre magique (page 19)
- Sel
- Poivre du moulin

Faites s'ouvrir les moules telles quelles dans un faitout en les mélangeant plusieurs fois. Décoquillez-les. Filtrez le jus.
Rincez la choucroute et essorez-la bien. Mélangez-la dans un saladier avec les moules cuites, les pommes râpées et celles en dés.
Dans un bol, rassemblez la crème, le jus des moules et la moutarde. Versez dans le saladier, remuez et ajustez l'assaisonnement en poudre magique, sel et poivre.

INFOS NUTRITION

PROBIOTIQUES DE LA CHOUCROUTE, PROTÉINES ET SELS MINÉRAUX DES MOULES, FIBRES ET ANTIOXYDANTS DES POMMES, CEUX DE LA POUDRE MAGIQUE ET SES OMÉGA 3, VOILÀ UN PLAT SUPER PROTECTEUR.

Variations

Praires ou crevettes peuvent se substituer aux moules. Des noix concassées peuvent aussi s'ajouter. Une poire peut remplacer l'une des variétés de pomme.

PRÉPARATION : 15 MIN — POUR 1 BOL

MISE EN PLACE

- 200 g d'olives noires dénoyautées
- 150 g de figues sèches hachées
- 80 g de câpres au vinaigre
- 1 gousse d'ail émincée
- 1 c. à s. de poudre magique (page 19)
- 1 citron non traité
- 10 cl d'huile d'olive
- Sel
- Poivre du moulin

Mixez les olives, les figues, les câpres, l'ail et la poudre magique en ajoutant le jus du citron, puis l'huile d'olive peu à peu. La purée doit être légèrement granuleuse.
Goûtez et rectifiez l'assaisonnement.

INFOS NUTRITION

ELLE EST DU GENRE ALICAMENT, CETTE PURÉE D'OLIVE, PLEINE DE PROBIOTIQUES, DE SELS MINÉRAUX, DE FIBRES, DE BONS ACIDES GRAS INSATURÉS ET D'ANTIOXYDANTS DE LA POUDRE MAGIQUE.

Variations

Des aromates (thym, romarin), un peu d'eau-de-vie en plus, c'est possible ! Si vous ajoutez des anchois (2 filets à l'huile), vous aurez alors une tapenade aux figues tout aussi protectrice.

Utilisations

Servez ce condiment à l'apéritif, avec des bâtonnets de légumes crus et des croûtons. Mais il peut aussi assaisonner des carottes ou un autre légume râpé.

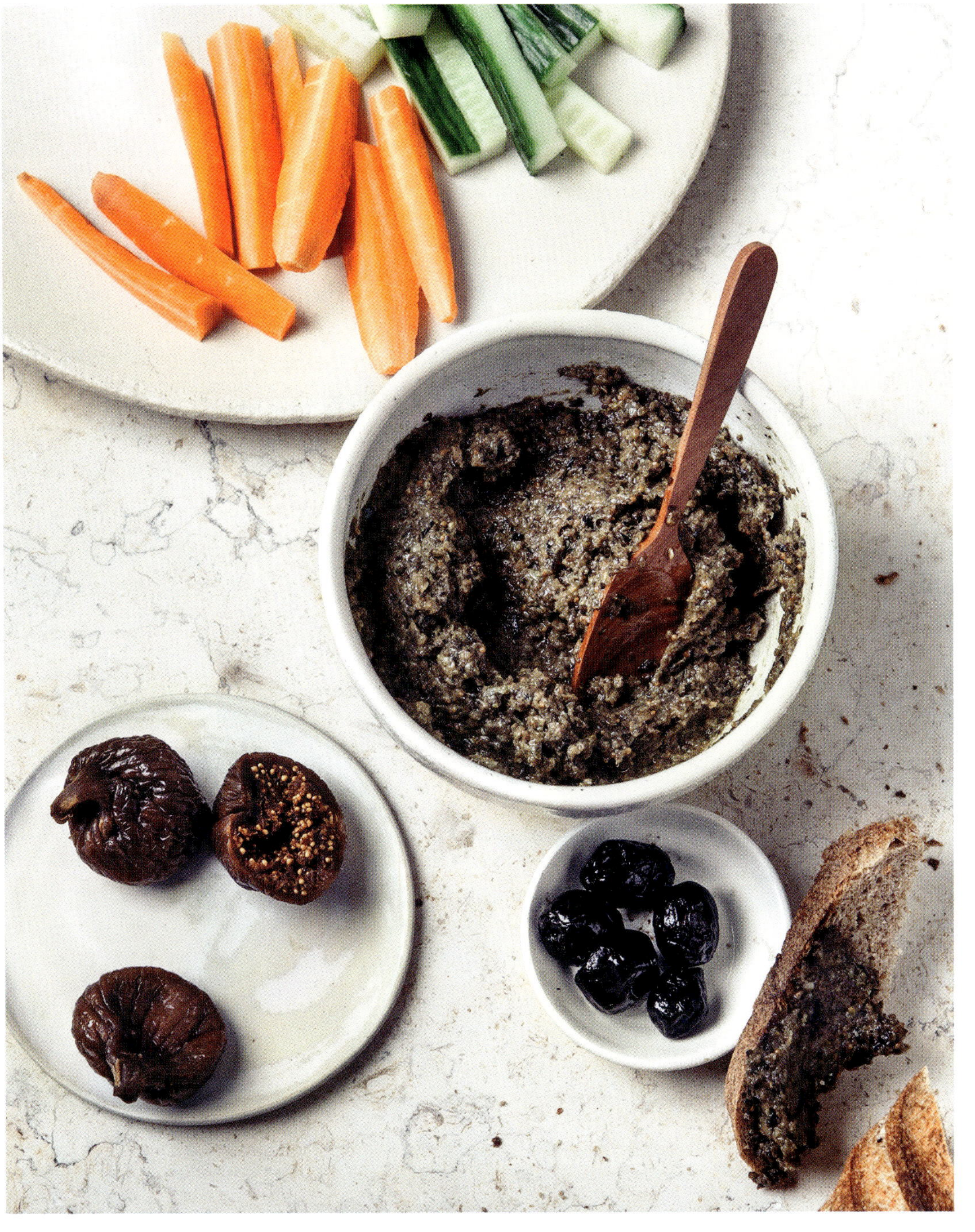

TAPENADE OLIVES, FIGUES

PICKLES

PICKLES D'AIL ET D'OIGNON ROUGE

PRÉPARATION : 20 MIN — CUISSON : 3 MIN — POUR 1 BOCAL DE 1 LITRE

MISE EN PLACE

- 1 tête d'ail nouveau épluchée
- 2 oignons rouges en quartiers
- 1 c. à s. de baies de genièvre
- 1 c. à s. de grains de poivre noir
- 50 cl de vinaigre (de cidre ou de vin blanc) ou de vinaigre épicé (page 39)
- 1 c. à s. de gros sel de mer

Mélangez ail, oignon, genièvre et poivre dans un bocal. Faites bouillir le vinaigre avec le gros sel. Versez-le bouillant dans le bocal. Fermez celui-ci. Gardez-le pendant un mois dans un placard avant de l'utiliser.

Variations

Graines de coriandre, de fenouil, pour varier les parfums, d'autres poivres.

PICKLES DE POIVRON

PRÉPARATION : 20 MIN — MARINADE : 2 H — POUR 1 BOCAL DE 1 LITRE

MISE EN PLACE

- 500 g de poivrons épépinés et en lamelles
- 1 l d'eau
- 125 g de gros sel de mer (gris de préférence)
- 4 gousses d'ail émincées
- 1 c. à s. de graines de fenouil
- 1 c. à s. de graines de coriandre
- 50 cl de vinaigre de cidre ou de vinaigre épicé

Faites bouillir l'eau et le sel. Plongez-y les poivrons et l'ail quand elle est refroidie. Laissez mariner 2 h. Égouttez-les, mélangez-y les graines de fenouil et de coriandre, puis déposez le tout dans un bocal. Versez le vinaigre. Fermez le bocal. Laissez macérer 45 jours avant de consommer.

Variations

Ça marche aussi avec des bouquets de chou-fleur, des carottes, du concombre, des courgettes émincées, du moment que les légumes sont bien fermes.

INFOS NUTRITION

VOILÀ DES PROBIOTIQUES DE POINTE QUI DEVRAIENT ENCHANTER VOTRE MICROBIOTE ET PROTÉGER VOTRE CORPS ENTIER CAR ILS SONT PLEINS D'ANTIOXYDANTS.

PICKLES DE CERISE

PRÉPARATION : 10 MIN — CUISSON : 2 MIN — POUR 1 BOCAL DE 1 LITRE

MISE EN PLACE

- 400 g de cerises burlat avec une queue bien verte
- 1 branche de thym ou de romarin
- 50 cl d'eau
- 25 cl de vinaigre de cidre
- 3 c. à s. de miel de romarin
- 2 pincées de sel

Lavez les cerises non équeutées et non dénoyautées. Déposez-les dans un bocal avec le thym ou le romarin. Faites bouillir l'eau avec le vinaigre, le miel et le sel. Versez-le bouillant dans le bocal. Fermez celui-ci. Gardez un mois.

Variations

Toutes les variétés de cerises douces conviennent. Si vous utilisez des griottes qui sont acides, ajoutez 1 cuillerée de miel en plus.

VINAIGRE ÉPICÉ POUR PICKLES

PRÉPARATION : 5 MIN — CUISSON : 2 MIN — POUR 1 LITRE

MISE EN PLACE

- 1 l de vinaigre de cidre
- 2 bâtons de cannelle en petits morceaux
- 2 morceaux de macis
- 10 clous de girofle
- 20 grains de poivre noir
- 1 c. à s. de graines de coriandre
- 1 c. à s. de curcuma

Mettez le vinaigre à chauffer. Retirez-le du feu dès qu'il frémit. Ajoutez toutes les épices. Remuez bien. Versez dans une bouteille en verre. Bouchez-la et laissez mariner au moins 1 semaine avant d'utiliser le vinaigre.

INFOS NUTRITION

PLUS VOUS LAISSEREZ MARINER CE VINAIGRE, PLUS LES TERPÈNES ANTIOXYDANTS DES ÉPICES AURONT LE TEMPS DE S'Y DISSOUDRE.

Variations

Changez les épices selon votre inspiration et vos goûts, mais gardez toujours le curcuma.

PRÉPARATION : 10 MIN — POUR 1 BOCAL

MISE EN PLACE

- 4 gousses d'ail hachées
- 1 oignon blanc haché
- 1 botte de ciboulette ciselée
- 25 cl de lait ribot
- 2 yaourts nature
- 1 c. à s. de moutarde forte
- 1 c. à s. de poudre magique (page 19)
- Sel
- Poivre du moulin

Mettez tous les ingrédients dans un bocal. Donnez un coup de mixeur plongeant pour bien les mélanger et les broyer. Goûtez et ajustez l'assaisonnement. Fermez le bocal et gardez-le au frais (8 jours maximum).

INFOS NUTRITION

UN SHOOT DE PROBIOTIQUES (LAIT RIBOT ET YAOURT) QUI FERONT LE PLUS GRAND BIEN AUX BACTÉRIES DE VOTRE TUBE DIGESTIF (PAGE 30). PLUS TOUS LES ÉLÉMENTS PROTECTEURS DE L'AIL, DE L'OIGNON ET DE LA POUDRE MAGIQUE.

Variations

Changez d'herbe (persil, cerfeuil, basilic), utilisez une moutarde parfumée, ajoutez du citron, jus et zeste râpé, si vous voulez plus d'acidité.

Utilisations

Cette sauce peut assaisonner toutes vos salades de légumes et de céréales.

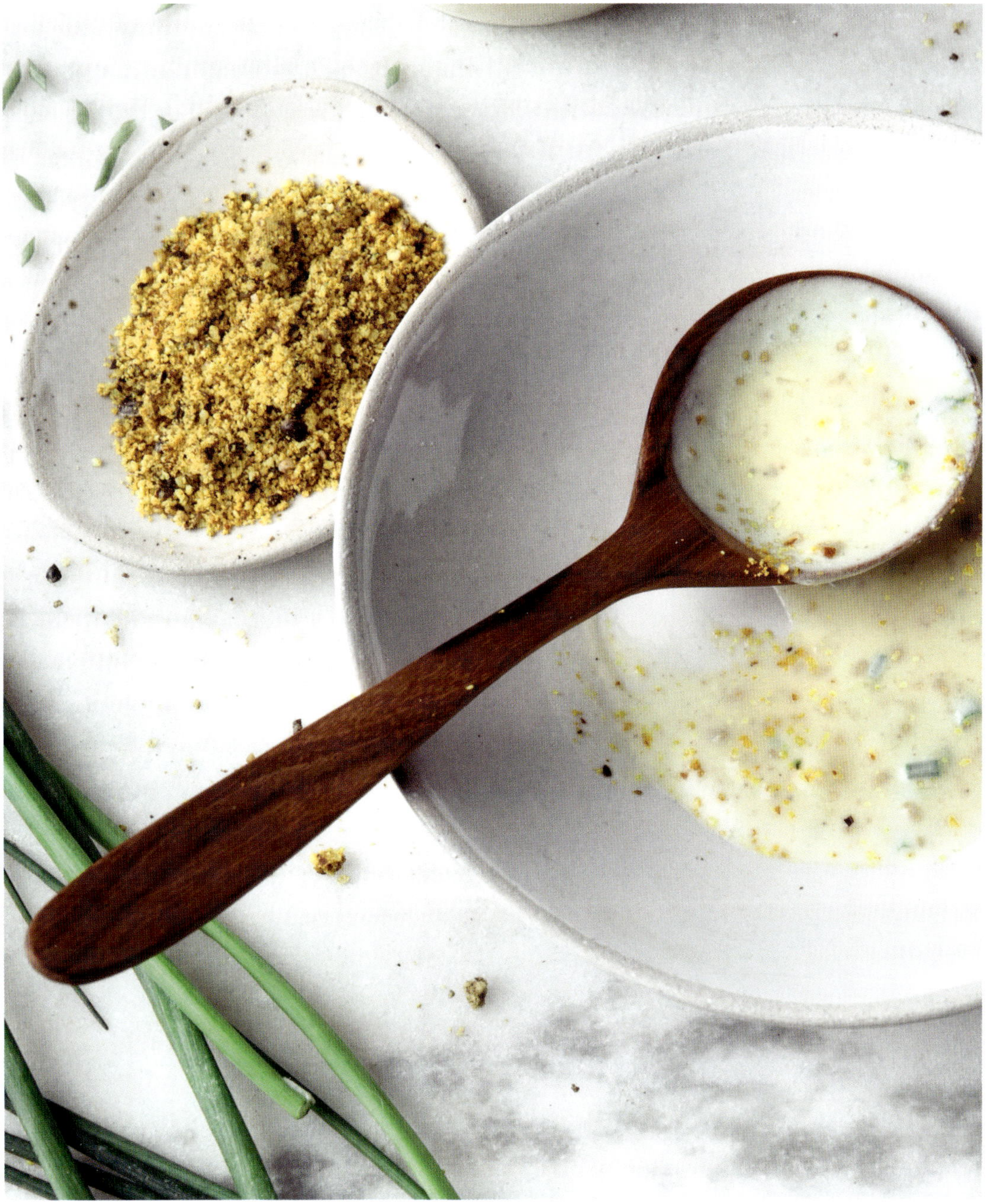

SAUCE FRAÎCHE

Pour microbiote malheureux

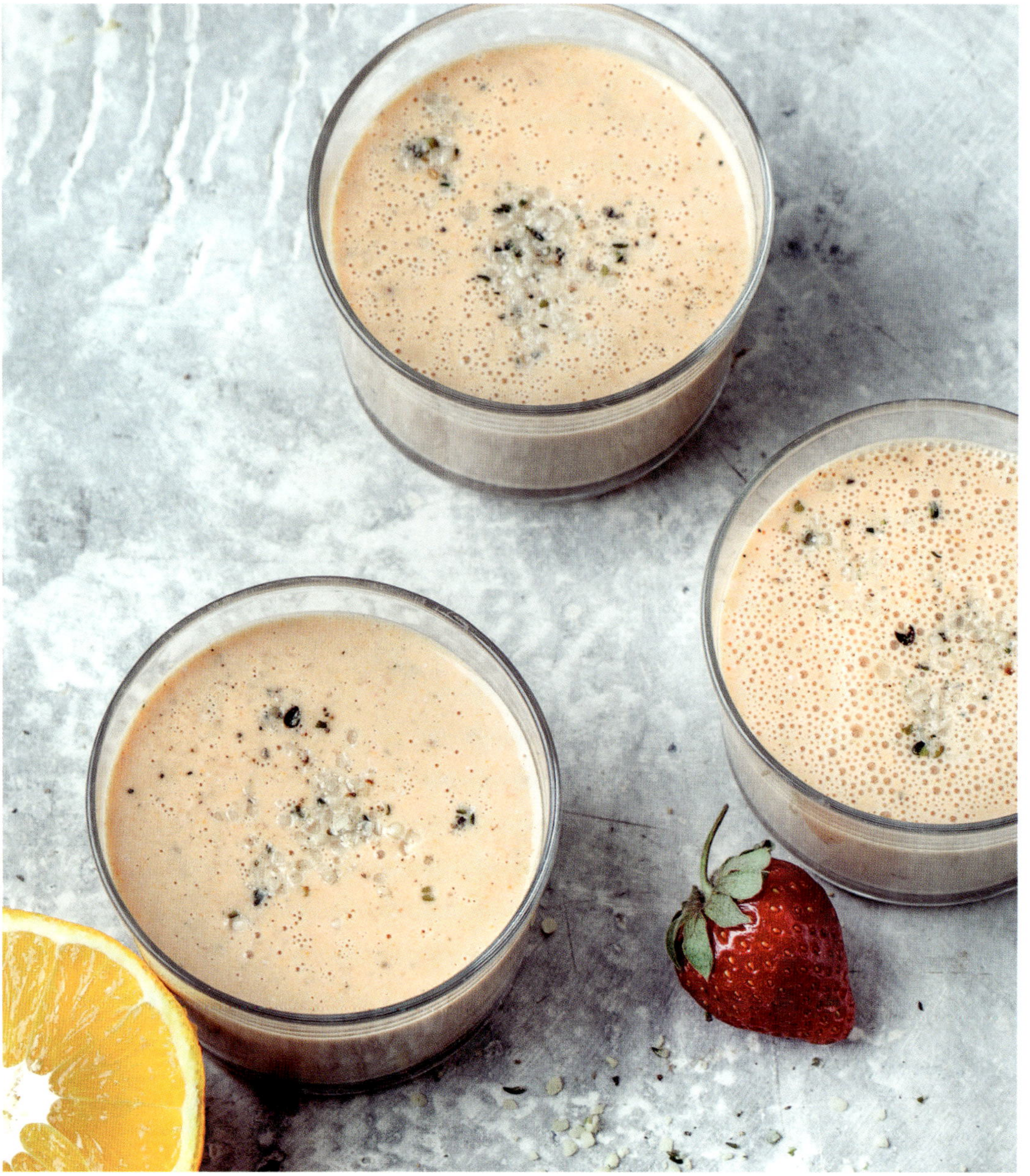

SMOOTHIE BIENFAITEUR AU CHANVRE ET AU CURCUMA

PRÉPARATION : 10 MIN — POUR 1 PERSONNE

MISE EN PLACE

- 1 yaourt nature
- Le jus de 4 oranges
- 1 fruit de saison coupé en morceaux
- 1 c. à c. de curcuma
- 2 c. à s. de graines de chanvre
- 2-3 tours de moulin à poivre

Mixez le yaourt, le jus d'orange, le fruit et le curcuma.
Ajoutez les graines de chanvre et mixez encore un coup. Poivrez, remuez et gardez au frais.

INFOS NUTRITION

CE SMOOTHIE VA FAIRE LE PLUS GRAND BIEN À VOTRE MICROBIOTE PAR SA RICHESSE EN PROBIOTIQUES. MAIS IL EST AUSSI PROTECTEUR GRÂCE AUX OMÉGA 3 DES GRAINES DE CHANVRE ET AU CURCUMA, DONT LE POIVRE FAVORISE L'ABSORPTION ET LES POUVOIRS. IL VOUS DONNERA AUSSI DE L'ÉNERGIE GRÂCE À LA VITAMINE C DES ORANGES.

Variations

Adaptez le fruit selon les saisons : banane ou kiwi en hiver, fruits rouges et/ou à noyau en été. Graines de chia à la place de celles de chanvre : elles ont les mêmes propriétés.

ne crachez pas
DANS LA SOUPE !

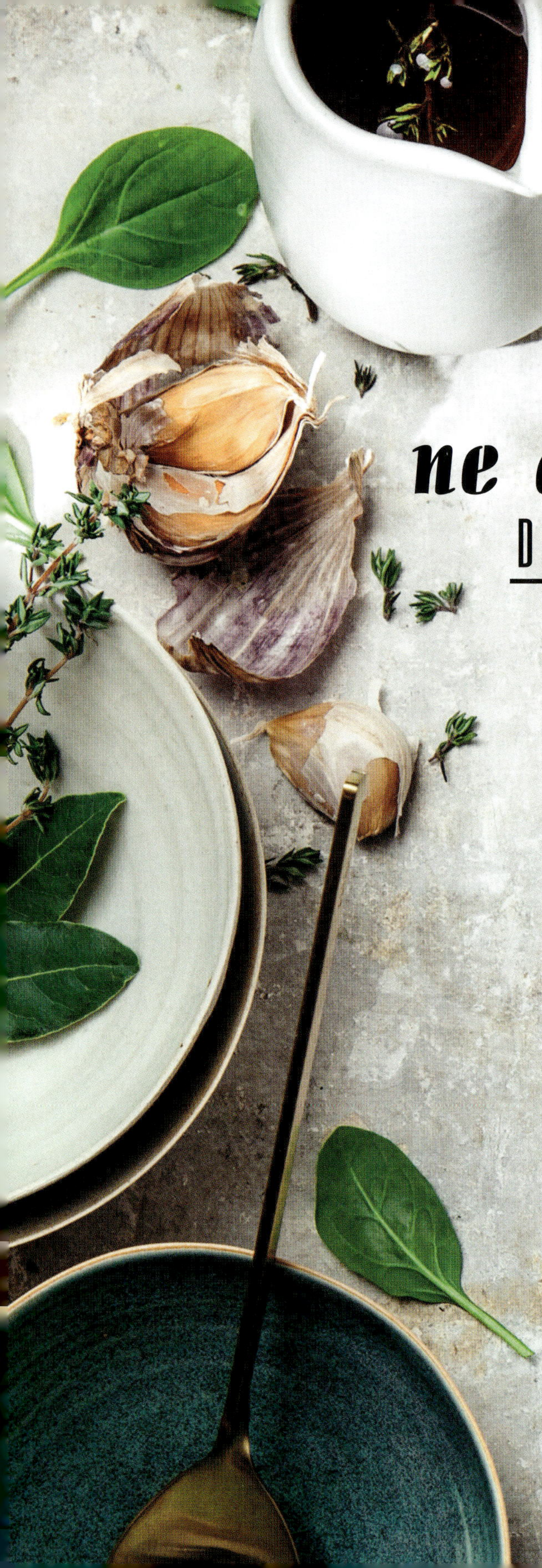

La soupe a été plus ou moins mise au rancart depuis une cinquantaine d'années pour toutes sortes de raisons indéfendables : longue à préparer, faisant grossir, etc. Alors qu'elle peut être un vrai régal et qu'elle est excellente pour la santé !

Contemporaine du feu, elle remonte à la nuit des temps : les humains ont vite trouvé le moyen de cuire des graines, des plantes, de la viande, du poisson dans de l'eau. Pendant des siècles, elle fut le plat de résistance ou unique du repas. Au Moyen Âge, la soupe consistait en du pain trempé dans un bouillon chaud, tandis que le potage désignait des légumes cuits dans un pot.

Au fil du temps, soupe et potage se sont perfectionnés, « gourmandisés » avec les nouveaux produits découverts sur d'autres continents… pour finalement devenir, au xxe siècle, ces horreurs de soupes déshydratées en sachet !

Le potage, toujours mouliné ou mixé et passé, a pris une connotation plus chic. Surtout lorsqu'il s'agit d'un velouté.

Mais la soupe peut aussi être passée, sans morceaux de quoi que ce soit, et garder ce nom de soupe ! Néanmoins, elle a bêtement pris une connotation de lourdeur, contrairement au potage.

Heureusement, elle est redevenue à la mode, comme en témoignent les bars à soupe que l'on a vus s'ouvrir !

La soupe est pleine de qualités nutritionnelles et gourmandes.
Sa diversité, tout d'abord, permet de varier les menus presque à l'infini. Sa facilité de préparation, ensuite, l'autocuiseur abrégeant le temps qu'elle nécessite.

C'est souvent le meilleur moyen de manger en quantité ces légumes indispensables à votre santé et d'utiliser ceux qui sont un peu oubliés au fond du frigo.

Mais c'est aussi la bonne façon de déclencher votre seuil de satiété (page 6) : servez-la bien chaude, de façon à la manger lentement.

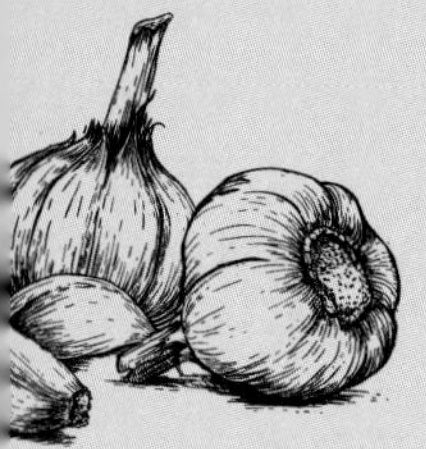

FICHE PRODUIT

ail
UN MÉDICAMENT ANCESTRAL

Une tête d'ail est composée de 10 ou 12 cayeux : les gousses.

L'ail est cultivé partout, et on en trouve toute l'année, vendu frais au moment de la récolte et sec ensuite.

Il en existe 35 variétés, classées selon la couleur de la peau qui entoure les gousses : blanc (le plus courant), rose (au parfum plus fin) et violet, assez rare. Certaines sont célèbres, ayant obtenu les labels AOP, IGP ou Label Rouge.

Dans toutes les civilisations, l'ail a été considéré comme une panacée, un médicament qui soignait tout. La recherche scientifique a peu à peu validé ce qui n'était pas que des croyances.

L'ail contient un peu de glucides, de protéines, de sels minéraux, de vitamines, et un certain nombre d'antioxydants : des flavonoïdes et des tocophérols.

Mais il renferme surtout un composé soufré, l'alline (sans odeur), accompagné d'un enzyme, l'allinase. Lorsque les deux s'unissent, dès l'épluchage de la gousse, se crée l'allicine : c'est elle qui donne son parfum particulier à l'ail et ses pouvoirs médicamenteux.

Cette allicine est un véritable préventif contre les accidents vasculaires : elle diminue le mauvais cholestérol, fait baisser une tension trop élevée, dilate les vaisseaux coronaires et combat l'agrégation des plaquettes. Ce qui peut éviter un infarctus.

Côté cancers, l'allicine, combinée avec les antioxydants, protégerait de ceux de l'estomac et du colon.

Mais une chaleur élevée la détruit : mieux vaut cuire l'ail à feu doux et le moins longtemps possible.

Par ailleurs, l'ail est un antibiotique naturel. Dans l'Antiquité, on le consommait pour neutraliser les infections. En 1858, Pasteur a démontré que l'ail pouvait tuer deux types de redoutables bactéries : les salmonelles et les *Escherichia coli*. Depuis, des expériences ont prouvé qu'il en allait de même avec l'helicobacter (souvent responsable de l'ulcère de l'estomac), le staphylocoque doré et même certains virus.

Des études ont aussi révélé que des personnes à qui l'on faisait consommer un supplément d'ail, en hiver et pendant trois mois, étaient moins sensibles aux rhumes.

On estime qu'une simple gousse par jour, tous les jours, suffit pour exercer tous ces effets protecteurs. Et elle ne vous donnera pas mauvaise haleine !

Tout ceci prouve que vous devriez vraiment chérir l'ail !

PRÉPARATION : 20 MIN – CUISSON : 20 MIN

POUR 4 PERSONNES

MISE EN PLACE

- 1 tête d'ail épluchée
- 1 l d'eau
- 12 feuilles de sauge
- 1 feuille de laurier
- 4 tranches de pain complet épaisses
- 40 g de comté râpé
- 4 c. à s. d'huile d'olive
- 2 pincées de gros sel
- Poivre du moulin

Déposez les gousses d'ail dans l'eau froide avec le gros sel. Cuisez doucement pendant 15 min. Hors du feu, ajoutez la sauge et le laurier. Laissez infuser 5 min. Poivrez.

Pendant ce temps, grillez au four les tranches de pain recouvertes de comté râpé.

Retirez la sauge et le laurier. Donnez quelques tours de mixeur plongeant. Disposez les tranches de pain dans les assiettes, versez sur chacune 1 c. à s. d'huile d'olive, puis la soupe.

INFOS NUTRITION

UN CONCENTRÉ DES BIENFAITS DE L'AIL (PAGE 46) SE TROUVE DANS CETTE SOUPE PROVENÇALE TRADITIONNELLE. S'Y AJOUTENT CEUX DE LA SAUGE, QUI AIDE À BIEN DIGÉRER, CEUX DE L'HUILE D'OLIVE (PAGE 11), LES GLUCIDES ET LES FIBRES DU PAIN, ET LE CALCIUM DU FROMAGE. NE VOUS EMBÊTEZ PAS À DÉGERMER LES GOUSSES D'AIL, VOUS VOUS PRIVERIEZ D'UNE BONNE PARTIE DE SES MOLÉCULES BIENFAITRICES.

Variations

Du gruyère, de l'emmental ou du parmesan à la place du comté : du moment que c'est un fromage à pâte cuite, c'est bon !

AIGO BOULIDO

NE CRACHEZ PAS DANS LA SOUPE !

PRÉPARATION : 10 MIN – CUISSON : 25 MIN

POUR 4 PERSONNES

MISE EN PLACE

- 12 gousses d'ail épluchées et hachées
- 3 c. à s. de graisse de canard
- 25 g de farine
- 1 l d'eau bouillante ou de bouillon de volaille
- 4 œufs clarifiés (blancs dans un bol, jaunes dans un autre)
- 1 c. à s. de vinaigre de vin
- 4 tranches de pain complet
- Sel
- Poivre du moulin

Faites fondre l'ail dans 2 c. à s. de graisse de canard sans le colorer pendant quelques minutes. Délayez la farine avec un peu d'eau froide, ajoutez-la et cuisez 5 min en remuant. Versez l'eau ou le bouillon, puis mélangez bien pour éviter les grumeaux. Assaisonnez. Cuisez 15 min.
Ajoutez les blancs en fouettant avec énergie. Écartez la casserole du feu quand ils forment des filaments blancs.
Mélangez le vinaigre et les jaunes d'œufs dans la soupière. Versez la soupe par-dessus en remuant sans arrêt. Gardez bien au chaud.
Grillez les tranches de pain et tartinez-les du reste de graisse de canard. Déposez-en une dans chaque assiette et, à table, versez la soupe dessus. Poivrez.

INFOS NUTRITION

CETTE SOUPE EST UN PLAT COMPLET (PROTÉINES, GLUCIDES, LIPIDES) AVEC TOUS LES BIENFAITS DE L'AIL (PAGE 46). PLUS LES BONS ACIDES GRAS DE LA GRAISSE DE CANARD. UN BON PLAT DE LÉGUMES ENSUITE, UN LAITAGE, UN FRUIT, ET VOILÀ UN MENU BIEN ÉQUILIBRÉ.

Variations

Tourin à l'oignon, de la même façon, avec au moins 2 gros oignons.
Piment d'Espelette à la place du poivre.

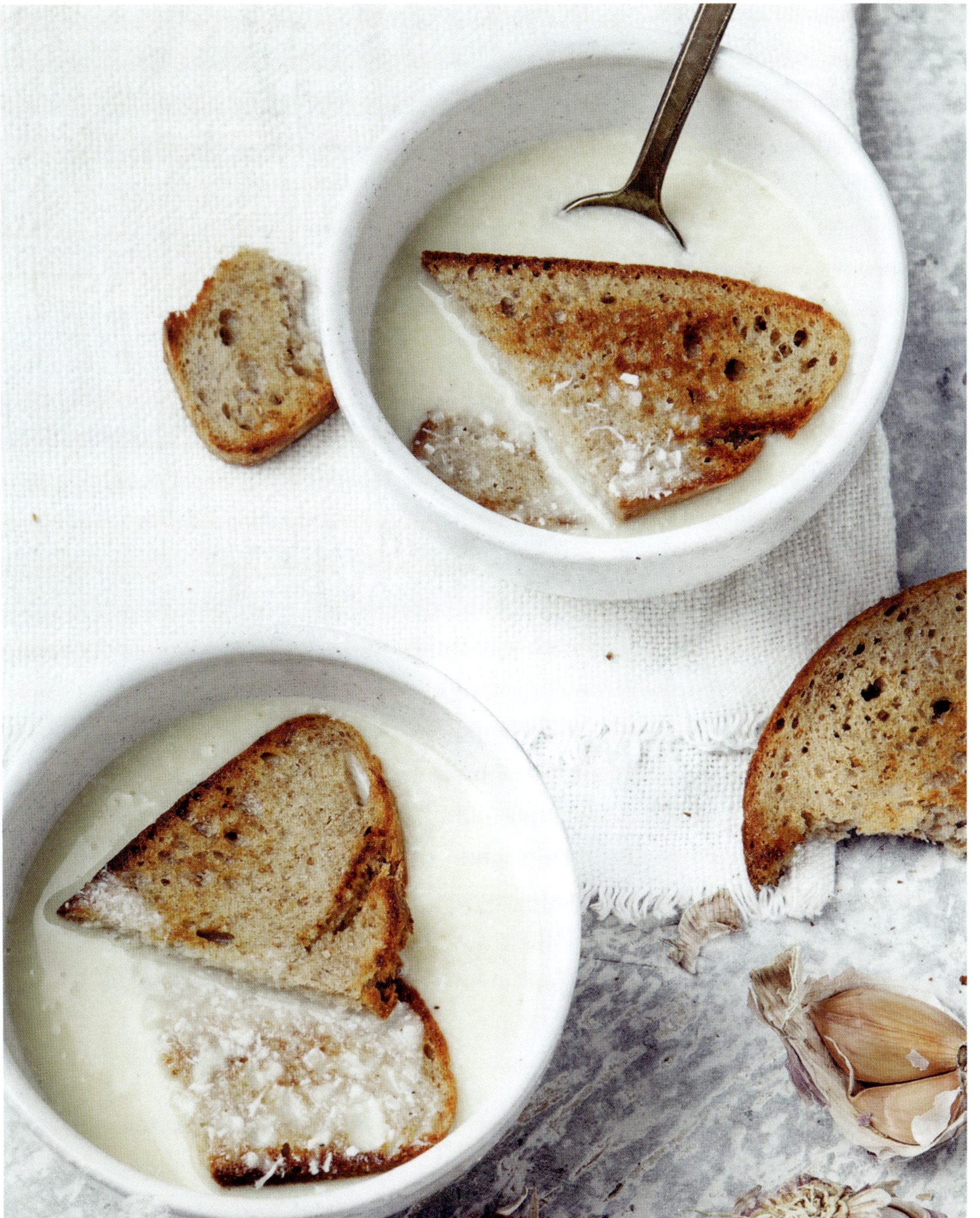

TOURIN À L'AIL

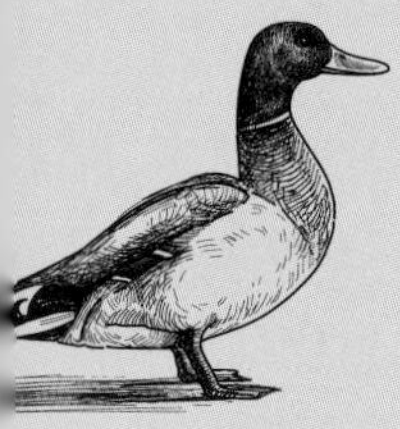

FICHE PRODUIT

foie gras

EXCELLENT POUR LA SANTÉ

Le foie gras est un aliment remarquable. Aussi bien sous l'angle gastronomique que nutritionnel car ses graisses ont une composition proche de celle de la si bénéfique huile d'olive (page 11).
Il n'y a donc aucune raison de s'en priver !

Il est maudit par certains pour cause de souffrance animale… Aucun doute qu'elle règne dans les élevages industriels. Mais il est tout aussi certain qu'il existe en France des petits producteurs qui n'infligent pas aux animaux de souffrances abominables et qui les élèvent correctement. Par tradition, par amour de leur métier et aussi par souci de rentabilité : des bêtes qui souffrent meurent facilement, c'est donc un manque à gagner.

Oies et canards sont des oiseaux migrateurs. Depuis des millénaires, ils ne partent jamais pour de longs voyages sans réserves importantes : ils sont donc génétiquement équipés pour s'engraisser facilement.

À l'inverse des humains, qui stockent leur graisse autour de leurs muscles, ces palmipèdes l'accumulent naturellement dans leur foie. Sinon ils seraient obèses et ne pourraient pas voler longtemps. Donc, et contrairement aux arguments des anti-foie gras, cette stéatose hépatique n'est pas une maladie mais un phénomène naturel, physiologique.

Les palmipèdes sont naturellement gloutons. Dans les petits élevages, ils vivent d'abord dehors, en liberté, nourris de céréales, mais une seule fois par jour. Ils avalent ainsi de grosses quantités de maïs, et leur foie commence à s'engraisser. Leur jabot augmente de volume, ce qui va faciliter le gavage. Ensuite, ils sont enfermés dans des bâtiments (désormais tous conformes aux normes européennes) leur assurant le confort nécessaire à leur santé. Ils sont gavés deux ou trois fois par jour d'une bouillie de maïs. En dix secondes, chaque volatile est embecqué, c'est-à-dire qu'on introduit une sorte d'entonnoir dans son œsophage, qui s'y prête naturellement car il est élastique, non cartilagineux, et il a augmenté de volume. Vu le tempérament glouton du canard, ceci se fait sans stress et sans douleur.

Le foie gras est avant tout un aliment plaisir, qui rassasie vite. Il se consomme toujours en quantité modérée : il ne peut donc faire grossir !

Achetez-le toujours chez un petit producteur, jamais dans un supermarché, et profitez sans état d'âme du moment de bonheur qu'il va vous apporter !

PRÉPARATION : 20 MIN — CUISSON : 15 MIN

POUR 4 PERSONNES

MISE EN PLACE

- 150 g de foie gras mi-cuit coupé en cubes
- 1,5 l de bouillon de pot-au-feu ou de légumes
- 125 g d'abricots secs coupés en petits morceaux
- 1 étoile de badiane
- 1 c. à s. de noisettes grillées et concassées
- Sel
- Poivre du moulin

Mettez le bouillon à chauffer avec les abricots et la badiane. Laissez frémir pendant 15 min. Rectifiez l'assaisonnement du bouillon. Retirez la badiane. Versez dans une soupière. Ajoutez les noisettes et les cubes de foie gras. Servez bien chaud.

INFOS NUTRITION

PAS DE BEURRE DANS LE BOUILLON. LES BONS LIPIDES DU FOIE GRAS (PAGE 50), PROCHES DE CEUX DE L'HUILE D'OLIVE, SUFFISENT. CAROTÈNES ET GLUCIDES DANS LES ABRICOTS. D'AUTRES ANTIOXYDANTS DANS LES NOISETTES. EN CROQUANT CELLES-CI, VOUS CONSOMMEREZ VOTRE BOUILLON PLUS LENTEMENT ET VOUS SAVOURERez AINSI LE FOIE GRAS.

Variations

Pistaches ou noix à la place des noisettes. Si vous ne disposez pas de bouillon maison, utilisez ceux de légumes ou de bœuf Ariaké® : ils sont très peu salés et ne contiennent pas d'additifs.

BOUILLON AU FOIE GRAS

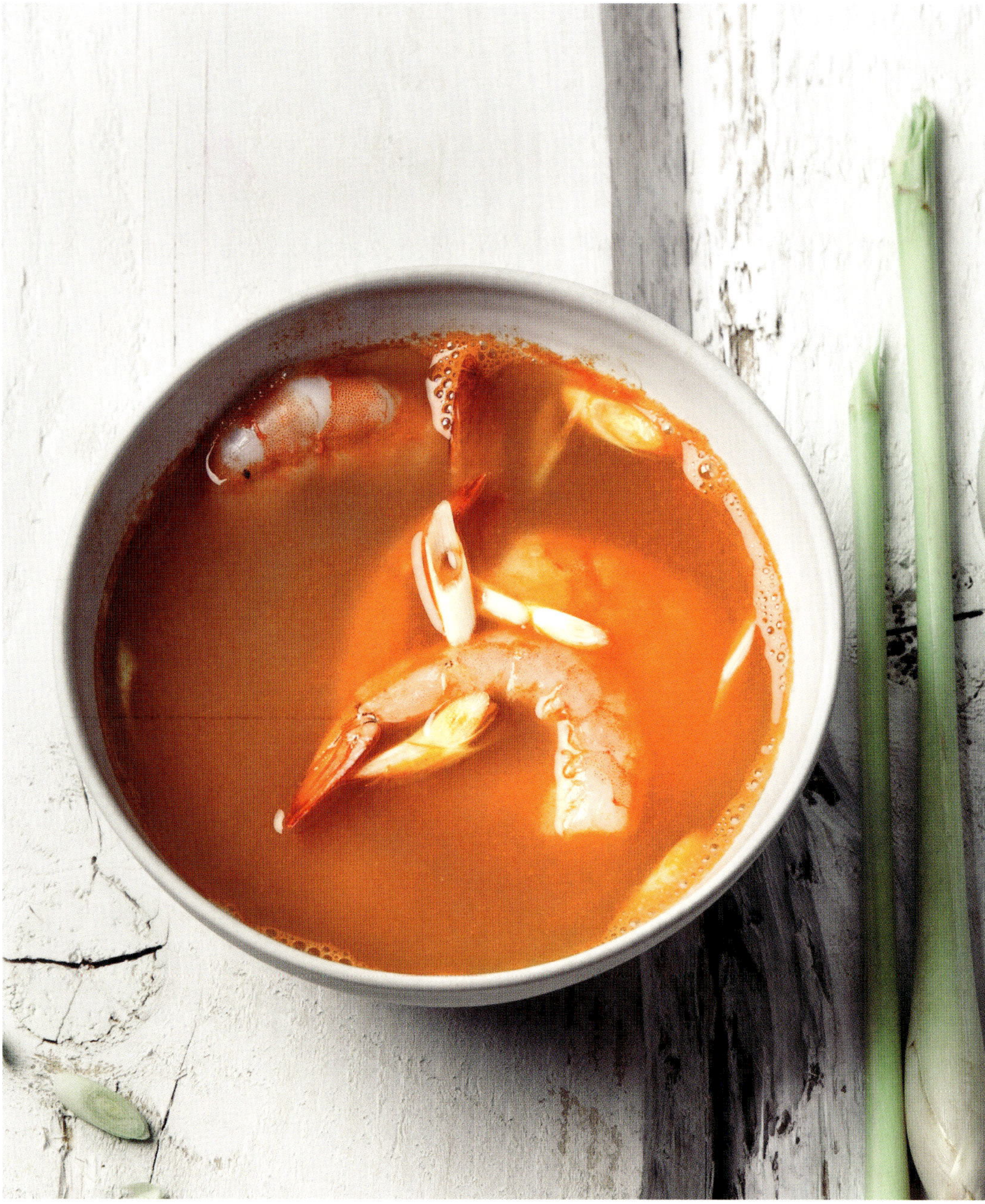

BOUILLON DE CREVETTES, CITRONNELLE, CURCUMA

PRÉPARATION : 15 MIN
CUISSON : 45 MIN
POUR 4 PERSONNES

MISE EN PLACE

- 12 crevettes bio de Madagascar
- 500 g de têtes de crustacés (fournies par votre poissonnier)
- 2 c. à s. d'huile d'olive
- 4 tiges de citronnelle en petits morceaux
- 1 l d'eau
- 1 c. à s. de curcuma
- Sel
- Poivre du moulin

Détachez les têtes des crevettes et ajoutez-les à celles de crustacés. Colorez-les dans une casserole huilée, avec la citronnelle.
Versez l'eau et cuisez à feu doux pendant 45 min en écumant souvent.
Décortiquez les queues de crevettes.
Filtrez le bouillon dans un chinois posé sur une casserole.
Ajoutez-y le curcuma et rectifiez l'assaisonnement.
Déposez les queues de crevettes dans la soupière et versez le bouillon par-dessus.

INFOS NUTRITION

LES CREVETTES SONT PLEINES DE RESSOURCES NUTRITIONNELLES : PROTÉINES, OMÉGA 3, IODE, SÉLÉNIUM ET AUTRES SELS MINÉRAUX. MAIS AUSSI D'ASTAXANTHINE (PIGMENT QUI LEUR DONNE LEUR COULEUR ROSE) ET DE COENZYME Q, QUI SONT TOUS DEUX DE BONS ANTIOXYDANTS. LE CURCUMA PROTÈGE DU CANCER DU CÔLON.

Utilisations

Inutile d'ajouter de la viande ou du poisson à ce repas : vous avez déjà votre quota de protéines. Des légumes ensuite, avec des céréales ou du pain, un laitage, un fruit, et voilà un menu équilibré.

PRÉPARATION : 15 MIN — CUISSON : 10 MIN

POUR 4 PERSONNES

MISE EN PLACE

- 2 grosses courgettes en cubes
- 1 oignon blanc ciselé
- 2 gousses d'ail ciselées
- 2 c. à s. d'huile d'olive
- 1 branche de thym
- 1 l d'eau
- 1 grosse boule de mozzarella
- 1 c. à c. de poudre magique (page 19)
- 8 à 10 cerneaux de noix concassés
- Piment d'Espelette
- Sel

Faites fondre l'oignon et l'ail dans une cocotte huilée. Ajoutez les courgettes, le thym, et versez l'eau. Couvrez et cuisez pendant 10 min (5 min dans l'autocuiseur). Retirez le thym. Ajoutez la moitié de la mozzarella coupée en cubes et la poudre magique. Mixez jusqu'à ce que la soupe soit bien onctueuse.

Assaisonnez-la de piment d'Espelette et de sel. Versez la soupe dans une soupière. Ajoutez par-dessus les cerneaux de noix et le reste de la mozzarella en cubes ou en tranches.

Servez chaud ou froid, selon la météo.

INFOS NUTRITION

LE CALCIUM DE LA MOZZARELLA FERA PLAISIR À VOS OS, QUI EN ONT GRAND BESOIN.

ANTIOXYDANTS DE TOUTES SORTES (OIGNON, AIL, POUDRE MAGIQUE, NOIX, PIMENT), OMÉGA 3. LES CERNEAUX DE NOIX VOUS OBLIGENT À MÂCHER CETTE SOUPE, DONC À LA MANGER LENTEMENT.

Variations

En hiver, utilisez des courgettes nature surgelées. D'autres légumes se prêtent à cette recette selon les saisons : tomate, carotte, courge, laitue, mâche.

SOUPE COURGETTES, MOZZARELLA

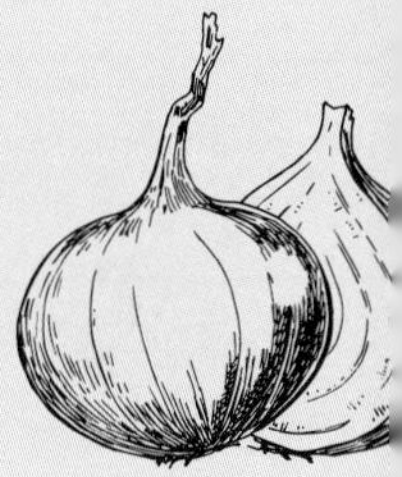

oignon

AROMATE, LÉGUME ET… MÉDICAMENT

Peut-on imaginer ce que serait la cuisine sans l'oignon ?

Il existe depuis des millénaires, mentionné dans nombre de textes religieux, présent dans toutes les cuisines du monde, mais personne n'a jamais retrouvé son ancêtre sauvage.

Son bulbe est formé de feuilles blanches ou rosées, charnues et juteuses, recouvertes d'une très fine peau dont la couleur (blanche, jaune ou rouge) diffère selon les variétés. Il en existe des centaines de par le monde, aux bulbes de tailles différentes, bien ronds ou ovales et allongés.

Ces variétés sont classées en trois grandes catégories selon leur couleur : oignons blancs, jaunes (ou paille) et rouges. Leurs saveurs sont un peu différentes.
La cébette, ou cive, est aussi un oignon, mais son bulbe est très réduit, au profit de sa tige.

Si l'oignon est surtout employé comme aromate, c'est aussi un légume à part entière, que vous avez intérêt à consommer le plus souvent possible. Sa concentration en molécules protectrices – un grand nombre d'antioxydants et des composés soufrés – en fait un « alicament ».

Ses bienfaits ont été démontrés par une multitude d'études scientifiques. L'oignon protège tout votre système cardiaque en diminuant mauvais cholestérol, triglycérides et agrégation des plaquettes. Il diminue ainsi le risque d'infarctus.

Ces mêmes molécules, ainsi que le sélénium dont il est bien pourvu, font que l'oignon protège aussi contre pas mal de cancers : côlon, œsophage, estomac, larynx, pharynx, ovaires, prostate.

Il a également la réputation d'être antibactérien, et ses fibres nourrissent avec bonheur votre microbiote (pages 30-31).

L'oignon, surtout quand il est cru, peut être indigeste et donner une haleine rebutante. Mais tout dépend de sa qualité et des quantités consommées : le rouge ne cause pas ces soucis, par exemple.

En fait, le seul défaut de l'oignon est de faire pleurer quand on l'épluche. Cela vient des composés soufrés qui se volatilisent mais qui, par ailleurs, sont bénéfiques pour votre santé.

Plusieurs moyens, plus ou moins efficaces, existent pour éviter ces larmes. Le plus radical est d'employer des oignons surgelés nature ; la congélation n'affecte pas leurs propriétés.

NE CRACHEZ PAS DANS LA SOUPE !

PRÉPARATION : 5 MIN — CUISSON : 20 MIN

POUR 4 À 6 PERSONNES

MISE EN PLACE

- 1 kg d'oignons émincés surgelés
- 1 l d'eau
- 4 c. à s. de fécule de maïs
- 2 c. à s. de poudre magique (page 19)
- 4 tranches de pain complet
- 2 jaunes d'œufs
- 4 c. à s. de crème fraîche
- Sel
- Poivre du moulin

Cuisez les oignons dans l'eau environ 20 min, jusqu'à ce qu'ils soient bien tendres. Ajoutez la fécule délayée dans un peu de bouillon et la poudre magique. Donnez un coup de mixeur plongeant pour tout homogénéiser. Assaisonnez.

Grillez bien le pain et cassez-le en croûtons.

Déposez les jaunes d'œufs et la crème dans une soupière. Versez la soupe en fouettant sans arrêt pour éviter les grumeaux de jaunes coagulés.

Ajoutez les croûtons ou servez-les à part.

INFOS NUTRITION

LES OIGNONS ET LA POUDRE MAGIQUE ONT TELLEMENT DE VERTUS PROTECTRICES QUE VOUS POUVEZ VOUS OFFRIR DE LA BONNE CRÈME FRAÎCHE SANS AUCUN ÉTAT D'ÂME !

Variations

Vous pouvez évidemment cuisiner des oignons frais, mais les surgelés, qui ont la même valeur alimentaire, ont le grand avantage de faire gagner du temps et surtout de ne pas faire pleurer.

Utilisations

Cette soupe est en fait un plat complet qui cale bien ! Une viande ou un poisson ne sont pas nécessaires ensuite, sauf si vous n'en avez pas mangé à midi : dans ce cas, 50 g sont suffisants. Du fromage avec une salade verte, ou un laitage (selon les appétits) et un fruit, voilà un menu pour un soir où le frigo est vide.

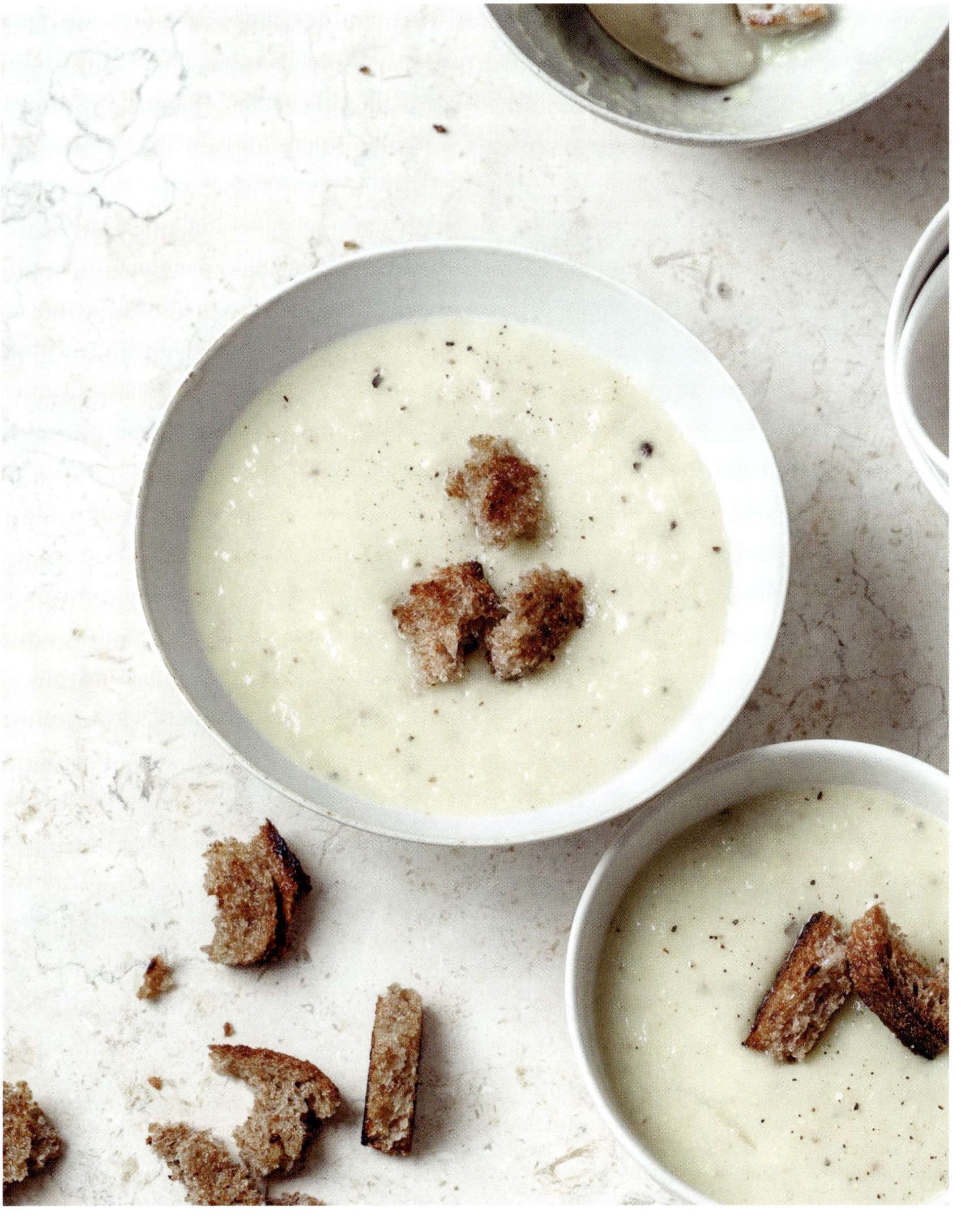

CRÈME D'OIGNON

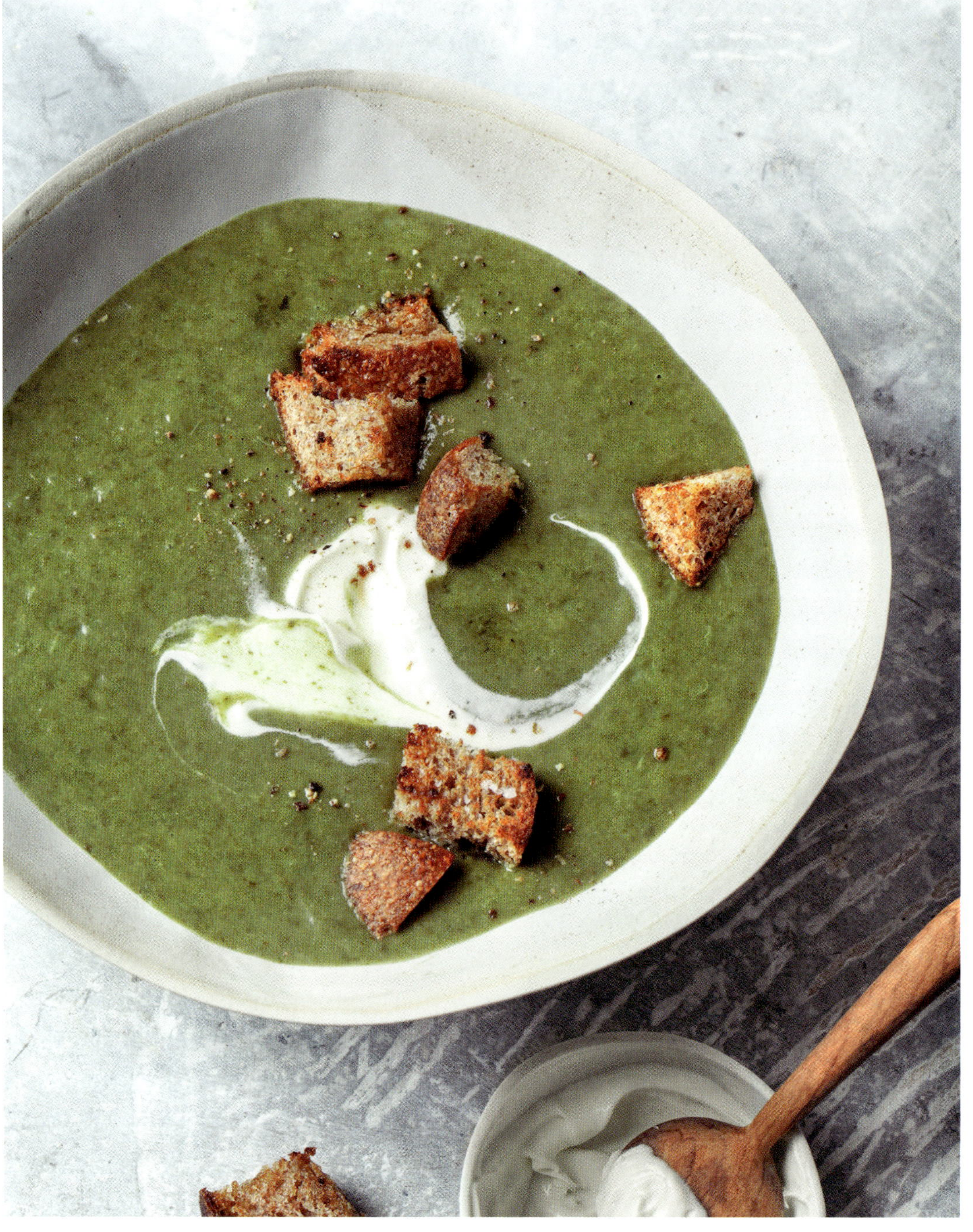

CRÈME D’OSEILLE

NE CRACHEZ PAS DANS LA SOUPE !

PRÉPARATION : 15 MIN — CUISSON : 20 MIN
POUR 4 PERSONNES

MISE EN PLACE

- 3 bottes d'oseille effeuillées et hachées
- 500 g de pommes de terre en morceaux
- 2 c. à s. d'huile d'olive
- 3 c. à s. de crème fraîche
- 2 tranches de pain complet
- Sel
- Poivre du moulin

Cuisez les pommes de terre dans de l'eau salée jusqu'à ce qu'elles soient tendres.
Faites fondre l'oseille dans une cocotte huilée. Ajoutez les pommes de terre égouttées. Mixez et ajoutez la crème. Rectifiez l'assaisonnement.
Grillez bien les tranches de pain, cassez-les en croûtons et répartissez-les dans les assiettes avant de verser le potage.

INFOS NUTRITION

L'OSEILLE EST UN CONCENTRÉ D'ANTIOXYDANTS, DE VITAMINES ET DE MINÉRAUX, COMME BIEN DES HERBES, MAIS C'EST SURTOUT L'UN DES RARES LÉGUMES À CONTENIR DES OMÉGA 3. EN REVANCHE, ELLE EST RICHE EN OXALATES ; CANDIDATS AUX CALCULS, MIEUX VAUT VOUS ABSTENIR.

Variations

Ce potage peut aussi se préparer avec du persil plat ou de la mâche, qui est également bien fournie en oméga 3. Vous pouvez zapper les croûtons, mais ce serait dommage en raison de leurs bons glucides.

Utilisations

Cette soupe est nourrissante grâce à sa richesse en glucides (pain et pommes de terre) et aux lipides de la crème ; menu léger ensuite.

NE CRACHEZ PAS DANS LA SOUPE !

PRÉPARATION : 5 MIN — CUISSON : 10 MIN
POUR 4 PERSONNES

MISE EN PLACE

- 1 l de bouillon de légumes ou de volaille
- 2 c. à s. de poudre magique (page 19)
- 4 tranches de pain complet
- 2. c. à s. de graisse de canard
- 100 g de comté ou d'emmental râpé

Allumez le gril du four.
Chauffez le bouillon avec la poudre magique. Versez-le dans une soupière ou un saladier allant au four.
Tartinez les tranches de pain de graisse de canard. Posez-les sur le bouillon. Parsemez de fromage râpé. Glissez la soupière sous le gril et faites gratiner quelques minutes.

INFOS NUTRITION

CUISINE DU PLACARD DE FIN DE MOIS. GLUCIDES ET PROTÉINES DU PAIN, PLUS CELLES DU FROMAGE : VOILÀ QUI CALE AU DÉBUT D'UN DÎNER ET QUI APPORTE EN MÊME TEMPS DU BON CALCIUM POUR LES OS DE TOUTE LA FAMILLE.

Utilisations

Une bonne salade ou un plat de légumes ensuite, un petit dessert ou un fruit, et le menu est plié.

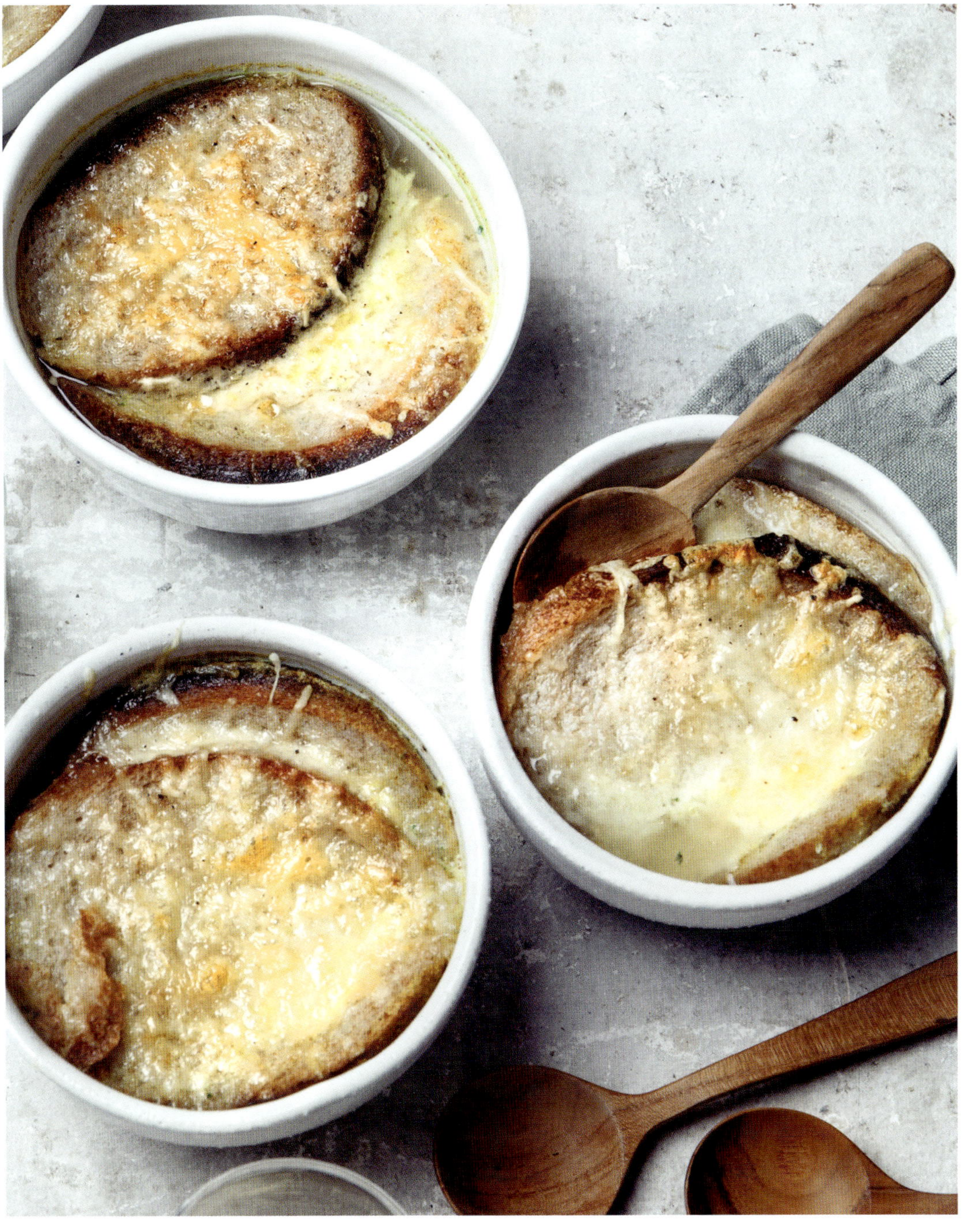

CROÛTES AU POT GRATINÉES

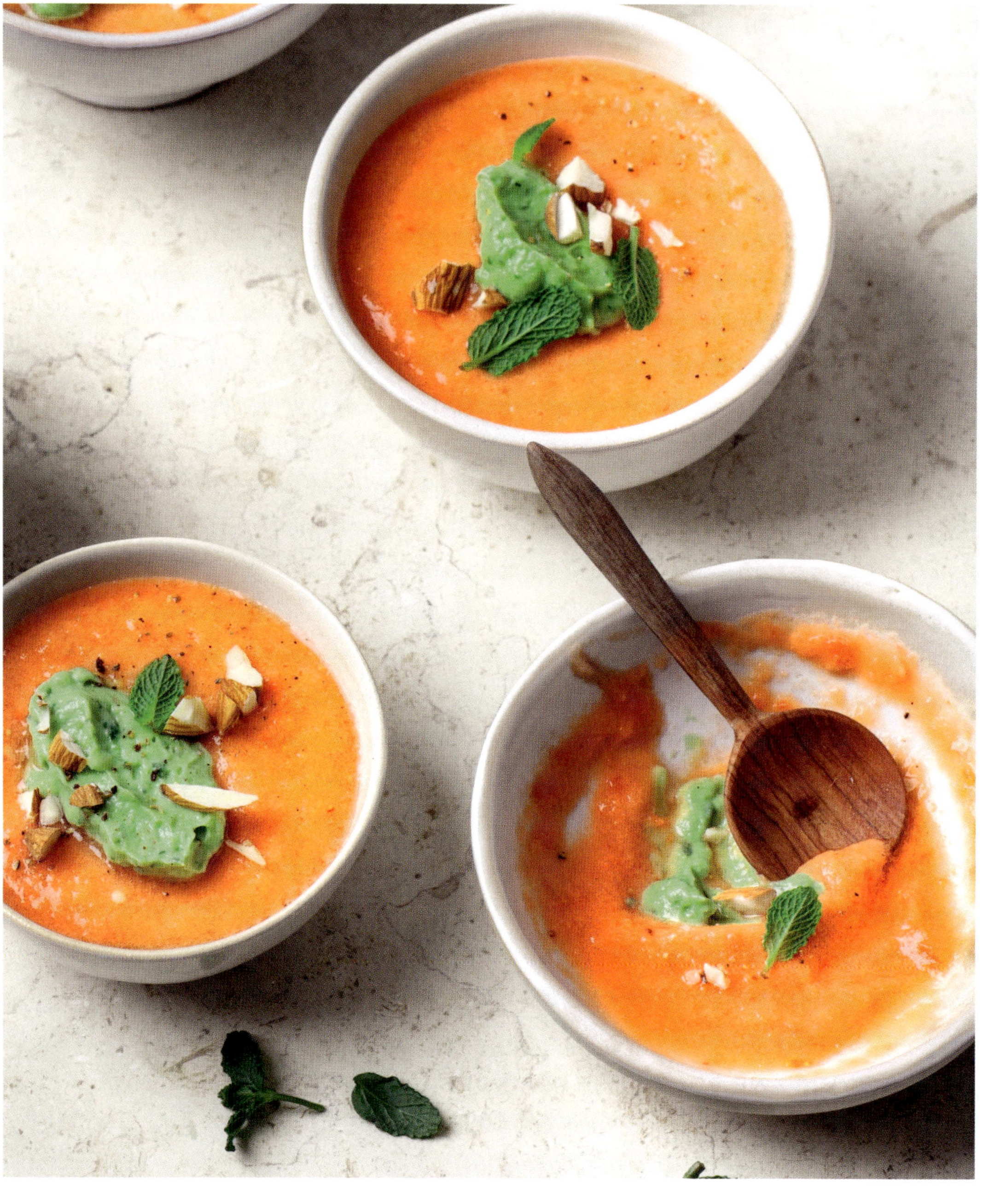

POTAGE GLACÉ TOMATES, FRAISES, AVOCATS

NE CRACHEZ PAS DANS LA SOUPE !

PRÉPARATION : 15 MIN — POUR 4 PERSONNES

MISE EN PLACE

- 6 tomates marmande concassées
- 250 g de fraises équeutées
- 2 c. à s. d'huile d'olive
- 2 c. à s. de vinaigre balsamique
- 1 pointe de couteau de piment de Cayenne
- 2 avocats
- 15 glaçons
- Le jus de 2 citrons
- 10 branches de menthe effeuillées
- 1 c. à c. de moutarde
- 2 c. à s. d'amandes concassées
- Sel
- Poivre du moulin

Mixez ensemble les tomates et les fraises. Ajoutez l'huile d'olive, le vinaigre balsamique et le piment de Cayenne. Salez. Versez dans des bols et mettez au réfrigérateur.
Mixez les avocats avec les glaçons, le jus de citron, la menthe et la moutarde. Salez, poivrez et versez au centre des bols. Répartissez les amandes à la surface. Servez bien frais.

INFOS NUTRITION

PLEIN D'ANTIOXYDANTS DE TOUTES SORTES DANS LES TOMATES, LES FRAISES ET LES AVOCATS. DES SELS MINÉRAUX ET DES VITAMINES PARTOUT. DES FIBRES, DE BONS ACIDES GRAS INSATURÉS : PERSONNE NE POURRA SE PLAINDRE !

Utilisations

Uniquement pendant la saison des tomates et des fraises (de la fin du printemps au début de l'automne). Choisissez-les bien mûres pour plus de saveur. Inutile de monder les tomates puisque vous les mixez.

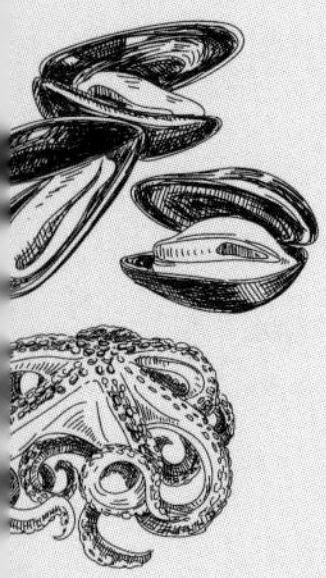

FICHE PRODUIT

coquillages
ET MOLLUSQUES

Tous les coquillages et les mollusques sont d'une superbe richesse nutritionnelle : protéines, fer, magnésium, phosphore, calcium, iode, cuivre, vitamines du groupe B, le tout en belles quantités. Certains contiennent même de la vitamine C. Venant de la mer, ils sont aussi et logiquement riches en sodium (sel).

Depuis la préhistoire, les humains se sont nourris de ces animaux à corps mou, dont certains sont protégés par une coquille. Il en existe des milliers d'espèces : nous en consommons de nos jours seulement quelques-unes, toutes marines, sauf l'escargot, qui est un animal terrestre.

Ils ont tous des aspects différents, mais le corps d'un mollusque est toujours composé d'une tête (où se trouvent tous ses organes sensoriels), d'un pied plus ou moins développé et d'une masse qui contient ses viscères. Ils ont un sexe défini, sauf l'huître et l'escargot, qui sont hermaphrodites.

Les coquillages sont classés en deux grandes familles :

- les bivalves, dont la coquille est articulée en deux parties (huître, moule, amande de mer, clam, coque, couteau, palourde, pétoncle et coquille Saint-Jacques, praire et vernis) ;
- ceux qui sont enfermés dans une seule coquille : bigorneau, bulot (buccin), lambi, ormeau, patelle (bernique) et escargot.

Du côté des mollusques sans coquille, le calamar — ou calmar, ou encornet, ou chipiron (sur la côte basque), ou supion (dans le Midi) —, le poulpe (ou pieuvre) et la seiche (ou margate, supion, sépia, selon les régions) sont équipés de plusieurs pieds appelés tentacules.

Bien que leur richesse nutritionnelle soit variable selon les espèces, de toute façon, leur consommation fréquente est excellente pour votre équilibre alimentaire et votre santé.

Mais attention ! Les coquillages sont des produits particulièrement fragiles (les mollusques le sont un peu moins). Dès qu'ils sont sortis de leur eau nourricière, leur durée de vie est raccourcie.

Avant d'en acheter ou d'en consommer, vous devez absolument vérifier leur fraîcheur, dont les indices sont : une bonne odeur marine, des coquilles bien fermées quand vous les choisissez, la rétractation sous la pointe d'un couteau ou une goutte d'acide (citron ou vinaigre) lorsqu'ils sont ouverts et que vous les consommez au restaurant.

PRÉPARATION : 30 MIN — CUISSON : 15 MIN

POUR 4 PERSONNES

MISE EN PLACE

- 1,5 l de moules parfaitement nettoyées
- 1 échalote ciselée
- 1 c. à s. d'huile d'olive
- 1 grand verre de vin blanc
- 1 grand verre de bouillon de volaille
- 4 c. à s. de crème fraîche
- 10 branches de persil plat ciselées
- Sel
- Poivre du moulin

Faites revenir l'échalote dans une cocotte huilée. Ajoutez les moules et le vin blanc, et cuisez, en remuant, jusqu'à ce qu'elles soient toutes ouvertes. Débarrassez-les dans un saladier et retirez toutes les coquilles.

Filtrez le jus de cuisson dans un chinois tapissé d'un filtre à café en papier et posé sur une casserole.

Ajoutez-y le bouillon de volaille et la moitié des moules environ. Mixez jusqu'à ce que la soupe soit lisse. Ajoutez la crème et le persil. Assaisonnez.

Déposez le reste des moules dans une soupière ou des assiettes et versez la soupe dessus.

INFOS NUTRITION

VOILÀ DE QUOI RECHARGER VOS BATTERIES EN SELS MINÉRAUX, ET SURTOUT EN FER, DONT LES MOULES SONT TRÈS RICHES. SI VOUS AVEZ FREINÉ SUR LA VIANDE ROUGE (QUI EN EST LE MEILLEUR FOURNISSEUR), PENSEZ À METTRE SOUVENT DES MOULES AU MENU. VOUS AVEZ VOTRE QUOTA DE PROTÉINES AVEC CE REPAS : UN PLAT DE LÉGUMES ENSUITE EST SUFFISANT.

Variations

Avec du Noilly Prat® à la place du vin blanc, cette soupe aura une saveur plus originale. Mais le safran lui va bien aussi. Si vous êtes pressé(e), préférez des moules surgelées, mais vérifiez bien leur provenance.

SOUPE DE MOULES

PRÉPARATION : 10 MIN — CUISSON : 15 MIN
POUR 4 PERSONNES

MISE EN PLACE

- 1 kg d'épinards
- 1 oignon ciselé
- 1 gousse d'ail hachée
- 2 c. à s. d'huile d'olive
- 1/2 l d'eau ou de bouillon de volaille
- 25 cl de lait ribot
- 2 c. à s. de noix concassées
- Sel
- Poivre du moulin

Dorez légèrement l'oignon et l'ail dans une casserole huilée pendant 5 min. Ajoutez les épinards et remuez jusqu'à ce qu'ils soient tous réduits. Versez l'eau ou le bouillon, salez légèrement et cuisez pendant 10 min.
Mixez la soupe. Versez le lait ribot. Remuez, rectifiez l'assaisonnement et ajoutez les noix.

INFOS NUTRITION

AVEC UNE ASSIETTE DE CETTE SOUPE, VOUS ENGRANGEZ DES CAROTÈNES ANTIOXYDANTS POUR PLUSIEURS JOURS CAR LES ÉPINARDS EN REGORGENT. AJOUTEZ À CELA TOUS CEUX DES NOIX ET LEURS OMÉGA 3, LES BIENFAITS DE L'OIGNON, DE L'AIL ET DE L'HUILE D'OLIVE.
MAIS CE N'EST PAS TOUT ! CETTE SOUPE VA VRAIMENT RÉJOUIR VOTRE MICROBIOTE GRÂCE AUX FIBRES ET AU SULFOQUINOVOSE DES ÉPINARDS (PAGE 100), ET AUSSI À CE BON PROBIOTIQUE QU'EST LE LAIT RIBOT.

Variations

Si vous n'avez pas de lait ribot sous la main, remplacez-le par un ou deux yaourts, nature évidemment, en ajustant la consistance avec de l'eau. Et les noix par des pistaches, des pignons ou d'autres noix.

Utilisations

Vous avez votre ration de légumes avec cette soupe. Mettez des céréales ou des légumineuses au menu, sinon vous manquerez de glucides.

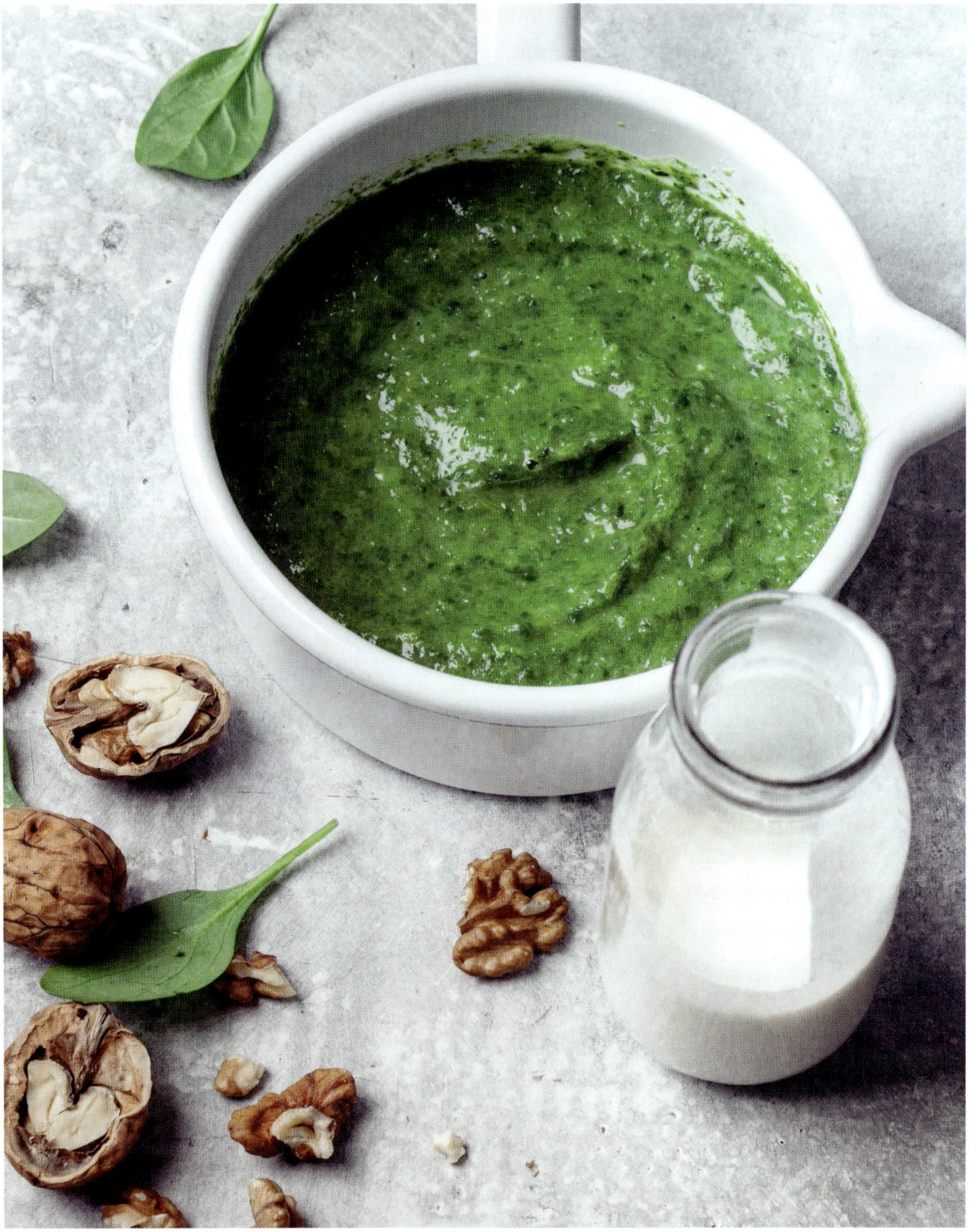

SOUPE FRAÎCHE D'ÉPINARDS

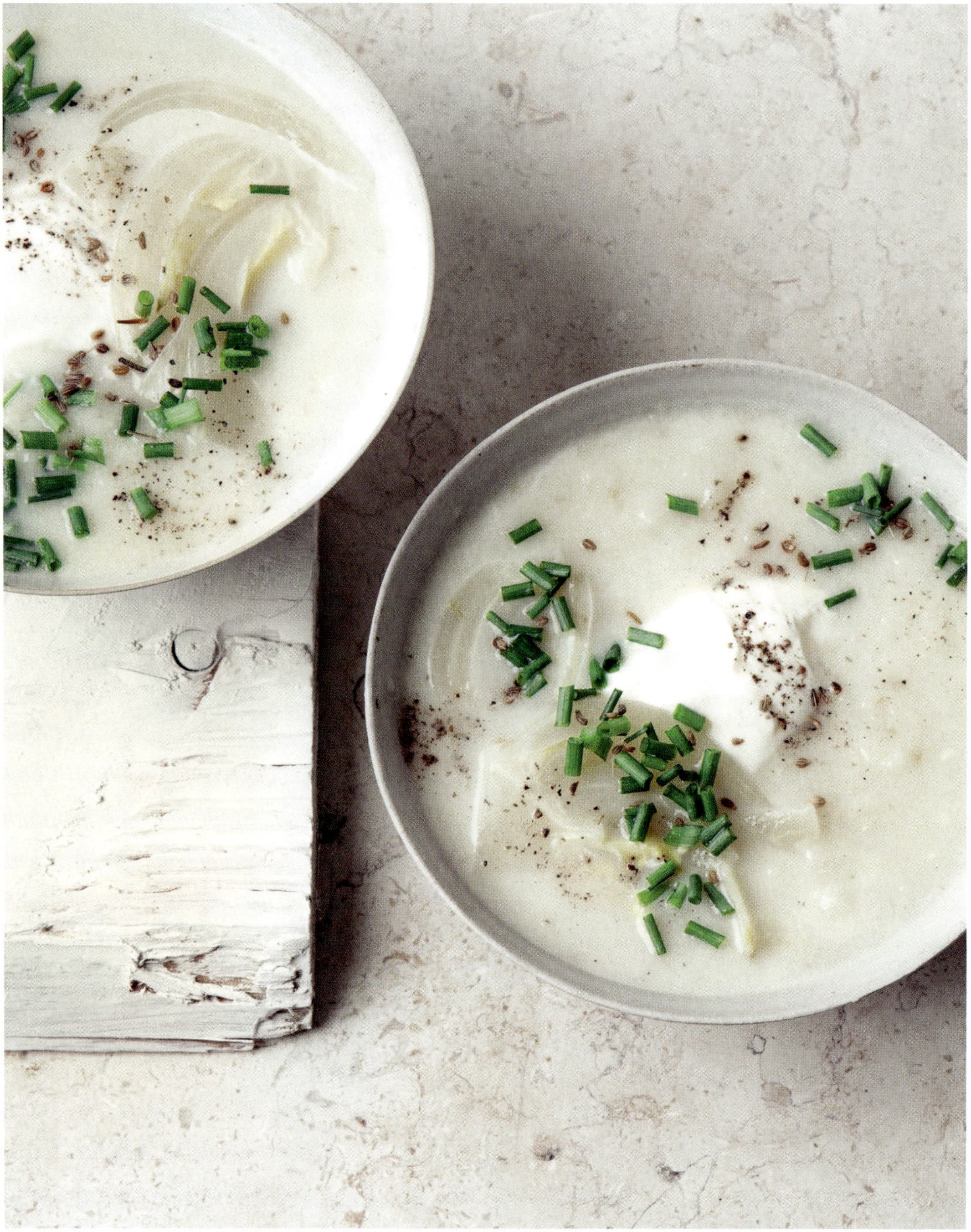

VELOUTÉ DE FENOUIL

PRÉPARATION : 15 MIN — CUISSON : 25 MIN
POUR 4 PERSONNES

MISE EN PLACE

- 4 bulbes de fenouil émincés
- 1 oignon ciselé
- 1 c. à s. d'huile d'olive
- 75 cl de bouillon de volaille
- Le jus de 1/2 citron
- 1 c. à c. de graines de fenouil
- 2 c. à s. de crème fraîche
- 1 botte de ciboulette ciselée
- Sel
- Poivre du moulin

Faites suer le fenouil et l'oignon dans une casserole huilée pendant 10 min.
Versez le bouillon et le jus de citron. Ajoutez les graines de fenouil. Cuisez 15 min à couvert et à feu moyen.
Mixez la soupe. Ajoutez la crème et rectifiez l'assaisonnement.
Ajoutez la ciboulette au dernier moment.

INFOS NUTRITION

LE FENOUIL EST UN PETIT MIRACLE NUTRITIONNEL. PLEIN DE SELS MINÉRAUX, DE VITAMINES, DE CAROTÈNES ANTIOXYDANTS, DE FIBRES. PLUS DES SUBSTANCES AROMATIQUES QUI ONT DES VERTUS DIGESTIVES. S'Y AJOUTENT LES BIENFAITS DE L'OIGNON (PAGE 55) ET CEUX DE LA CIBOULETTE, DONT SA VITAMINE C, QUE VOUS PRÉSERVEZ EN L'AJOUTANT À LA FIN.

Variations

Ce velouté est aussi bon chaud que glacé. En été, laissez-le au réfrigérateur pendant au moins 6 h (après qu'il a refroidi). Vous pouvez l'allonger de quelques glaçons aussi. En dehors de la saison du fenouil (plein hiver), prenez des cœurs de fenouil surgelés.

Utilisations

Vous pouvez vous passer de légumes ensuite. Un bon plat de pâtes (ou d'une autre céréale) est nécessaire (pour les glucides) ainsi qu'un peu de viande, de poisson ou d'œufs, pour les protéines.

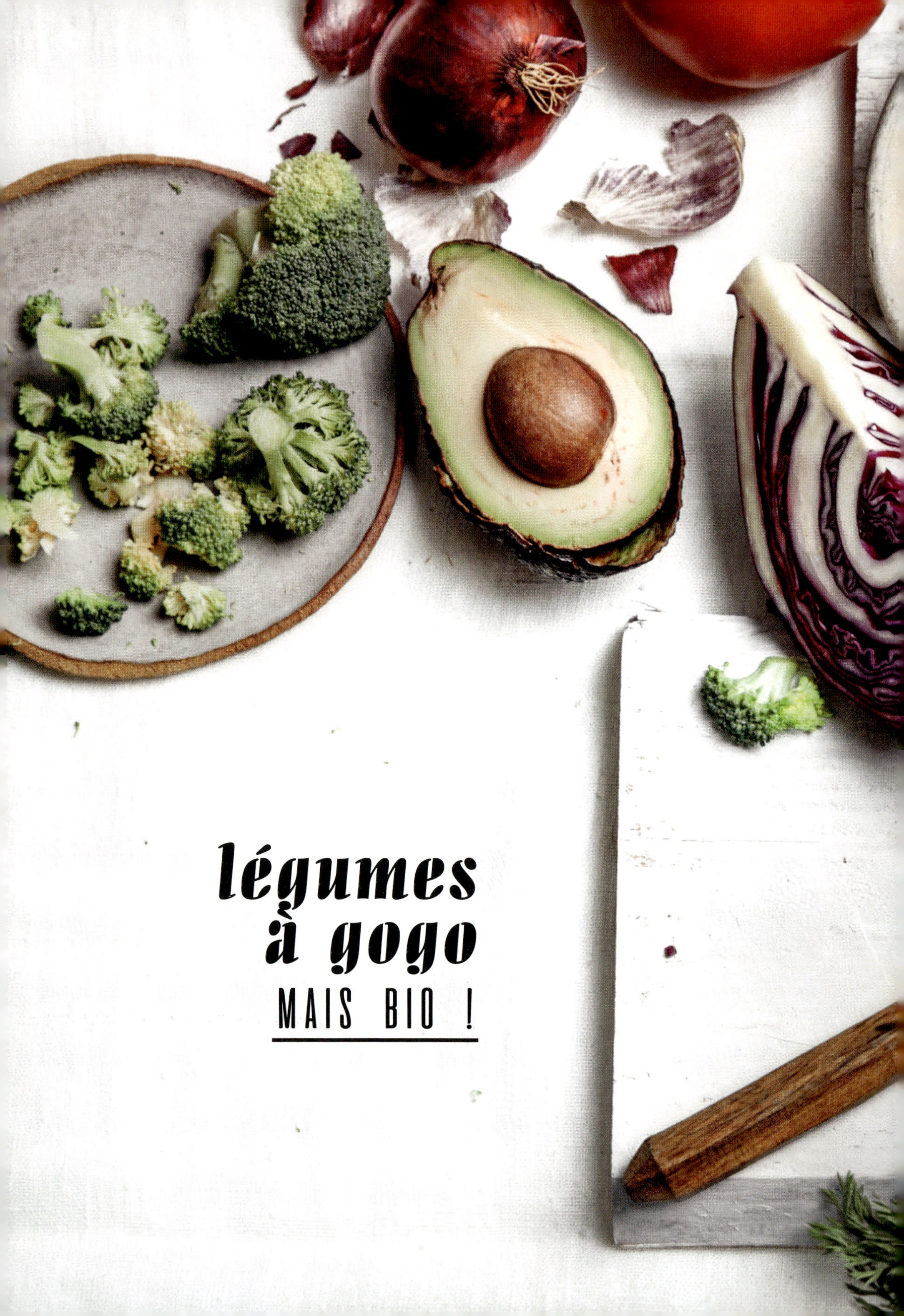

légumes à gogo

MAIS BIO !

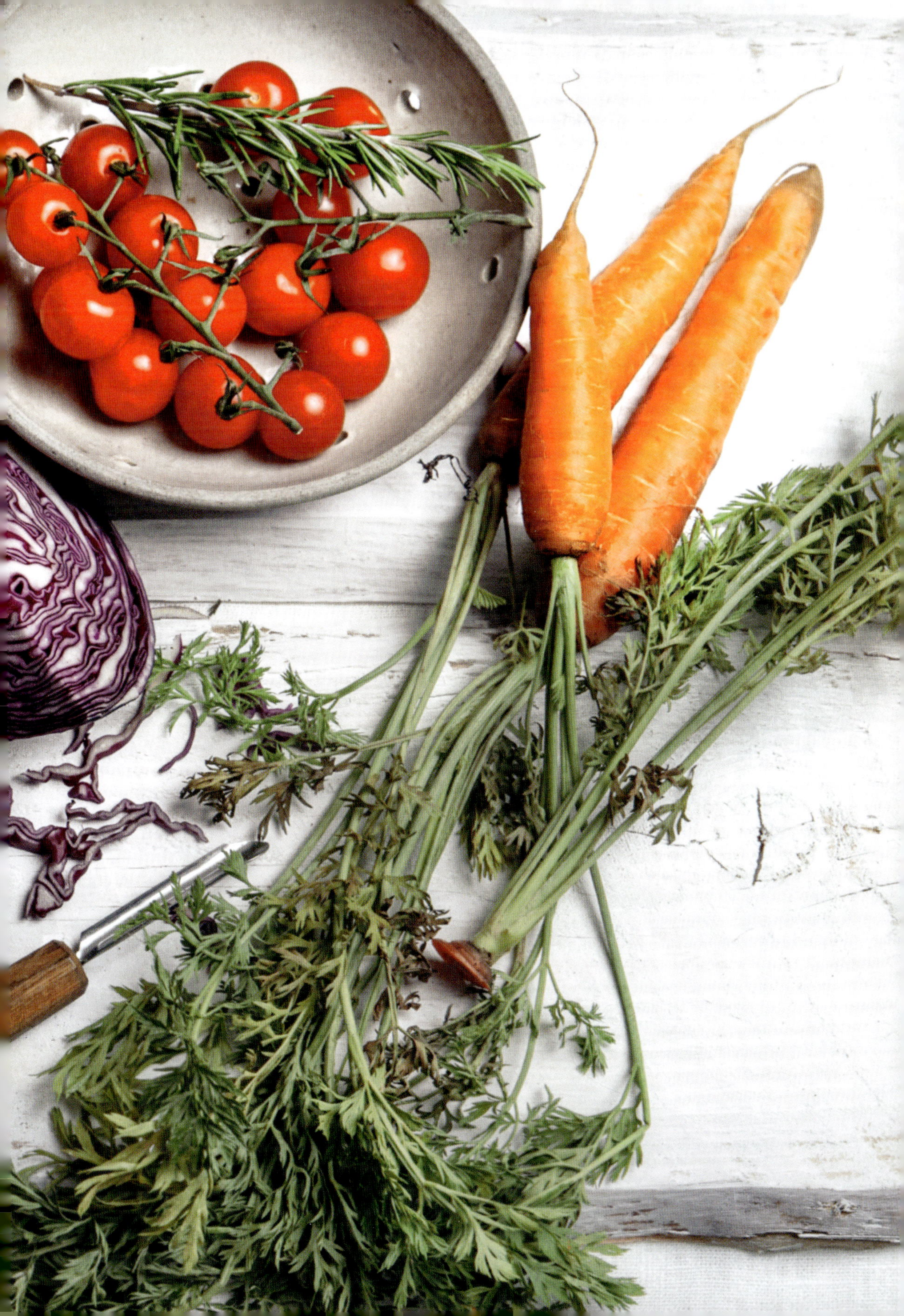

ON VOUS LE RABÂCHE DEPUIS DES ANNÉES : IL FAUT CONSOMMER CINQ PORTIONS DE LÉGUMES ET DE FRUITS CHAQUE JOUR POUR ÊTRE EN BONNE SANTÉ (UNE PORTION ÉQUIVAUT À 80 À 100 G).

En fait, la bonne organisation, pour bien équilibrer votre alimentation, est de manger un fruit à chacun des trois repas (page 208). Et une portion de légumes au déjeuner et au dîner.

Mais, parce que les légumes sont des aliments particulièrement protecteurs, vous avez tout intérêt à dépasser ces quantités.

Tous les légumes contiennent peu de glucides, encore moins de protéines. Ils sont dépourvus de lipides (sauf l'avocat) et très riches en eau : ils apportent ainsi très peu de calories. Mais selon la façon dont ils sont cuisinés et les quantités de matières grasses employées, ils peuvent vite perdre cette qualité appréciée des fanas de régimes amaigrissants.

Ils contiennent tous, en quantités plus ou moins importantes, des fibres, des vitamines du groupe B, de la vitamine K et de la vitamine C, des sels minéraux et tout l'éventail des antioxydants (page 7).

Autrement dit, ils apportent tout ce dont votre corps a besoin pour être en bonne santé. On ne compte plus les études scientifiques démontrant les bienfaits des légumes en général ou de tel ou tel légume en particulier.

L'autre intérêt des légumes, c'est leur diversité. Légumes à feuilles, racines ou tubercules, inflorescences, bulbes, tiges, graines, plantes aromatiques, etc. À cela s'ajoutent les champignons et les algues.

Chaque saison offre une belle panoplie de légumes aux saveurs et aux textures différentes, qui vous permet de vous éclater en cuisine, tant les modes de préparation sont nombreux : soupes (pages 44 à 69), crudités, garnitures, plat principal, légume seul ou mélangé à d'autres, à la vapeur, à l'anglaise, en cocotte, au four, etc.

Mais…

… à cause de l'industrialisation de l'agriculture, les légumes contiennent souvent des résidus de produits phytosanitaires, regroupés dans le langage courant sous le nom de pesticides. Et c'est effectivement une vraie peste car ils sont catastrophiques pour la santé : troubles de la reproduction et du système nerveux, malformations génitales, cancers de toutes sortes… la liste de leurs méfaits est désespérante. Ils sont aussi désastreux, bien sûr, pour l'environnement.

Autre conséquence de cette industrialisation internationale : le formatage. L'aspect et la solidité ont pris le pas sur la saveur, la saisonnalité a disparu. Et l'immoral gaspillage est devenu phénoménal.

C'est pourquoi, si vous voulez vieillir en bonne santé et préserver celle de vos enfants, vous devez déserter supermarchés et chaînes de primeurs, et n'acheter que des légumes issus de l'agriculture biologique venant de préférence de petits producteurs.

De toute façon, ils seront meilleurs, et vous serez bien plus heureux de les cuisiner et de les manger !

PRÉPARATION : 30 MIN — CUISSON : 45 MIN
POUR 8 À 10 PERSONNES

MISE EN PLACE

- 6 à 8 c. à s. d'huile d'olive
- 4 ou 5 oignons blancs en rondelles
- 3 à 6 poivrons rouges en lamelles
- 6 à 8 courgettes en cubes
- 4 à 6 aubergines en cubes
- 10 à 12 tomates marmande en morceaux
- 4 gousses d'ail écrasées
- 2 ou 3 brins de thym
- 1 ou 2 feuilles de laurier
- 1/4 de bouquet de basilic ciselé
- Sel
- Poivre du moulin

Dans une grande cocotte bien huilée, dorez les oignons pendant 5 min. Ajoutez tous les autres légumes un par un, le thym et le laurier. Remuez bien après chaque ajout. Assaisonnez. Cuisez à feu moyen pendant 30 à 40 min. Ajoutez le basilic, remuez et retirez du feu.

INFOS NUTRITION

FAUT-IL DES JUSTIFICATIONS À CE PLAT MÉDITERRANÉEN PAR EXCELLENCE, BOURRÉ DE VITAMINES, DE FIBRES, DE SELS MINÉRAUX, DE PHYTONUTRIMENTS, ETC. ? VOUS NE POUVEZ FAIRE L'IMPASSE SUR LUI EN ÉTÉ. ET C'EST UNE BONNE IDÉE D'EN CONGELER POUR L'HIVER.

Variations

Adaptez le temps de cuisson selon votre goût, si vous aimez la ratatouille genre compote ou pas trop cuite, les légumes encore croquants. Elle se sert chaude ou froide, se réchauffe autant de fois que l'on veut, va dans une lunch box...

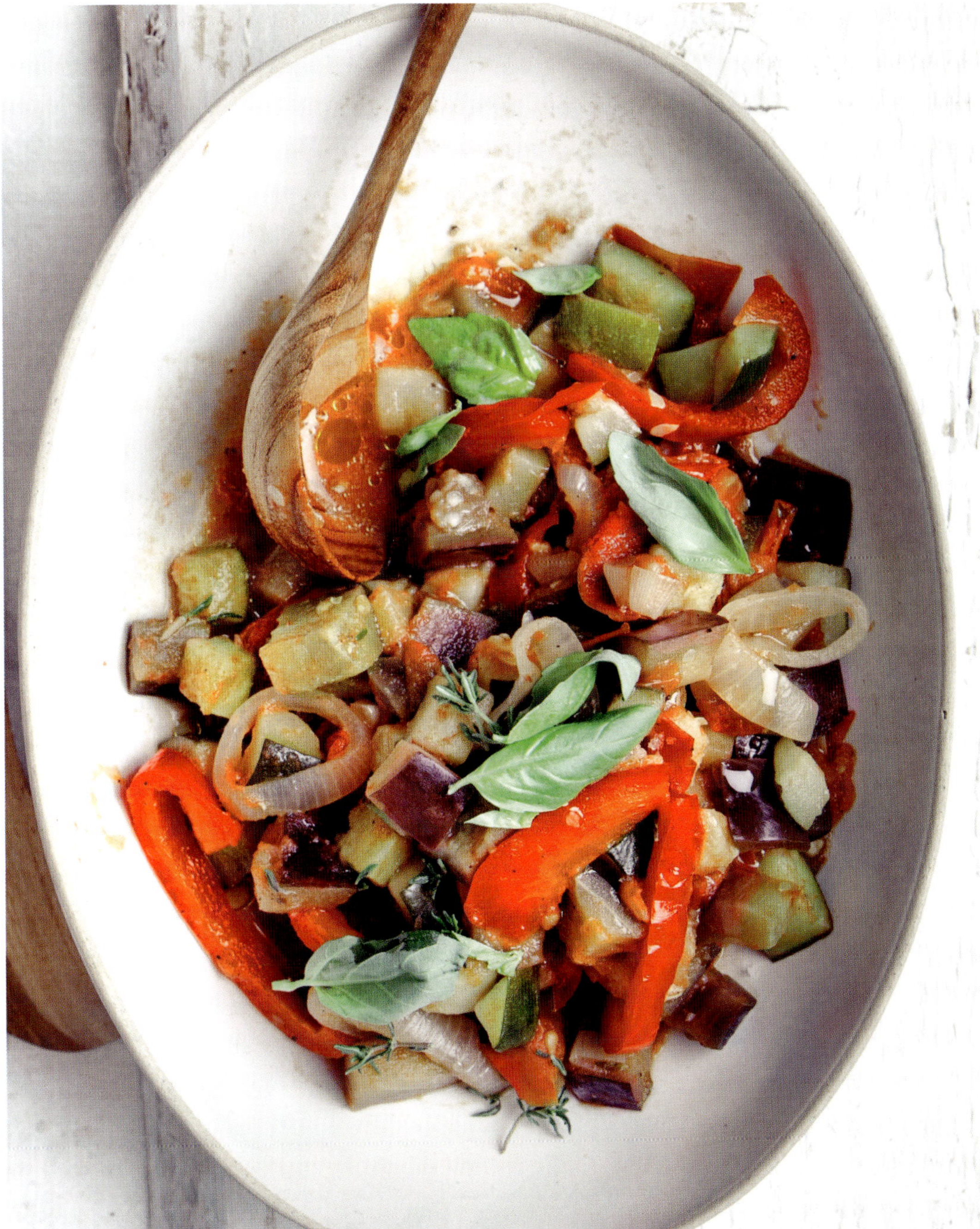

RATATOUILLE D'ÉTÉ

PRÉPARATION : 30 MIN — CUISSON : 25 MIN
POUR 6 PERSONNES

MISE EN PLACE

- 2 oignons émincés
- 2 gousses d'ail émincées
- 3 c. à s. d'huile d'olive
- 6 carottes fanes en rondelles
- 1 petite courge butternut coupée en gros morceaux
- 1 grand verre d'eau ou de bouillon (de légumes ou de volaille)
- 3 c. à s. de concentré de tomate
- 2 poires en dés
- 1 petit chou-fleur en bouquets
- 1/2 botte de persil plat ciselée
- Sel
- Poivre du moulin

Faites fondre les oignons et l'ail dans un sautoir huilé. Ajoutez et dorez les carottes et la courge. Versez l'eau ou le bouillon et le concentré de tomate, et cuisez 10 min. Ajoutez les poires et les bouquets de chou-fleur. Assaisonnez, remuez et faites compoter doucement pendant 15 min. Ajoutez le persil plat, mélangez et servez.

INFOS NUTRITION

PLAT BIEN PROTECTEUR, AUTANT QUE LA RATATOUILLE D'ÉTÉ. LE CONCENTRÉ DE TOMATE APPORTE UNE BONNE DOSE DE LYCOPÈNE ANTIOXYDANT QUI VA S'AJOUTER À CEUX DES AUTRES LÉGUMES. VITAMINE C GRÂCE AU PERSIL.

Variations

Potiron si vous n'avez pas de butternut, pommes à la place des poires. Faites avec les légumes du marché, mais gardez toujours le concentré de tomate et le persil. Vous pouvez aussi épicer à votre guise.

RATATOUILLE D'HIVER

AUBERGINES, BURRATA, PARMESAN

PRÉPARATION : 30 MIN – CUISSON : 30 MIN

POUR 4 PERSONNES

MISE EN PLACE

- 2 belles aubergines
- 2 c. à s. d'huile d'olive
- 1 œuf
- 2 gousses d'ail hachées
- 1 boule de burrata effilochée
- 1 c. à s. de poudre magique (page 19)
- 8 c. à s. de parmesan râpé
- Sel
- Poivre du moulin

INFOS NUTRITION

VOILÀ UNE BONNE FAÇON DE PRÉPARER DES AUBERGINES SANS TROP DE GRAS, CAR CE LÉGUME EST UNE VÉRITABLE ÉPONGE À HUILE ! C'EST SON GROS DÉFAUT, ALORS QU'ELLE EST SOURCE DE FIBRES ET D'ANTIOXYDANTS. BURRATA ET PARMESAN FOURNISSENT PLEIN DE CALCIUM ET DES PROBIOTIQUES. NE SALEZ PAS : LES TRANCHES D'AUBERGINE LE SONT NATURELLEMENT ET LE PARMESAN APPORTE PAS MAL DE SEL AUSSI.

Réglez votre four sur 200 °C (th. 7). Taillez les aubergines en fines tranches dans leur longueur. Salez-les, étalez-les sur une feuille de papier absorbant et laissez-les dégorger pendant 15 min. Badigeonnez-les d'huile d'olive et enfournez-les pour 10 min.
Battez ensemble l'œuf, l'ail, la burrata, la poudre magique et la moitié du parmesan. Poivrez. Répartissez la préparation sur les tranches d'aubergines et roulez-les sur elles-mêmes. Panez-les avec le reste du parmesan. Cuisez au four pendant 20 à 30 min, jusqu'à ce que le fromage soit fondu.
Servez avec une sauce tomate (page 17).

Variations

Par sécurité, vous pouvez planter une pique en bois dans les aubergines pour bien les maintenir. Mozzarella à défaut de burrata. Un autre fromage à pâte dure à la place du parmesan.

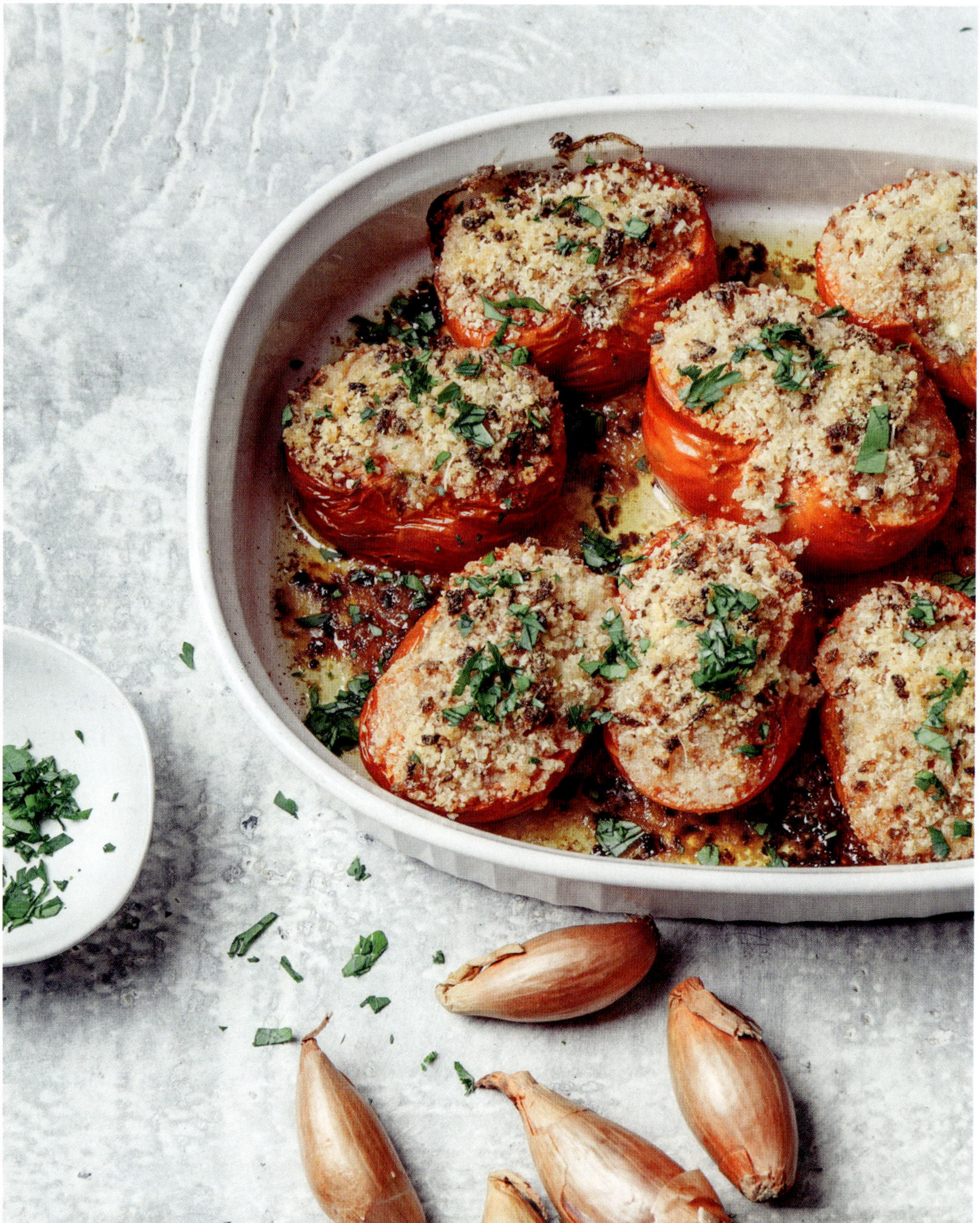

TOMATES EN GRATIN

LÉGUMES À GOGO MAIS BIO !

PRÉPARATION : 15 MIN — CUISSON : 25 MIN
POUR 4 PERSONNES

MISE EN PLACE

- 6 à 8 belles tomates marmande coupées en deux
- 2 c. à s. d'huile d'olive
- 4 échalotes hachées
- 6 c. à s. de parmesan râpé
- 6 c. à s de chapelure
- 1/4 de bouquet de persil haché
- Poivre du moulin

Réglez le four sur 160 °C (th. 5-6).
Pressez légèrement les tomates pour en chasser la majorité des pépins et alignez-les dans un plat huilé, partie arrondie sur le fond du plat.
Dans un bol, mélangez les échalotes, le parmesan et la chapelure. Recouvrez-en les tomates. Arrosez d'un peu d'huile d'olive et enfournez le plus près possible de la sole pour 20 à 25 min.
Poivrez et parsemez de persil à la sortie du four.

INFOS NUTRITION

INUTILE DE SALER, LE PARMESAN ET LA CHAPELURE S'EN CHARGENT.
PLEIN DE VITAMINES ET DE SELS MINÉRAUX GRÂCE AU PERSIL.
ET, BIEN SÛR, LES SUPERBES ANTIOXYDANTS DES ÉCHALOTES ET DE LA TOMATE, DONT LE LYCOPÈNE.

Variations

Si vous avez du parmesan frais râpé, c'est top ! Un autre fromage à pâte cuite, ça va aussi. Cerfeuil, ciboulette ou mélange d'herbes, selon ce que vous aurez sous la main.

LÉGUMES À GOGO MAIS BIO !

PRÉPARATION : 15 MIN — CUISSON : 15 MIN
POUR 4 PERSONNES

MISE EN PLACE

- 4 courgettes longues en morceaux moyens
- 1 oignon ciselé
- 2 gousses d'ail ciselées
- 2 c. à s. d'huile d'olive
- 1 grosse pomme coupée en morceaux moyens
- 2 c. à s. de raisins secs
- 1 c. à s. de gingembre frais râpé
- Le jus de 1 citron
- 1/4 de bouquet de persil ciselé
- Sel
- Poivre du moulin

Faites fondre l'oignon et l'ail dans un sautoir huilé. Ajoutez les courgettes et cuisez 5 min en remuant. Ajoutez la pomme, les raisins, le gingembre et le jus du citron. Salez légèrement. Remuez et cuisez 10 min. Rectifiez l'assaisonnement et ajoutez le persil en fin de cuisson.

INFOS NUTRITION

CHAQUE PRODUIT DE CETTE RECETTE EST RICHE EN ANTIOXYDANTS DIVERS ET VARIÉS. CEUX DU GINGEMBRE SONT ENCORE PLUS ACTIFS QUAND ILS SONT COMBINÉS AVEC CEUX DE L'OIGNON ET DE L'AIL. PLUS LES FIBRES, LES VITAMINES (SURTOUT DE LA C) ET LES SELS MINÉRAUX : VOILÀ DES COURGETTES TRÈS PROTECTRICES !

Variations

Ce plat peut s'interpréter avec des petits pâtissons ou des aubergines, mais mieux vaut les éplucher.

Utilisations

Ces courgettes se servent chaudes ou froides, en entrée, en plat principal ou en accompagnement d'une viande, d'une volaille ou d'un poisson.

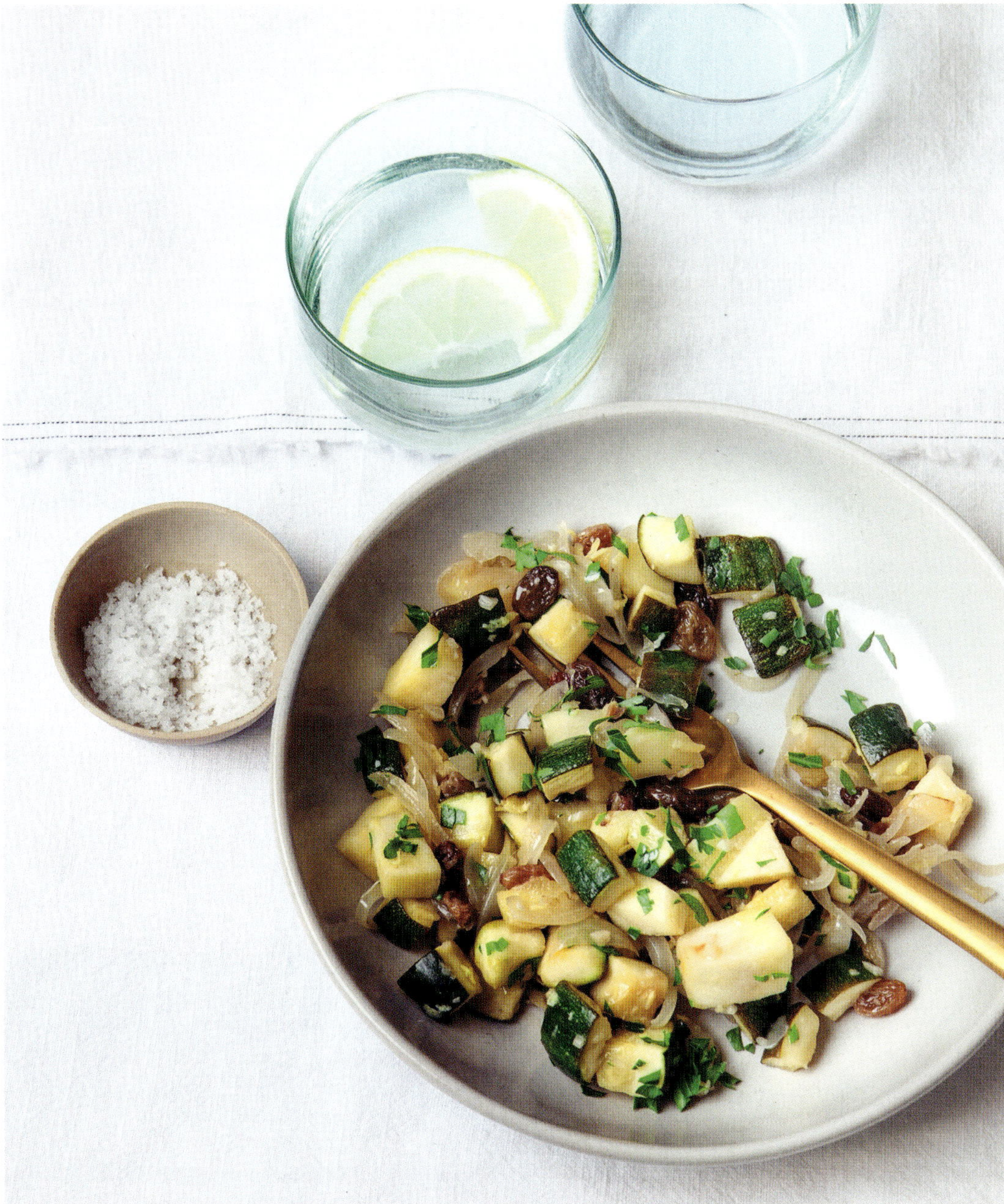

COURGETTES, POMMES, RAISINS

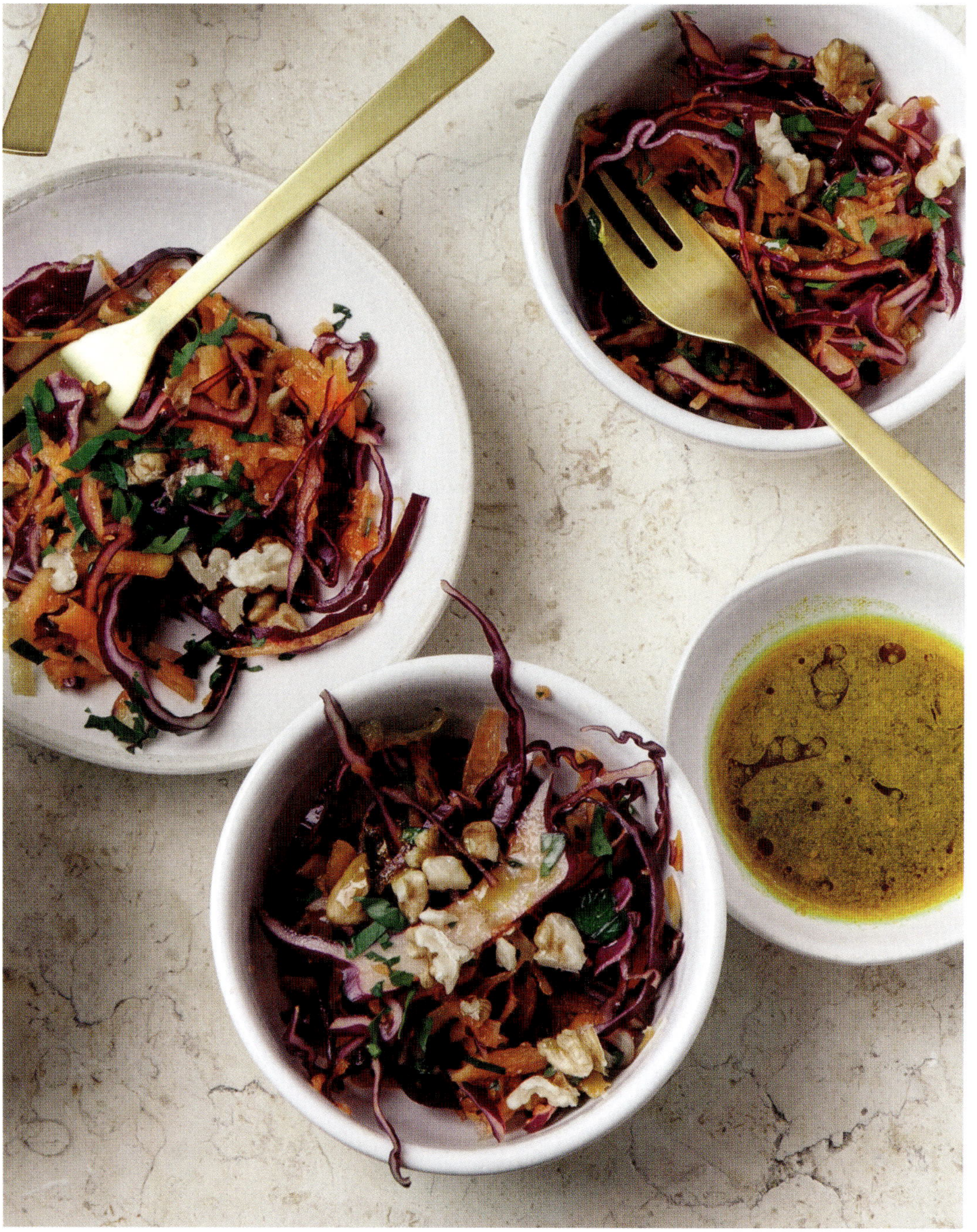

SALADES SANTÉ HIVER ET ÉTÉ

LÉGUMES À GOGO MAIS BIO !

PRÉPARATION : 25 MIN — POUR 4 PERSONNES

MISE EN PLACE EN HIVER

- 1/4 de chou rouge râpé
- 1 petite tranche de potiron râpée
- 2 carottes fanes râpées
- 1 poignée de feuilles de chêne en chiffonnade
- 1/2 botte de persil plat effeuillée
- 2 c. à s. de noix concassées

POUR LA VINAIGRETTE D'HIVER

- Le jus de 1 orange et de 1 citron
- 2 c. à s. d'huile de noix
- 1 c. à c. de curcuma en poudre
- 1 c. à s. de sauce soja
- 1 c. à s. de poudre magique (page 19)
- 10 brins de ciboulette ciselés

MISE EN PLACE EN ÉTÉ

- Les tiges râpées de 1 brocoli
- 1 poivron rouge en petits bâtonnets
- 1 gros oignon rouge en petits bâtonnets
- 1 barquette de tomates cerises coupées en deux
- 2 c. à s. de pignons de pin

POUR LA VINAIGRETTE D'ÉTÉ

- Remplacer l'huile de noix par de l'huile de sésame

Mélangez tous les ingrédients de la vinaigrette dans un bol. Déposez tous les légumes dans un plat. Parsemez de noix ou de pignons. Arrosez de vinaigrette.

INFOS NUTRITION

UN FESTIVAL D'ANTIOXYDANTS DE TOUTES SORTES. PROBIOTIQUES (SAUCE SOJA) ET FIBRES. OMÉGA 3 ET VITAMINE E (DANS L'HUILE). VITAMINE C DANS LES HERBES. CURCUMA ET POUDRE MAGIQUE PROTECTEURS.

Variations

Selon votre imagination. En été, rien ne vous empêche d'ajouter des fruits (abricot, melon), du moment qu'ils sont colorés. En hiver, des abricots séchés, de la mâche. Tentez aussi le jus de pamplemousse pour la vinaigrette.

LÉGUMES À GOGO MAIS BIO !

PRÉPARATION : 30 MIN — CUISSON : 15 MIN
POUR 4 PERSONNES

MISE EN PLACE

POUR LA PÂTE À TEMPURA

- 100 g de farine T45
- 1 sachet de levure chimique (10 g)
- 1 c. à c. de piment d'Espelette
- 20 g de thé vert en poudre
- 50 cl d'eau glacée

POUR LA TEMPURA

- 1 l d'huile de pépins de raisin
- 120 g de calamars en longues lanières
- 4 artichauts poivrade tournés, coupés en 6 quartiers
- 2 oignons blancs en rondelles
- 1 petit concombre en rondelles
- Les feuilles de 1/2 bouquet de basilic
- Sel
- Poivre du moulin

Mélangez la farine, la levure, le piment d'Espelette et le thé vert. Versez dessus l'eau glacée en fouettant énergiquement. Réservez au frais.
Chauffez l'huile dans une casserole. Trempez successivement chaque ingrédient dans la pâte à tempura et secouez l'excédent. Plongez-les dans l'huile bouillante (180 °C) pendant 1-2 min. Égouttez-les sur du papier absorbant. Salez et poivrez bien.

INFOS NUTRITION

UNE PETITE FRITURE DE TEMPS EN TEMPS, C'EST AGRÉABLE. C'EST AUSSI UNE BONNE FAÇON DE FAIRE MANGER DES LÉGUMES ET DES CALAMARS AUX ENFANTS QUI RENÂCLENT DEVANT, ET D'ASSURER AINSI LEUR QUOTA D'ANTIOXYDANTS ET DE FIBRES.

Variations

Crevettes à la place des calamars. Autres légumes : carottes, courgettes en rondelles, brocoli, chou-fleur en bouquets.

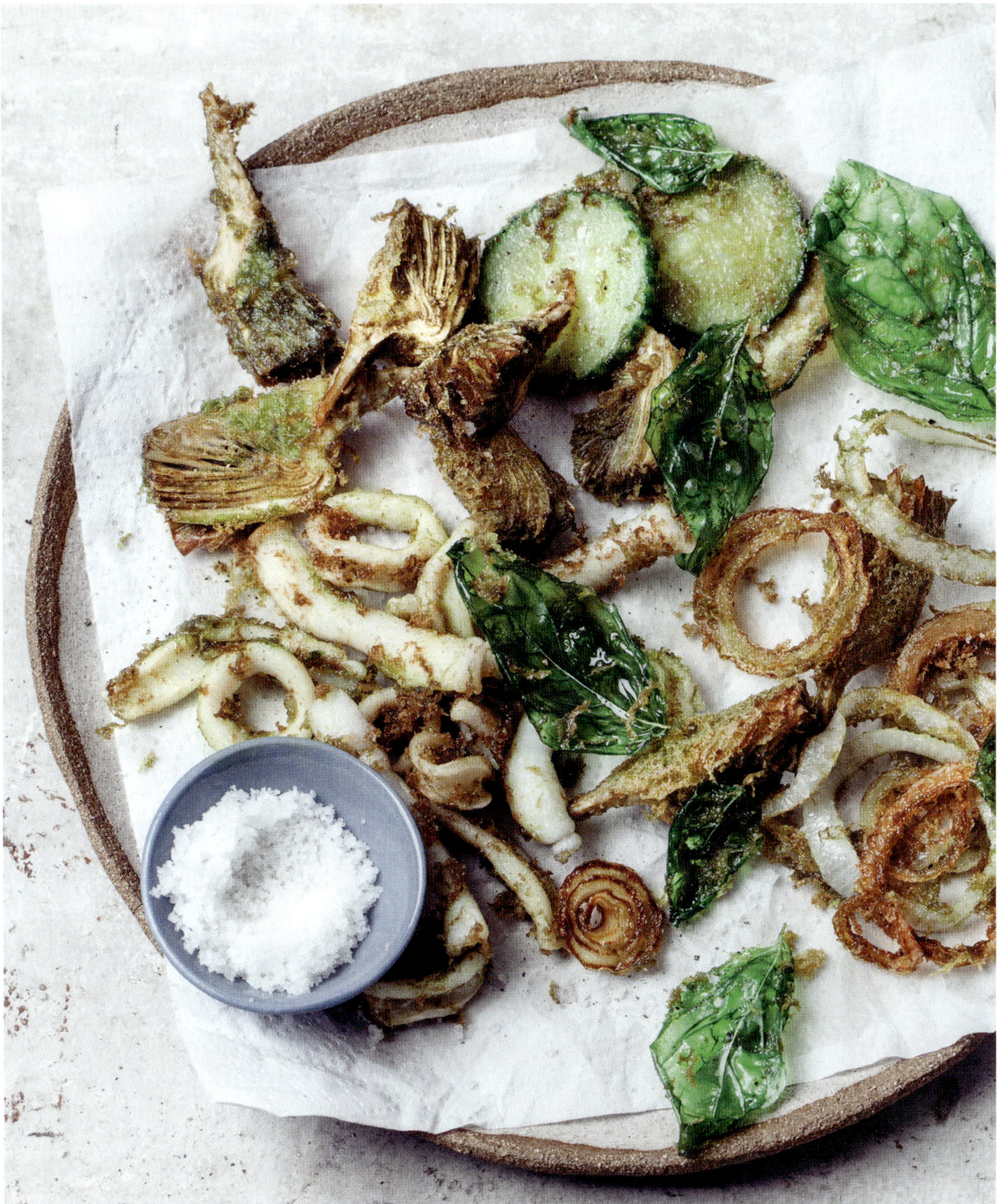

TEMPURA À LA MÉDITERRANÉENNE

avocat

L'AVOCAT EST UN FRUIT, SON ÉNORME NOYAU LE PROUVE ! ET LE SEUL DANS LA NATURE À CONTENIR DES LIPIDES.

C'est d'ailleurs ce gras qui donne à sa chair une douceur à nulle autre pareille. Et qui, bien à tort, le fait exclure de l'alimentation des fanas de la minceur. Car ces lipides (14 à 22 %) sont en majorité composés d'acides gras monoinsaturés et surtout d'acide oléique, celui de l'huile d'olive, qui protège si bien vos artères.

De plus, l'avocat renferme de l'asclédine, une substance très utilisée en cosmétique pour son action sur le remodelage du tissu conjonctif.

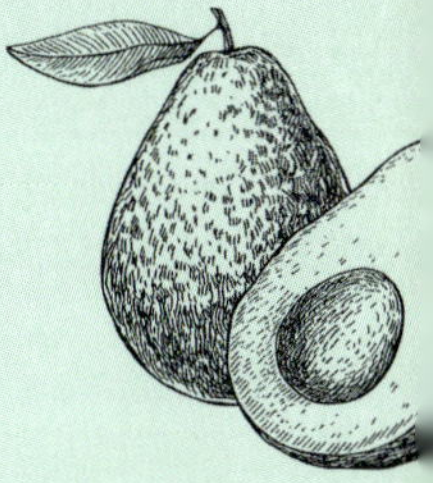

Mais ce n'est pas pour cette raison qu'il est bon de consommer des avocats : les toutes petites quantités d'asclédine dans un seul fruit n'ont aucune action dans la lutte contre les rides.
La vraie bonne raison, c'est que l'avocat joue un tas de rôles bénéfiques dans votre organisme.

D'abord, grâce à sa belle richesse en sels minéraux, en vitamines, en fibres, en phytostérols (les ennemis du cholestérol) et en proanthocyanidines, qui sont de puissants antioxydants. À cela s'ajoutent les bienfaits de ses acides gras.

Ensuite, parce qu'il favorise l'absorption des caroténoïdes et que certaines recherches ont montré qu'il diminuait la prolifération des cellules cancéreuses.
L'avocat était cultivé au Mexique depuis plus de 7 000 ans quand, lors de leur conquête du Nouveau Monde au XVIe siècle, les conquistadores le découvrirent et s'en régalèrent. Mais parce que sa texture et sa saveur rappelaient trop la viande, les missionnaires espagnols interdirent de manger de l'avocat pendant le carême !

Au fil des siècles, la culture de l'avocat s'est répandue dans toutes les régions tropicales. Puis elle s'est étendue autour du Bassin méditerranéen, et surtout en Espagne et en Israël. Une production d'avocats bio existe également en Corse.

Plusieurs variétés d'avocat — peau lisse ou grenue, forme plus ou moins allongée — se trouvent toute l'année. Achetez-les plutôt fermes, quitte à attendre deux ou trois jours qu'ils soient mûrs (vérifiez leur maturité en retirant le pédoncule : la place laissée doit être jaune).

Certes, l'avocat n'est pas un légume de proximité, sa culture et surtout son transport ne sont pas les amis de la planète. Mais on peut de temps en temps mettre sa conscience écolo de côté pour un produit vraiment bénéfique. Consommez-le plutôt en hiver.

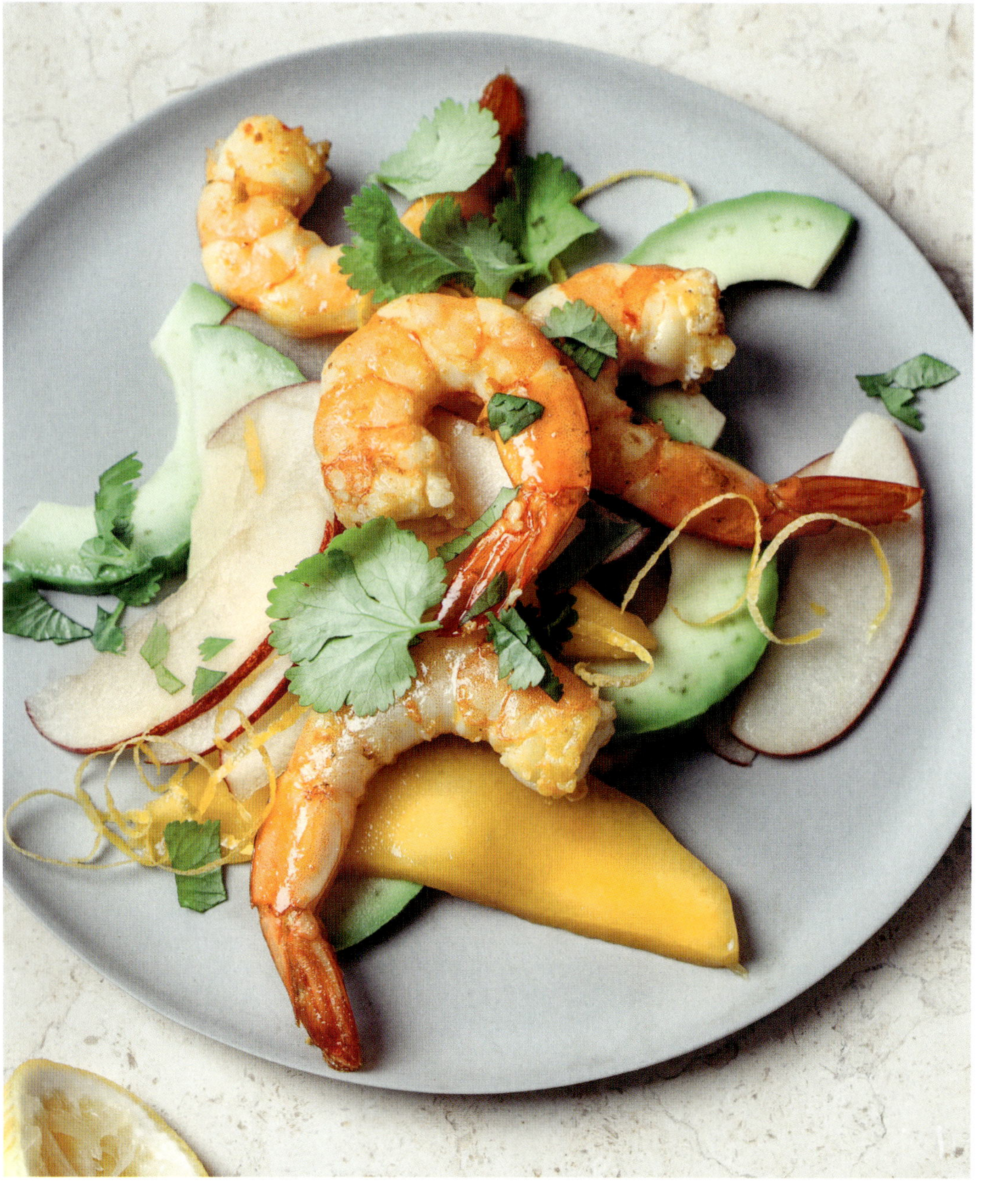

AVOCATS, MANGUES, POMMES, CREVETTES

LÉGUMES À GOGO MAIS BIO !

PRÉPARATION : 15 MIN — CUISSON : 2 MIN
POUR 4 PERSONNES

MISE EN PLACE

- 2 avocats coupés en tranches
- 1 mangue coupée en tranches
- 2 pommes coupées en tranches
- 2 citrons non traités
- Piment d'Espelette
- 8 grosses crevettes bio de Madagascar décortiquées
- 1 c. à s. d'huile d'olive
- 4 branches de coriandre ciselées

Étalez les tranches de mangue, d'avocat et de pomme dans un grand plat. Arrosez-les de jus de citron. Saupoudrez de piment d'Espelette.
Râpez dessus le zeste d'un citron.
Faites sauter les crevettes à l'huile d'olive juste 2 min. Déposez-les sur les tranches de fruits.
Parsemez de coriandre ciselée.

INFOS NUTRITION

FIBRES, VITAMINES B9 ET C, CAROTÈNES ET AUTRES ANTIOXYDANTS EN PAGAILLE DANS L'AVOCAT ET LES FRUITS. PROTÉINES ET IODE DANS LES CREVETTES. C'EST EN FAIT UN PLAT COMPLET.

Variations

Ces fruits s'accordent aussi très bien avec du poisson : poêlez des filets ou grillez-les.

Utilisations

Vous pouvez terminer le repas sur un laitage, car vous avez votre quota de fruits. Mais pas celui de glucides lents : un plat de céréales ou du pain seront les bienvenus.

LÉGUMES À GOGO MAIS BIO !

PRÉPARATION : 15 MIN — CUISSON : 35 MIN
POUR 4 PERSONNES

MISE EN PLACE

- 600 g de petites carottes fanes
- 1 oignon ciselé
- 10 cm de gingembre râpé
- 2 c. à s. d'huile d'olive
- 3 verres de vin rouge
- 1 c. à s. de curcuma
- 1 c. à s. de poudre magique (page 19)
- 1/2 bouquet de persil haché
- Sel
- Poivre du moulin

Faites revenir les carottes, l'oignon et le gingembre dans une cocotte huilée pendant 5 min. Versez le vin, ajoutez le curcuma et la poudre magique. Cuisez doucement pendant 30 min environ, jusqu'à ce que le vin se soit évaporé. Remuez de temps en temps. Vérifiez la cuisson avec la pointe d'un couteau.
Rectifiez l'assaisonnement et ajoutez le persil juste au moment de servir.

INFOS NUTRITION

UN FESTIVAL D'ANTIOXYDANTS DE TOUTES SORTES QUI VONT VOUS PROTÉGER DE LA TÊTE AUX PIEDS ! TOUT L'ALCOOL DU VIN DISPARAÎT PENDANT LA CUISSON : CES CAROTTES SONT DONC AUSSI TRÈS BONNES POUR LES ENFANTS. NE CUISEZ PAS LE PERSIL, POUR NE PAS TUER SA VITAMINE C.

Variations

Si vos carottes sont trop grosses, taillez-les en sifflets ou en rondelles. Des panais à la place des carottes. Vous pouvez ajouter de l'ail, si le cœur vous en dit.

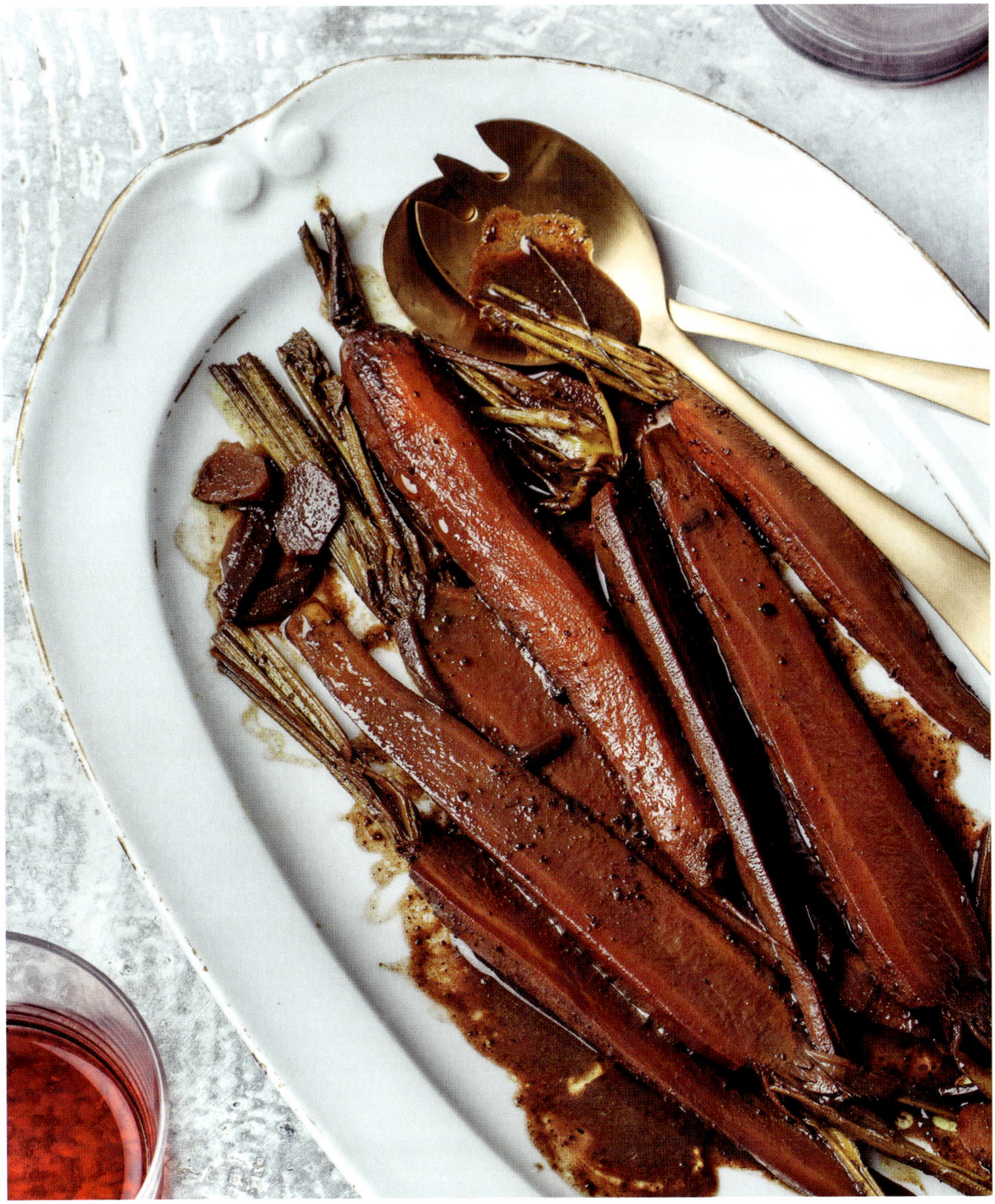

CARROTTES CONFITES, VIN ROUGE, GINGEMBRE

carotte et carotènes

LA CAROTTE POUSSE PARTOUT, SUR TOUTE LA PLANÈTE, ET IL SEMBLE QUE LES HUMAINS S'EN SOIENT NOURRIS DEPUIS LA NUIT DES TEMPS.

Si le carotène — ce pigment rouge et antioxydant — porte ce nom, c'est parce qu'il a été découvert dans la carotte par un chercheur allemand, Wachenroder, en 1881. On en a identifié d'autres ensuite, que l'on a rassemblés sous le nom générique de caroténoïdes, tandis qu'on qualifiait le premier de bêta-carotène.

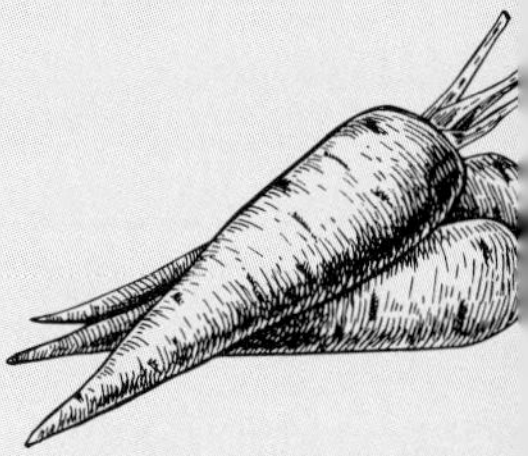

Il domine dans la carotte, accompagné de la lutéine et de la zéaxanthine, donnant à ce légume de superbes pouvoirs antioxydants. La carotte est ainsi une grande protectrice contre les cancers, les maladies cardiovasculaires et celles liées au vieillissement, comme la cataracte.
Les fibres, dont elle est également bien fournie, renforcent encore cette protection.

Le bêta-carotène a le pouvoir de se transformer en vitamine A dans l'organisme. En fait, c'est lui qui en fournit la majorité, car cette vitamine (liposoluble) n'est pas très fréquente dans l'alimentation courante.
Comme tous les légumes, la carotte contient aussi des sels minéraux et des vitamines.

Restée longtemps sauvage, la carotte fut domestiquée seulement aux alentours du Xᵉ siècle. Utilisée comme plante aromatique vers le XIIIᵉ siècle, elle n'a vraiment été cultivée qu'à partir du XVᵉ siècle, et elle était alors surtout jaune, parfois violette ou rouge. Ce n'est qu'au XVIᵉ siècle qu'elle est devenue orange, à la suite d'un croisement de carottes jaunes et rouges réalisé par des Hollandais qui voulaient ainsi rendre hommage à la famille régnante de la maison d'Orange.

Depuis, la carotte orange a pris le pas sur toutes les autres. Cela ne fait que quelques années que les carottes d'autres couleurs ont revu le jour.

Il en existe maintenant différentes variétés, aux racines de longueur et de formats différents, qui sont cultivées toute l'année. Les carottes dites « fanes », toujours vendues en botte, sont des carottes nouvelles, arrachées avant leur complète maturité et particulièrement tendres.

Malgré leur saveur sucrée, les carottes contiennent peu de glucides, donc peu de calories. Ce qui explique leur domination dictatoriale dans les régimes prétendus « minceur » !

Vous avez tout intérêt à consommer des carottes le plus souvent possible. Le jus de carotte est agréable à boire, il vous fournit les mêmes caroténoïdes mais ne contient plus de fibres, et c'est dommage pour votre microbiote.

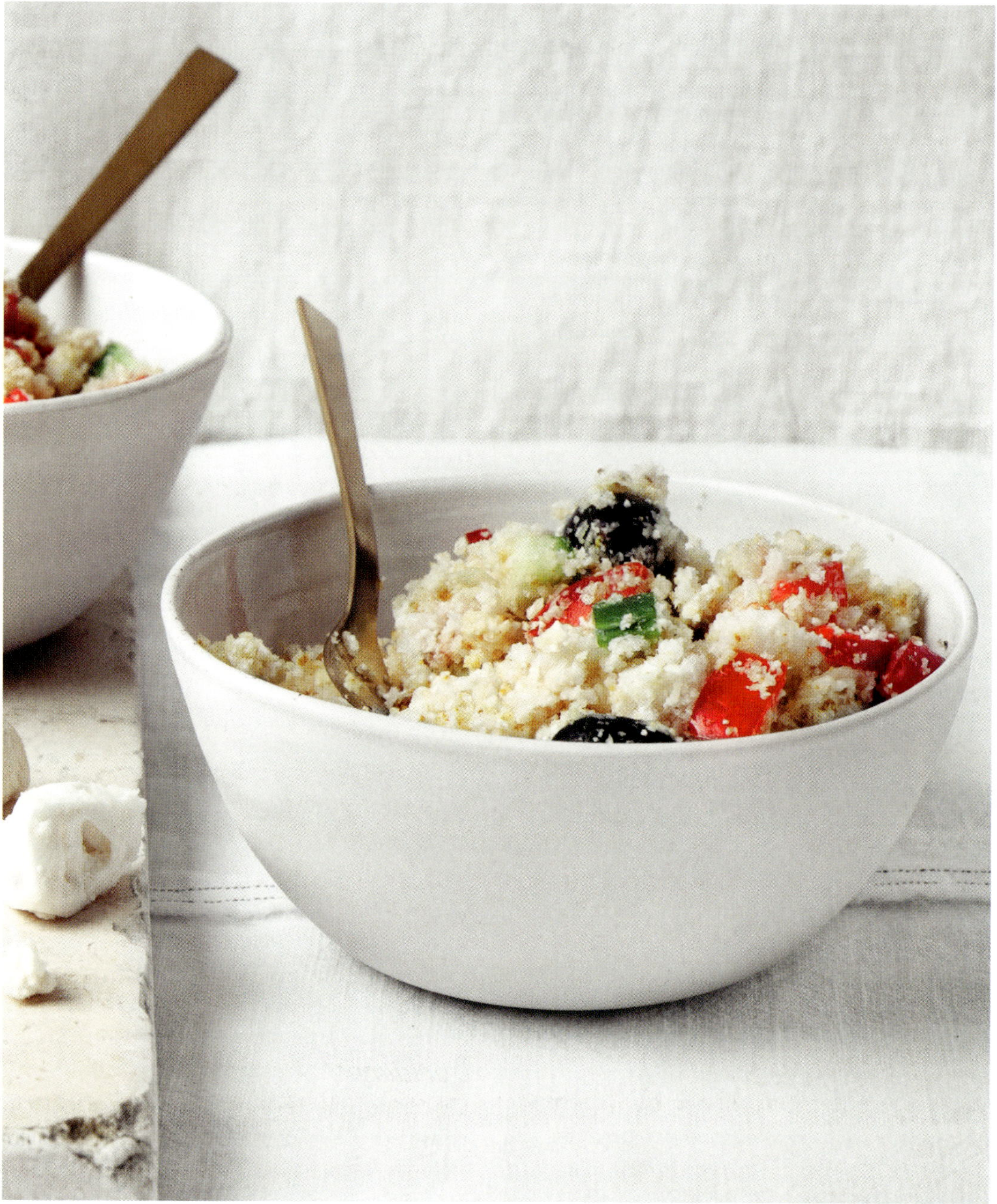

CHOU-FLEUR EN COUSCOUS D'ÉTÉ OU D'HIVER

LÉGUMES À GOGO MAIS BIO !

PRÉPARATION : 20 MIN
POUR 4 PERSONNES

MISE EN PLACE

TOUTE L'ANNÉE

- 1 petit chou-fleur ou la moitié d'un gros
- 1 c. à c. de curcuma
- 1 c. à s. de poudre magique (page 19)
- 3 c. à s. d'huile d'olive
- 2 c. à s. de vinaigre de Xérès ou de cidre
- Sel
- Poivre du moulin

EN ÉTÉ

- 1/2 concombre en dés
- 4 tomates roma en dés
- 1 oignon blanc en fines rondelles
- 1 poivron en lamelles
- 3 c. à s. de petites olives noires dénoyautées

EN HIVER

- 4 carottes fanes râpées
- 1 oignon rouge en fines rondelles
- 1 navet noir râpé
- 4 cornichons en petits dés

Râpez le chou-fleur avec une grosse grille pour le réduire en semoule. Déposez-le dans un saladier. Ajoutez tous les autres légumes, le curcuma, la poudre magique, l'huile d'olive et le vinaigre. Assaisonnez et remuez bien. Servez frais.

INFOS NUTRITION

UNE BONNE PROVISION DE PHYTONUTRIMENTS DIVERS ET VARIÉS, DE FIBRES, DE SELS MINÉRAUX ET DE VITAMINES. DES PROBIOTIQUES AVEC LES OLIVES OU LES CORNICHONS ET LE VINAIGRE. AVEC LE CURCUMA, TOUT CELA DEVRAIT CONTRIBUER À BIEN VOUS PROTÉGER.

Variations

Changez de légumes en fonction du marché. Le brocoli se râpe aussi bien que le chou-fleur. Ajoutez des fruits frais si ça vous chante et des fruits séchés en petits dés si vous avez envie de sucré-salé.

PRÉPARATION : 15 MIN
CUISSON : 1 H
POUR 4 PERSONNES

MISE EN PLACE

- 1 chou rouge coupé en lanières
- 2 oignons ciselés
- 100 g de lard fumé en dés
- 1 c. à s. d'huile d'olive
- 1 verre de vin rouge
- Sel
- Poivre du moulin

Faites revenir les oignons et le lard dans une cocotte huilée. Ajoutez le chou, salez, poivrez, remuez. Versez le vin rouge. Couvrez et faites mijoter pendant 1 h environ. Surveillez et remuez de temps en temps.

INFOS NUTRITION

LA COMBINAISON DES PHYTONUTRIMENTS DES OIGNONS, DU RESVÉRATROL DU CHOU ET DES TANINS DU VIN ROUGE FAIT DE CE PLAT UNE VRAIE BOMBE ANTIOXYDANTE. TOUTES VOS CELLULES VONT RAJEUNIR !

Utilisations

Servez avec un poisson entier cuit au four ou en filets, vous aurez en plus des oméga 3. Un laitage et un fruit ensuite, et c'est bon : pas compliqué !

CHOU ROUGE AU VIN ROUGE

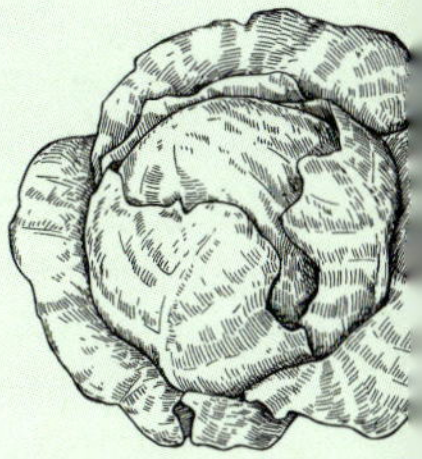

choux

Tous les choux actuels ont le même ancêtre : le chou maritime, qui pousse toujours sauvagement, et depuis des milliers d'années, sur les côtes de l'Europe du Sud-Ouest.

Les scientifiques se sont intéressés aux choux quand ils ont réalisé que dans tous les pays où ce légume était un aliment de base consommé quasi quotidiennement, il y avait moins de cancers. Les études se sont multipliées sur les choux et surtout sur le brocoli. Du coup, il a fait l'objet d'un véritable culte nutritionnel, prenant des allures de panacée.

Les choux sont à la fois riches en fibres, en divers antioxydants (polyphénols, carotènes et autres), en vitamine C et en composés soufrés, qui sont des molécules protectrices et qui agissent en synergie. La choucroute combine aussi tout cela, en y ajoutant des probiotiques issus de sa fermentation.

Les variétés de choux sont nombreuses : elles ont été obtenues à force de croisements et de manipulations, depuis l'Antiquité.

LES CHOUX POMMÉS, constitués de feuilles enveloppées les unes par les autres, peuvent être blancs, verts ou rouges.

LES CHOUX FRISÉS ont des feuilles dentelées, serrées les unes sur les autres mais pas rassemblées en pomme. Le kale est une variété venue des États-Unis.

LE CHOU DE BRUXELLES est né en Belgique au XIIIe siècle : de tout petits choux pommés (2 à 4 cm de diamètre) poussent sur une tige.

LE CHOU NAVET, issu d'un ancien croisement entre un chou et un navet, est plus connu sous le nom de rutabaga. Cultivé pour l'alimentation des animaux, il nourrit les humains pendant la Seconde Guerre mondiale, puis rejoignit le placard des « légumes oubliés » avant de redevenir à la mode.

LE CHOU-RAVE a une tige renflée, charnue, que l'on consomme.

LE CHOU-FLEUR, le brocoli et le romanesco sont des choux à inflorescences. Leurs fleurs sont réunies en petits bouquets, disposés en pomme sur le chou-fleur et le brocoli à pomme, en pyramide sur le romanesco et sur des branches ramifiées pour le brocoli à jets verts.

LES CHOUX CHINOIS, chou de Pékin ou pé-tsaï, pak-choï, arrivés en Europe au XVIIIe siècle, ressemblent à des laitues ou à des blettes.

Mais les choux peuvent être difficiles à digérer, à cause de leurs composés soufrés et de leurs fibres pas toujours tendres. En éliminant les côtes dures des feuilles et en les cuisant successivement dans deux eaux, la situation s'améliore beaucoup.

PRÉPARATION : 15 MIN — CUISSON : 10 MIN
POUR 4 PERSONNES

MISE EN PLACE

- 1,6 kg de pousses d'épinards équeutées
- 3 tranches de pain de seigle
- 4 œufs
- 1 gousse d'ail épluchée
- 2 c. à s. d'huile d'olive
- 2 c. à s. de crème fraîche
- Sel
- Poivre du moulin

Grillez bien le pain et concassez-le en petits morceaux.
Cuisez les œufs mollets dans de l'eau bouillante pendant 6 min.
Faites « tomber » les épinards dans un sautoir huilé en les remuant avec la gousse d'ail piquée sur une fourchette. Assaisonnez. Ajoutez la crème, mélangez et dressez dans un plat de service ou des assiettes. Parsemez de croûtons.
Écalez les œufs. Placez-les sur les épinards. Donnez un coup de couteau dedans pour faire couler le jaune.

INFOS NUTRITION

VOILÀ QUI VA FAIRE PLAISIR À VOTRE MICROBIOTE ! VOS BACTÉRIES INTESTINALES ADORENT SE NOURRIR DU SULFOQUINOVOSE, UN GLUCIDE DONT LES ÉPINARDS SONT PARTICULIÈREMENT RICHES. ET TOUTES VOS CELLULES APPRÉCIERONT LEURS CAROTÈNES ET LEURS SELS MINÉRAUX. PROTÉINES DES ŒUFS, GLUCIDES DU PAIN : C'EST UN PLAT COMPLET ET RASSASIANT.

Variations

Mâche à la place des épinards. Elle se cuit de la même façon et est tout aussi riche en sulfoquinovose.

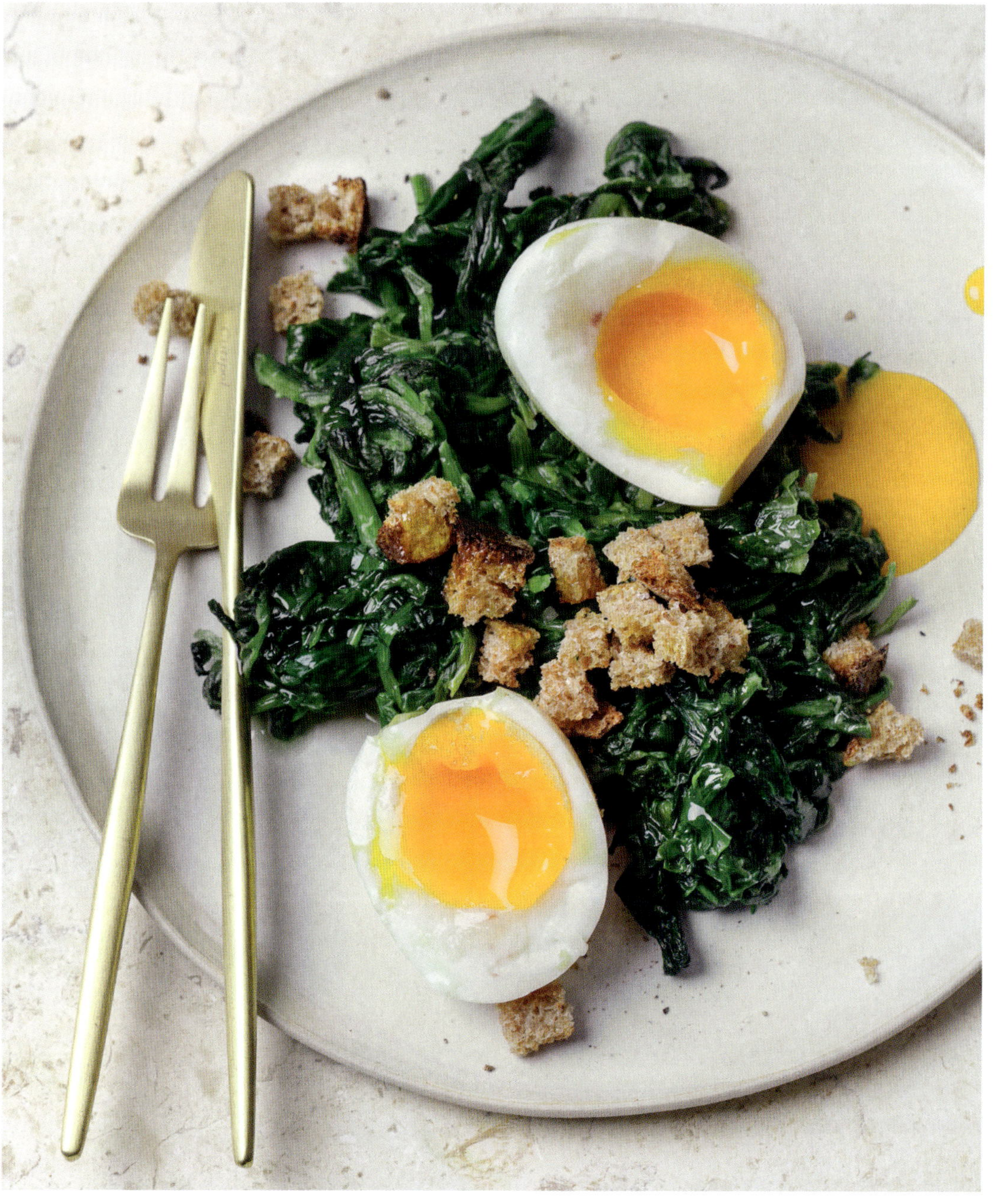

ÉPINARDS, ŒUFS MOLLETS

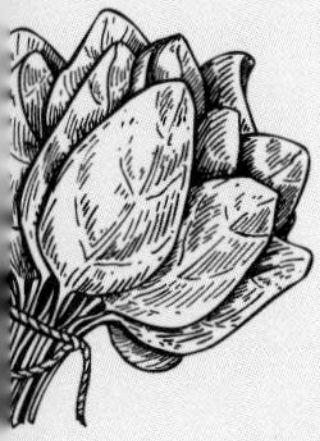

épinard

L'ÉPINARD EST UNE PLANTE POTAGÈRE AUX FEUILLES VERT FONCÉ, CLOQUÉES OU LISSES SELON LES VARIÉTÉS. IL EST CULTIVÉ TOUTE L'ANNÉE.

Dans la mémoire collective, ce légume est associé à Popeye et à sa force, due à sa grande consommation d'épinards en boîte. Ceci remonte aux dessins animés et aux BD des années 1930. Mais alors, Segar, le créateur de Popeye, avait associé cette force à la grande richesse de l'épinard en vitamine A. Ce qui était en quelque sorte prémonitoire car les carotènes (pages 92-93) n'étaient pas encore vraiment connus ! Ce n'est qu'après la guerre, vers les années 1945 — Popeye ayant toujours cette « santé de fer » —, que s'est développé le cliché de la richesse des épinards en cet oligoélément. Grâce aussi à une campagne de pub américaine incitant les gens à en manger.

On sait maintenant que les chiffres de l'époque valorisant cette richesse en fer étaient erronés, à cause d'une décimale fâcheusement mal placée.

Il n'empêche que les épinards, s'ils ne donnent pas immédiatement la force de Popeye, peuvent vraiment contribuer à ce que vous ayez une santé de fer !

Ils sont en effet d'une richesse exceptionnelle en carotènes, qui, en dehors de leur pouvoir antioxydant, se transforment dans votre organisme en vitamine A, dont les actions sont nombreuses, en particulier sur la vision. Segar avait raison !

Ils regorgent de tous les sels minéraux et d'oligoéléments, dont le fer : finalement, ils en sont assez bien pourvus, mais votre organisme a du mal à l'absorber.

Ils contiennent plein de vitamines du groupe B, de la vitamine C et des fibres, ce qui leur a valu d'être baptisés au XIXe siècle « le balai de l'intestin » !

Et, à propos d'intestin, les épinards, puisqu'ils sont bien verts, renferment ce précieux glucide, le sulfoquinovose, qui fait tant de bien à votre microbiote (page 30).

Voilà donc un légume particulièrement protecteur, qu'il est bon de consommer le plus souvent possible. Sauf si vous êtes sujet aux calculs, car il est riche en oxalates ; c'est le revers de sa médaille. Il l'est aussi en nitrates, qui ne demandent qu'à se développer en nitrites assez toxiques lors de leur conservation. Ne faites pas attendre les épinards dans le tiroir du frigo : cuisinez-les tout de suite. Ou alors, servez-vous d'épinards en branches surgelés nature : blanchis juste après leur cueillette, ils renferment moins de nitrates.

PRÉPARATION : 20 MIN — CUISSON : 10 MIN
POUR 4 PERSONNES

MISE EN PLACE

- 1,5 kg d'épinards grossièrement hachés au couteau
- 1 c. à s. d'huile d'olive
- 8 gousses d'ail hachées
- 2 c. à s. de sauce soja
- 2 c. à s. d'huile de noix
- 4 c. à s. de cerneaux de noix concassés
- 1/2 citron
- Sel
- Poivre du moulin

Dans un sautoir huilé, faites fondre l'ail haché sans le colorer, puis ajoutez les épinards. Cuisez-les en remuant jusqu'à ce qu'ils soient réduits.
Versez la sauce soja et l'huile de noix. Remuez et ajoutez les cerneaux de noix. Terminez avec le jus de citron et rectifiez l'assaisonnement.

INFOS NUTRITION

FER ET SELS MINÉRAUX DE TOUTES SORTES, CAROTÈNES ANTIOXYDANTS (ÉPINARDS). BIENFAITS DE L'AIL (PAGE 46). OMÉGA 3 (NOIX ET HUILE DE NOIX). PROBIOTIQUES (SAUCE SOJA). VITAMINE C (ÉPINARDS, JUS DU CITRON).
VOUS AVEZ DE QUOI VOUS PROTÉGER, AVEC CE PLAT !

Variations

Les épinards se remplacent par n'importe quel autre légume-feuille : laitue, blette, mâche. Les noix par d'autres fruits secs. Dosez la sauce soja selon votre goût, mais attention, elle sale !

ÉPINARDS CROQUANTS À L'AIL

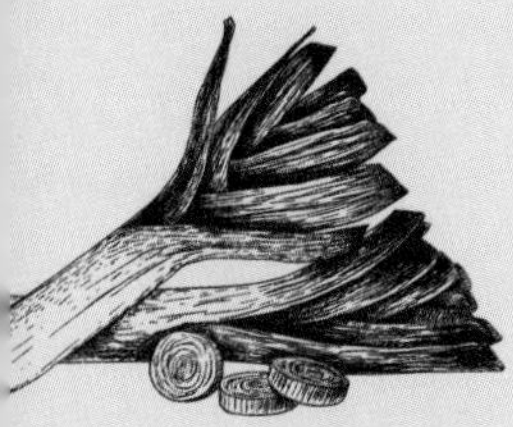

FICHE PRODUIT

poireau

LE POIREAU EST LE LÉGUME LE PLUS COMMUN QUI SOIT.

CETTE PLANTE POTAGÈRE EST DE LA MÊME FAMILLE QUE L'AIL OU L'OIGNON, D'OÙ LA SAVEUR CARACTÉRISTIQUE DU POIREAU ET SES BELLES QUALITÉS NUTRITIONNELLES.

Il est formé de feuilles enroulées sur elles-mêmes. Le blanc, soit sa partie souterraine, est la plus tendre. Les feuilles vertes, plus dures, sont souvent coupées et donc inutilisées, ce qui est fort dommage car c'est la partie la plus riche en éléments nutritionnels.

En effet, la majorité de la vitamine C et des caroténoïdes dont le poireau est vraiment riche y est concentrée. C'est pourquoi il est intelligent de garder le vert pour des soupes.

Le poireau est particulièrement bien fourni en folates (vitamine B9), dont vous pouvez manquer car ils sont assez rares dans l'alimentation courante. Or, cette vitamine intervient dans la synthèse de l'ADN, la formation du noyau de vos cellules, des protéines et des globules rouges, et dans le bon fonctionnement de vos systèmes nerveux et immunitaire. D'où l'intérêt d'avoir sa dose !

Il est aussi riche en fibres, en sels minéraux et en composés soufrés, les mêmes que ceux présents dans l'oignon et l'ail.

Le poireau est cultivé depuis des temps immémoriaux, et partout, que ce soit dans l'antique Égypte, où on l'offrait aux divinités du Sommeil et des Ténèbres, ou au pays de Galles, dont il est devenu l'emblème depuis une bataille qui se déroula au VIe siècle entre les Saxons et les Gallois, qui se distinguaient par le poireau qu'ils portaient sur leur chapeau.

Nombreuses sont les variétés plus ou moins grandes, fines (poireaux baguettes) ou grosses.

Le poireau de Créances, très délicat, sort du lot et bénéficie d'une IGP (indication géographique protégée).
Ce légume n'a pas de saison car il est cultivé toute l'année et partout. Il n'est jamais cher.
D'où l'intérêt de mettre souvent au menu ce « banal » poireau, qui est, mine de rien, un bon légume très protecteur.

PRÉPARATION : 15 MIN
CUISSON : 20 MIN
POUR 4 PERSONNES

MISE EN PLACE

- 12 petits poireaux en tronçons
- 1 branche de céleri en petits morceaux
- 1 c. à s. d'huile d'olive
- 1 branche de romarin
- 5 cl de bouillon de volaille ou d'eau
- 3 c. à s. de câpres égouttées
- Sel
- Poivre du moulin

Cuisez les poireaux et le céleri dans un sautoir huilé avec le romarin pendant 5 min.
Versez le bouillon de volaille ou l'eau. Cuisez encore 10 à 15 min.
Ajoutez les câpres. Remuez et rectifiez l'assaisonnement.

INFOS NUTRITION

DES FIBRES, DES SELS MINÉRAUX ET DES VITAMINES EN PAGAILLE DANS LES POIREAUX (PAGE 102), ET DES PROBIOTIQUES GRÂCE AUX CÂPRES.

Variations

Laissez le plus de vert possible quand vous préparez les poireaux. Des cornichons taillés en dés peuvent remplacer les câpres. Rien ne vous empêche d'ajouter de la poudre magique (page 19).

FRICASSÉE DE POIREAUX, CÂPRES

PRÉPARATION : 40 MIN — REPOS : 30 MIN
CUISSON : 45 MIN — POUR 4 PERSONNES

MISE EN PLACE

POUR LA PÂTE BRISÉE

- 200 g de farine T45
- 50 g de fécule de pomme de terre
- 1 c. à c. de sel
- 1 c. à c. de sucre semoule
- 20 g de beurre pommade
- 1 œuf
- 5 cl de vin blanc ou d'eau

POUR LA GARNITURE

- 6 blancs de poireaux en fines rondelles
- 1 c. à s. d'huile d'olive
- 2 œufs
- 125 g de roquefort en petits morceaux
- Noix de muscade
- 1 c. à s. de poudre magique (page 19)
- Poivre du moulin

INFOS NUTRITION

INUTILE DE SALER, LE ROQUEFORT S'EN CHARGE, EN APPORTANT AUSSI SES PROBIOTIQUES. PLAT COMPLET AVEC LES NOMBREUX BIENFAITS DU POIREAU : FIBRES, VITAMINES, SELS MINÉRAUX, ET CEUX DE LA POUDRE MAGIQUE. TRÈS BON POUR VOTRE MICROBIOTE ET TOUT VOTRE ORGANISME.

Variations

Tous les autres fromages bleus peuvent remplacer le roquefort. Gardez le vert des poireaux pour une soupe.

Tout d'abord, Préparez la pâte brisée. Tamisez ensemble la farine et la fécule dans une jatte. Ajoutez le sel et le sucre. Mélangez avec le beurre et l'œuf en versant peu à peu le vin blanc (ou l'eau) et en travaillant la pâte du bout des doigts jusqu'à ce qu'elle soit homogène.
Dès qu'elle l'est, formez-en une boule. Enveloppez-la de film alimentaire. Laissez-la reposer au frais au moins pendant 30 min.
Réglez le four sur 180 °C (th. 6).
Puis préparez la garniture. Cuisez les poireaux dans un sautoir huilé pendant 15 min en les remuant souvent. Laissez-les ensuite tiédir.
Battez les œufs avec le roquefort, puis versez-les dans le sautoir. Parsemez de noix de muscade, poivrez et ajoutez la poudre magique. Remuez et versez dans un moule à tarte beurré.
Posez la pâte brisée dessus et couvrez en soudant bien les bords extérieurs.
Enfournez pour 30 min.
Retournez la tatin de poireaux sur un plat de service et servez-la chaude.

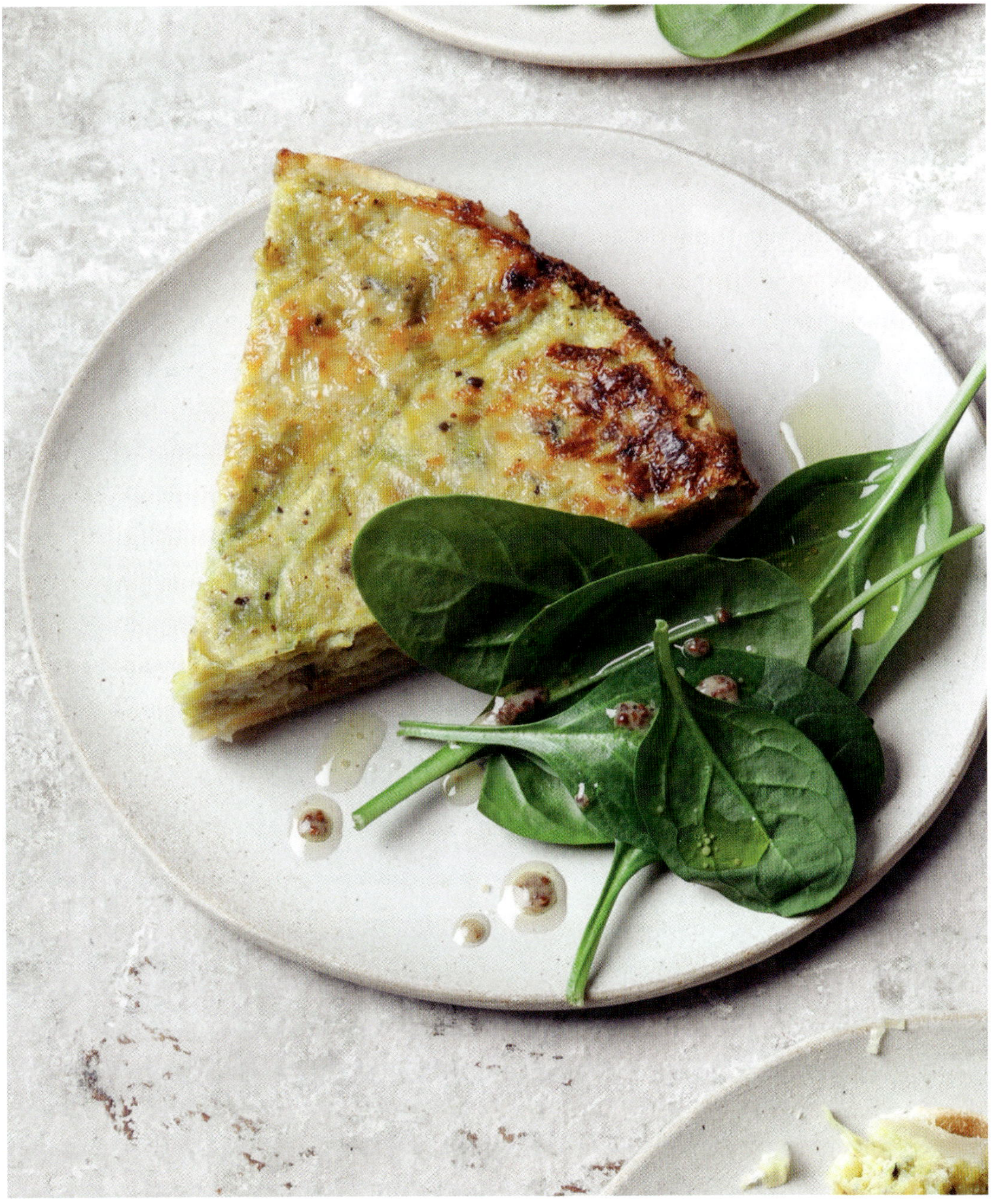

TATIN DE POIREAUX AU ROQUEFORT

PRÉPARATION : 10 MIN — CUISSON : 15 MIN
POUR 4 PERSONNES

MISE EN PLACE

- 1 boîte de fonds d'artichauts
- 30 g de beurre
- 3 c. à s. de farine
- 2 grands verres de lait (40 cl environ)
- 1 jaune d'œuf
- Noix de muscade
- 80 g de comté ou d'emmental râpé
- 5 ou 6 cerneaux de noix concassés
- Poivre du moulin

Réchauffez à feu doux les artichauts dans leur jus.
Réglez le four sur 200 °C (th. 7).
Faites fondre le beurre, ajoutez la farine et remuez. Quand ce roux est homogène, versez le lait d'un seul coup et remuez jusqu'à ce que la sauce ait épaissi. Hors du feu, ajoutez le jaune d'œuf et parsemez de noix de muscade. Incorporez le fromage râpé et les noix. Goûtez et rectifiez l'assaisonnement en poivre.
Déposez les artichauts égouttés dans un plat. Nappez de sauce et faites gratiner pendant 10 min.

INFOS NUTRITION

PERSONNE NE PEUT RENÂCLER DEVANT DES LÉGUMES NAPPÉS D'UNE SAUCE MORNAY « CROQUANTE » ET RICHE EN CALCIUM, DE SURCROÎT. UN LAITAGE OU UN FROMAGE N'EST PAS NÉCESSAIRE À CE REPAS. INUTILE DE SALER, LE FROMAGE S'EN CHARGE.

Variations

Fonds d'artichauts surgelés. Mais si vous aimez tourner les artichauts, prenez de bons gros camus et cuisez les fonds dans de l'eau bouillante salée.
Blettes, céleri-rave, chou-fleur… beaucoup d'autres légumes se gratinent avec cette sauce.

FONDS D'ARTICHAUTS GRATINÉS

HARICOTS VERTS, ANCHOIS EN SALADE

PRÉPARATION : 15 MIN — CUISSON : 10 MIN
MARINADE : 12 H (LA VEILLE) — POUR 4 PERSONNES

MISE EN PLACE

- 300 g de haricots verts équeutés
- Le jus de 2 citrons
- 3 c. à s. d'huile d'olive
- 8 à 10 anchois frais en filets
- 10 branches de persil ciselées
- 1/2 botte de ciboulette ciselée
- Sel
- Poivre du moulin

La veille, versez le jus de citron et l'huile d'olive sur les anchois, salez, poivrez et laissez-les mariner 12 h au frais.
Le jour-même, cuisez les haricots verts dans de l'eau bouillante salée. Gardez-les un peu croquants. Rafraîchissez-les sous le robinet. Mélangez-les avec le persil et la ciboulette.
Déposez-les dans un saladier. Étalez dessus les anchois et leur marinade.

INFOS NUTRITION

LÉGÈRE, LÉGÈRE, CETTE SALADE ! MAIS AVEC LES BONS OMÉGA 3 DES ANCHOIS ET LE SULFOQUINOVOSE (PAGE 31) DES HARICOTS VERTS, DONT VOTRE MICROBIOTE VA SE GAVER. ET PLEIN DE VITAMINE C EN PRIME, AVEC LE JUS DE CITRON ET LES FINES HERBES.

Variations

Dosez la quantité d'anchois en fonction de leur taille. Des petites sardines fraîches peuvent les remplacer.

PRÉPARATION : 30 MIN — CUISSON : 35 MIN

POUR 4 À 6 PERSONNES

MISE EN PLACE

- 300 g de pâte brisée (page 104)
- 1 grosse tranche de potiron en cubes
- 2 c. à s. d'huile d'olive
- 2 œufs
- 150 g de comté râpé
- 2 c. à s. de crème fraîche
- Noix de muscade
- Sel
- Poivre du moulin

Réglez le four sur 210 °C (th. 7). Étalez la pâte brisée et garnissez-en un moule à tarte antiadhésif. Piquez le fond avec une fourchette, posez du papier d'aluminium, puis couvrez de haricots secs ou de billes. Enfournez pour 15 min.

Cuisez le potiron dans une cocotte huilée en remuant beaucoup pour que son eau s'évapore. Battez les œufs dans un bol et, hors du feu, ajoutez-les ainsi que la moitié du comté râpé et la crème fraîche. Assaisonnez et parsemez de noix de muscade.

Étalez sur le fond de tarte. Parsemez du reste de comté. Enfournez pour 20 min.

INFOS NUTRITION

PLAT COMPLET BIEN RICHE EN CAROTÉNOÏDES DU POTIRON. À SERVIR AVEC UNE SALADE DE MÂCHE QUI APPORTERA DES OMÉGA 3. UN FROMAGE OU MÊME UN LAITAGE EST INUTILE À CE REPAS. UNE SALADE VERTE POUR ACCOMPAGNER LA TARTE, UN FRUIT POUR TERMINER, ET VOILÀ UN MENU PAS COMPLIQUÉ ET BIEN ÉQUILIBRÉ.

Variations

Un autre fromage à pâte cuite, emmental, gruyère, étivaz, selon votre marché. Une autre courge d'hiver.

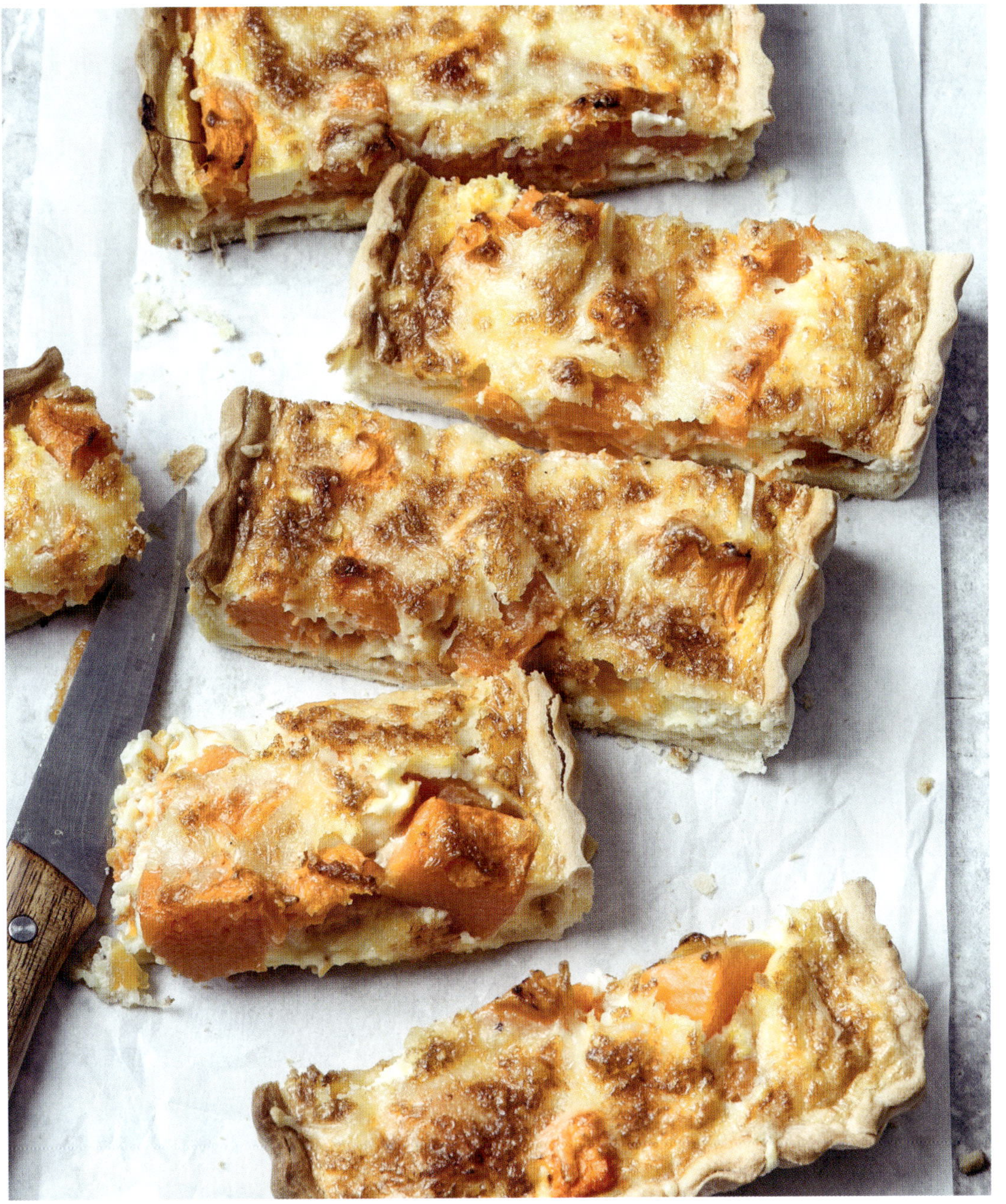

TARTE POTIRON, COMTÉ

courges

DIFFICILE DE RECENSER LES MEMBRES DE LA FAMILLE DES CUCURBITACÉES, TANT LES COURGES DE TOUTES SORTES SONT NOMBREUSES DE PAR LE MONDE.

En Europe, on distingue les courges d'été et les courges d'hiver. Les premières sont cueillies toutes jeunes, avant leur maturité. Toutes ont une chair ferme, aqueuse et assez fade.

La star est la courgette, dont il existe moult variétés. Sa saison s'étale de mai à fin septembre, mais on en trouve toute l'année, cultivées industriellement hors sol et à fuir. Le pâtisson, longtemps oublié, est redevenu à la mode. La courge d'Italie, ou courge torticolis, et la courge globe sont assez rares.

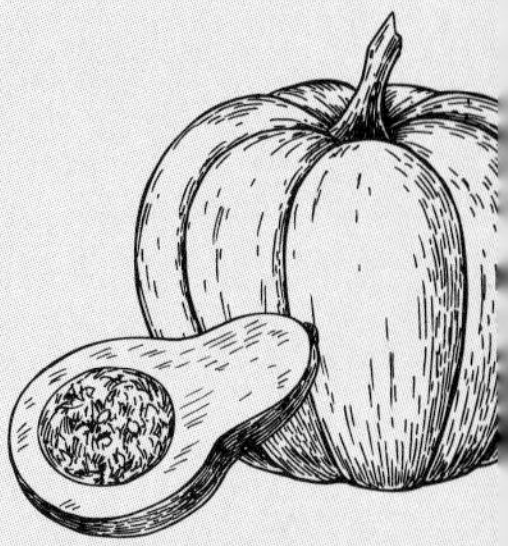

Les courges d'hiver ont en commun une chair d'un orange plus ou moins intense, de multiples graines et une peau coriace de couleur variable. Elles diffèrent par leur forme — ronde, ovale ou allongée — et par leur poids : certaines peuvent peser plus de 10 kg, d'autres se contentent d'un seul.
Citrouille et potiron se confondent souvent : le second se distingue car il est un peu aplati. Sa chair est plus savoureuse que celle de la citrouille.

La courge musquée, ou courge butternut, est en forme de poire très allongée. Sa chair est particulièrement moelleuse. Malgré la proximité du nom et bien que toutes deux soient petites (1,5 à 2 kg), on ne peut la confondre avec la courge buttercup, qui est ronde, parfois avec une excroissance à son sommet. La courge hobbard est ovale ou ronde, toujours grosse (5 kg), et sa chair est assez sèche.

Celle du giraumon turban est particulièrement douce, avec une saveur de noisette. Cette courge est ronde et petite (1,5 kg), comme le courgeron, ou courge poivrée, mais la chair du giraumon est couleur crème.

La courge delicata est allongée, tout comme la spaghetti. Toutes deux ont une chair très crémeuse et douce, bien orange.

Le potimarron (ou courge de Chine) se caractérise par sa forme de toupie et par sa chair savoureuse et surprenante par son petit goût de châtaigne. L'uchiki kuri est une variété japonaise de potimarron.

Les courges, et surtout celles d'hiver, sont une mine d'antioxydants divers et variés (caroténoïdes, lutéine, zéaxanthine). Plus leur chair est orange, plus elles en renferment. Elles sont aussi bien placées côté fibres et sels minéraux.

Quant à leurs graines, elles ne sont pas à dédaigner, loin de là, ne serait-ce que pour leur richesse en acides gras insaturés protecteurs (on en tire d'ailleurs une huile), en phytostérols et en sels minéraux.
À condition d'en manger tous les jours, elles auraient une action fort bénéfique sur l'hypertrophie bénigne de la prostate.

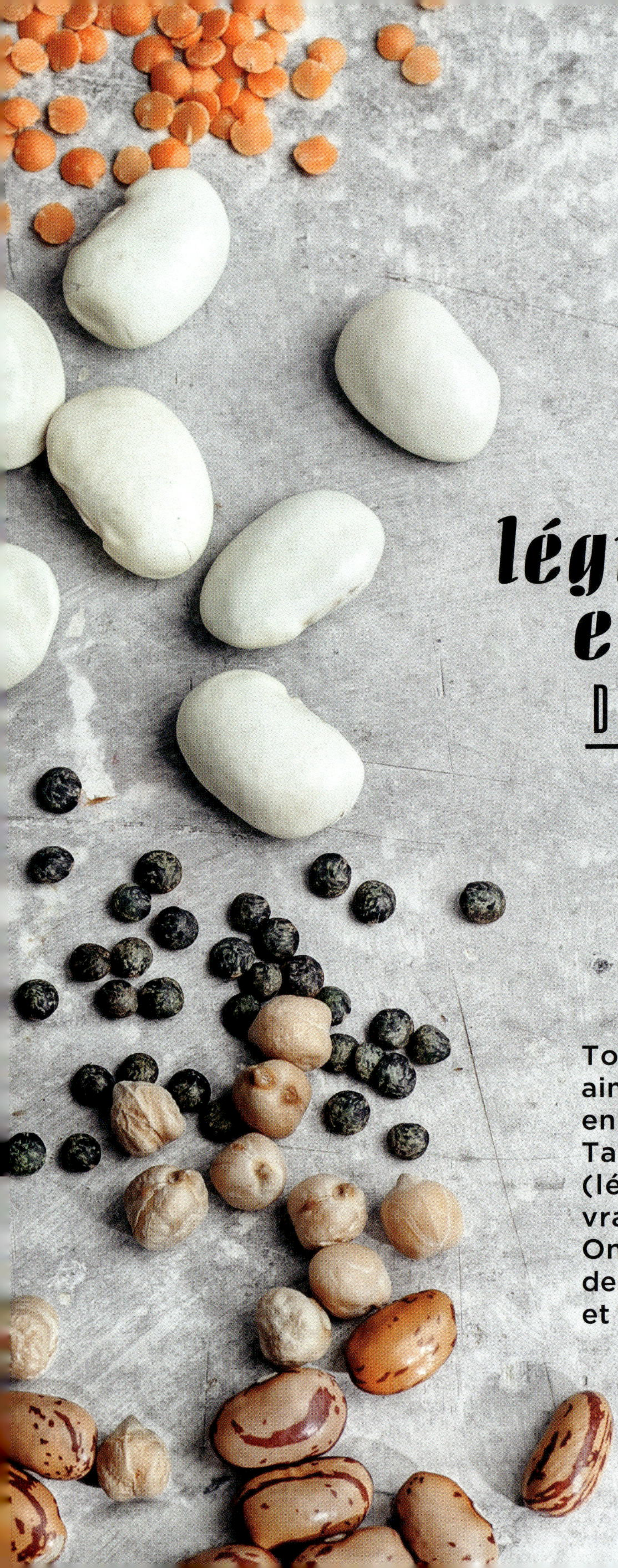

légumineuses et patates :

DE BONNES COPINES

Tout le monde, ou presque, aime les pommes de terre et en consomme assez souvent. Tandis que les légumineuses (légumes secs) n'ont pas vraiment le vent en poupe… On leur reproche de donner des flatulences, de faire grossir et d'être trop longues à cuire.

Pourtant, jusqu'au milieu du siècle dernier, quand la viande était rare et chère, quand l'industrie alimentaire n'existait pas, elles étaient l'une des bases de l'alimentation.

À juste titre, car les légumineuses sont d'une belle richesse en sels minéraux, en vitamines du groupe B, en fibres, en protéines et en glucides complexes bien nourrissants qui vous calent pour un bon moment. Certaines, comme les fèves et les pois chiches, contiennent même des antioxydants.

Comme tous les légumes, les secs ne contiennent pas de lipides et apportent donc peu de calories. Si, quand vous les cuisinez, vous avez la main douce sur les corps gras, vous ne pénalisez pas leur légèreté, et le reproche de faire grossir tombe de lui-même.
Concernant les flatulences, elles s'évitent par le trempage et une cuisson dans deux eaux. Celle-ci peut être assez longue, mais les légumes secs existent en conserve !

Quant à la pomme de terre, elle est assise entre deux chaises nutritionnelles. C'est un tubercule, un légume, mais sa richesse en glucides (16 à 20 %, soit autant que dans les pâtes cuites) la fait parfois ranger dans les féculents. Elle renferme aussi quelques protéines, beaucoup de sels minéraux, pas mal de fibres, de la vitamine C et des antioxydants, surtout quand sa chair est jaune.

Côté cuisine, elle est pratique car on peut tout lui faire : la cuire à l'eau, au four, en friture (pas trop souvent), la faire sauter, rissoler, la transformer en gratin, en purée, en ragoût, en salade...

Elle se pacse avec de la viande, de la volaille ou du poisson, peu lui importe. Elle fait sans problème ménage à trois ou à quatre avec d'autres légumes, mitonnés ou en soupe. Elle aime autant l'huile que le beurre.

Mais là aussi, comme pour les légumineuses, point trop n'en faut !

PRÉPARATION : 1 H — CUISSON : 2 H

POUR 8 PERSONNES

MISE EN PLACE

- 1 kg de haricots secs trempés pendant 12 h
- 2 carottes en dés
- 1 branche de céleri en dés
- 3 oignons en quartiers
- 6 gousses d'ail épluchées
- 1 clou de girofle
- 1 bouquet garni
- 4 cuisses de canard confit
- 4 belles tranches de gigot d'agneau coupées en deux
- Chapelure
- Sel
- Poivre du moulin

Cuisez une première fois les haricots dans de l'eau froide jusqu'aux premiers bouillons. Égouttez-les. Puis cuisez-les dans 50 cl d'eau, avec les légumes, l'ail, le clou de girofle et le bouquet garni pendant 1 h à feu doux. Salez et poivrez seulement au bout de 45 min.

Réglez le four sur 180 °C (th. 6). Réchauffez les cuisses de canard dans une poêle. Sortez-les et cuisez dans cette même poêle les tranches de gigot 2 min de chaque côté.

Déposez canard et gigot dans un plat allant au four. Versez dessus les haricots avec les légumes (sauf le bouquet garni). Saupoudrez bien de chapelure et enfournez pour 1 h.

INFOS NUTRITION

CE CASSOULET, DANS LEQUEL IL Y A PEU DE VIANDES ET DE GRAS, EST UN VRAI PLAT SANTÉ ET LÉGER ! FIBRES, PROTÉINES VÉGÉTALES, GLUCIDES ET SELS MINÉRAUX DES HARICOTS, LES BONS ACIDES GRAS DU CANARD. EN CUISANT DEUX FOIS LES HARICOTS, VOUS ZAPPEZ AINSI LES ÉVENTUELS INCONVÉNIENTS DIGESTIFS.

Variations

Vous pouvez opter pour une autre viande que le gigot, des côtelettes de porc par exemple. Ou utiliser uniquement des cuisses de canard (1 par personne). Mais soyez toujours très modeste sur les quantités.

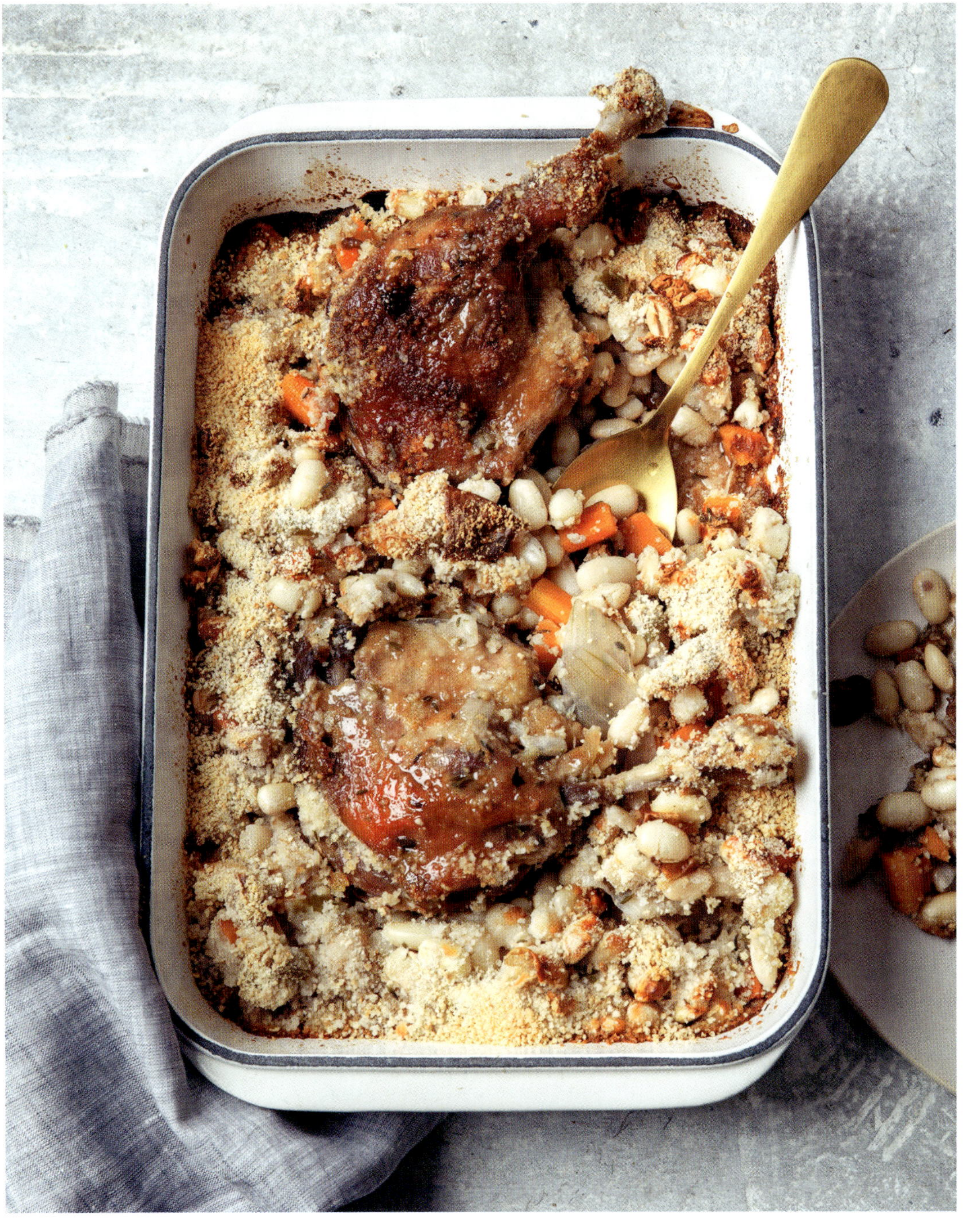

CASSOULET LÉGER

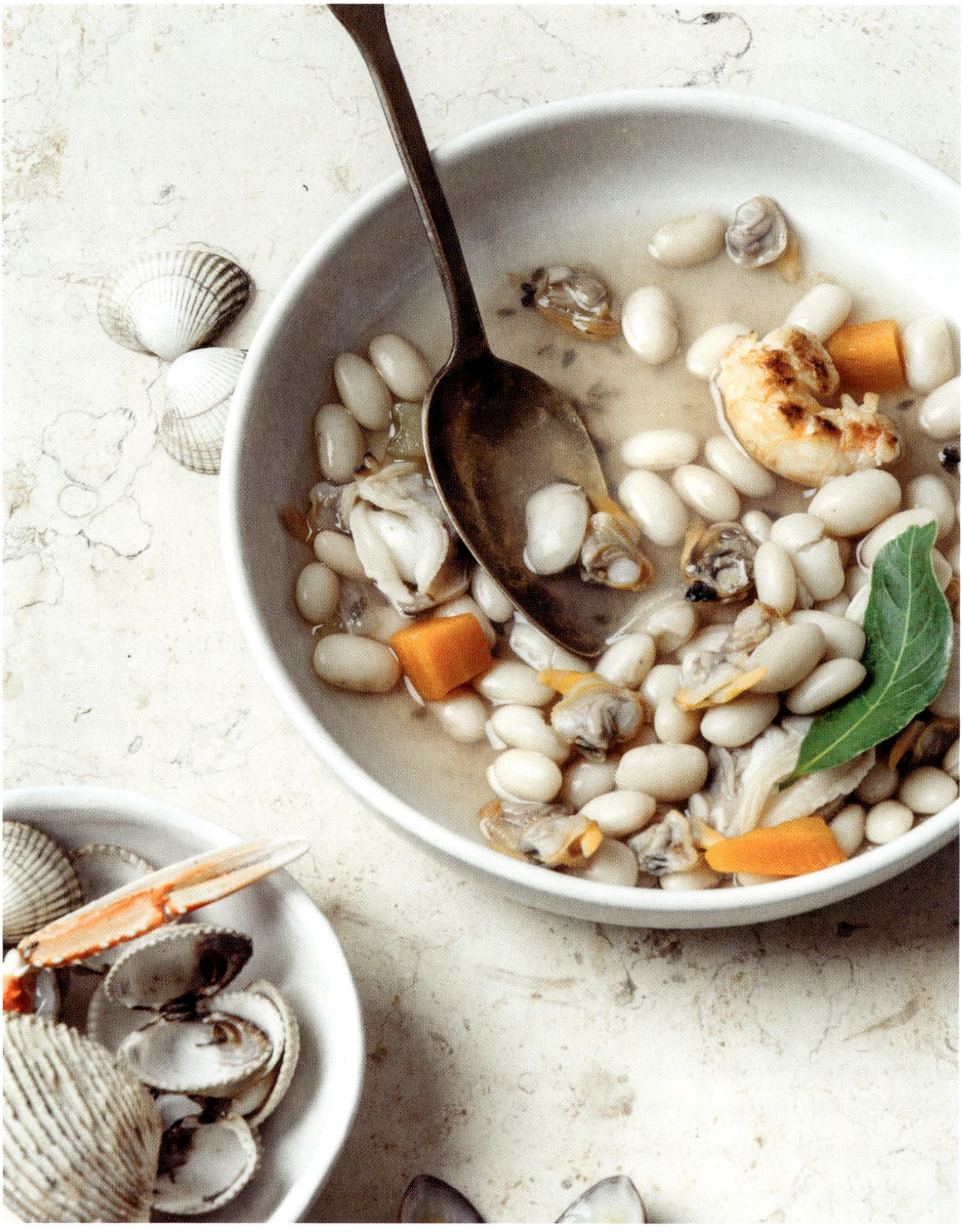

COCOS, COQUILLAGES

PRÉPARATION : 15 MIN — CUISSON : 45 MIN

POUR 4 PERSONNES

MISE EN PLACE

- 200 g de cocos trempés pendant 12 h
- 750 g de coques
- 8 palourdes
- 8 praires
- 4 langoustines
- 1 c. à s. d'huile d'olive
- 2 gousses d'ail
- 1 poireau émincé
- 2 carottes émincées
- 1 bouquet garni
- 1 oignon piqué de 1 clou de girofle
- 1 verre de vin blanc sec
- 5 cl de cognac
- Gros sel
- Sel
- Poivre du moulin

INFOS NUTRITION

DES SELS MINÉRAUX EN PAGAILLE, CEUX DES COQUILLAGES ET DES HARICOTS, LES FIBRES ET LES GLUCIDES DE CES LÉGUMES. PROTÉINES ANIMALES ET VÉGÉTALES. PLAT COMPLET BIEN NOURRISSANT, MAIS LÉGER PARCE QUE PAS GRAS DU TOUT !

Trempez deux fois de suite tous les coquillages dans une bassine d'eau.

Détachez les têtes des langoustines. Colorez-les dans une cocotte huilée. Ajoutez l'ail, le poireau, les carottes, et faites-les suer. Ajoutez les cocos, le bouquet garni et l'oignon, puis versez 1,5 l d'eau. Cuisez doucement pendant 45 min en salant seulement à la fin.

Faites ouvrir les coquillages avec le vin blanc. Décoquillez-les et filtrez le jus dans un chinois tapissé d'un filtre à café en papier. Réservez-le. Faites sauter les queues de langoustines juste 1 min. Déglacez avec le cognac. Retirez les têtes de langoustines, l'oignon et le bouquet garni des haricots. Versez-y le jus des coquillages et réduisez un peu le bouillon de cuisson. Ajoutez les coquillages, les queues de langoustines et leur jus. Rectifiez l'assaisonnement. Servez tout de suite.

Variations

Ce plat fonctionne toute l'année avec les coquillages que vous trouverez au marché. En été, vous pouvez le préparer avec des moules quand c'est la saison des bouchots. Et celle des cocos frais, qui n'ont pas besoin d'être trempés.

COCOS DE PAIMPOL À LA BRETONNE

PRÉPARATION : 15 MIN — CUISSON : 1 H
POUR 4 PERSONNES

MISE EN PLACE

- 400 g de cocos de Paimpol trempés pendant 12 h
- 2 oignons émincés
- 1 c. à s. d'huile d'olive
- 25 cl de bouillon de pot-au-feu
- 5 gousses d'ail entières épluchées
- 2 échalotes entières épluchées
- 2 tomates en dés
- 1 petit poivron en morceaux
- Sel
- Poivre du moulin

Faites suer les oignons dans un sautoir huilé. Versez le bouillon et faites bouillir. Ajoutez l'ail, les échalotes, les tomates et le poivron. Remuez et, quand l'ébullition reprend, versez les cocos. Poivrez bien, mais ne salez pas.
Cuisez doucement pendant 40 à 50 min en ajoutant éventuellement un peu de bouillon. Rectifiez l'assaisonnement.

INFOS NUTRITION

CETTE VIEILLE RECETTE RÉGIONALE EST UN MODÈLE NUTRITIONNEL : PLEINE D'AIL, D'OIGNONS, D'ÉCHALOTES ET D'ANTIOXYDANTS PROTECTEURS, PLUS LES FIBRES, LES SELS MINÉRAUX, LES PROTÉINES VÉGÉTALES ET LES GLUCIDES DES COCOS. TERMINEZ LE REPAS AVEC UN YAOURT POUR AVOIR VOTRE DOSE DE PROBIOTIQUES, ET TOUT VOTRE CORPS VOUS DIRA MERCI !

Variations

En hiver, dés de tomates et de poivrons surgelés. Cette recette fonctionne avec tous les haricots secs. Et les cocos frais durant leur saison (mais ne les faites pas tremper).

PRÉPARATION : 5 MIN — CUISSON : 20 MIN

POUR 4 PERSONNES

MISE EN PLACE

- 1 grosse boîte de flageolets au naturel
- 2 échalotes émincées
- 1 c. à s. d'huile d'olive
- 6 brins de romarin finement hachés
- 4 c. à s. de pistaches concassées
- 4 jaunes d'œufs
- Poivre du moulin

Réglez le four sur 100 °C (th. 3-4). Mettez-y 4 assiettes creuses à chauffer.

Faites fondre les échalotes dans un sautoir huilé pendant 5 min. Versez les flageolets. Ajoutez le romarin. Cuisez doucement pendant 10 à 15 min afin que le jus réduise.

Ajoutez les pistaches concassées et remuez. Répartissez les flageolets aux pistaches sur chaque assiette. Au centre, creusez un petit nid et déposez-y un jaune d'œuf. Poivrez-le et servez tout de suite bien chaud. Chaque convive remue le contenu de son assiette de façon à cuire le jaune d'œuf à la chaleur des flageolets.

INFOS NUTRITION

INUTILE DE SALER, LES FLAGEOLETS EN BOÎTE LE SONT.
LA CONSOMMATION RÉGULIÈRE DE ROMARIN PROLONGERAIT LA VIE EN BONNE SANTÉ. LES PISTACHES VOUS APPORTENT DES OMÉGA 3. PLAT COMPLET : UN FROMAGE AVEC UNE SALADE ET UN FRUIT ENSUITE, VOILÀ LE BON MENU.

Variations

Haricots blancs au naturel, autres fruits secs concassés… ce que vous avez dans votre placard !

FLAGEOLETS, PISTACHES, ROMARIN, ŒUFS

PRÉPARATION : 20 MIN — CUISSON : 1 H 10
POUR 4 PERSONNES

MISE EN PLACE

- 300 g de pois chiches trempés pendant 12 h
- 3 poivrons de couleurs différentes taillés en lanières
- 2 c. à s. d'huile d'olive
- 4 pincées de quatre-épices
- 1 verre de vin blanc sec
- 1/2 bouquet de persil ciselé
- Sel
- Poivre du moulin

Cuisez les pois chiches égouttés dans de l'eau (départ à froid) pendant 45 min. Salez seulement aux trois quarts de la cuisson.
Cuisez doucement les poivrons dans une cocotte huilée pendant 10 min à couvert. Assaisonnez de quatre-épices.
Égouttez les pois chiches et ajoutez-les. Versez le vin blanc et cuisez doucement pendant 15 min environ. Rectifiez l'assaisonnement et ajoutez le persil ciselé au dernier moment.

INFOS NUTRITION

DE TOUS LES LÉGUMES SECS, LE POIS CHICHE EST LE PLUS INTÉRESSANT. IL CONTIENT NON SEULEMENT DES GLUCIDES ET DES PROTÉINES, DES FIBRES, DES VITAMINES, DES SELS MINÉRAUX, MAIS AUSSI DE LA VITAMINE E ET DES CAROTÈNES. AVEC CEUX DES POIVRONS, VOUS NE RISQUEZ PAS D'EN MANQUER !

Variations

En hiver, remplacez les poivrons par des carottes. Un assaisonnement avec du cumin, ça marche bien aussi, surtout sur les carottes.

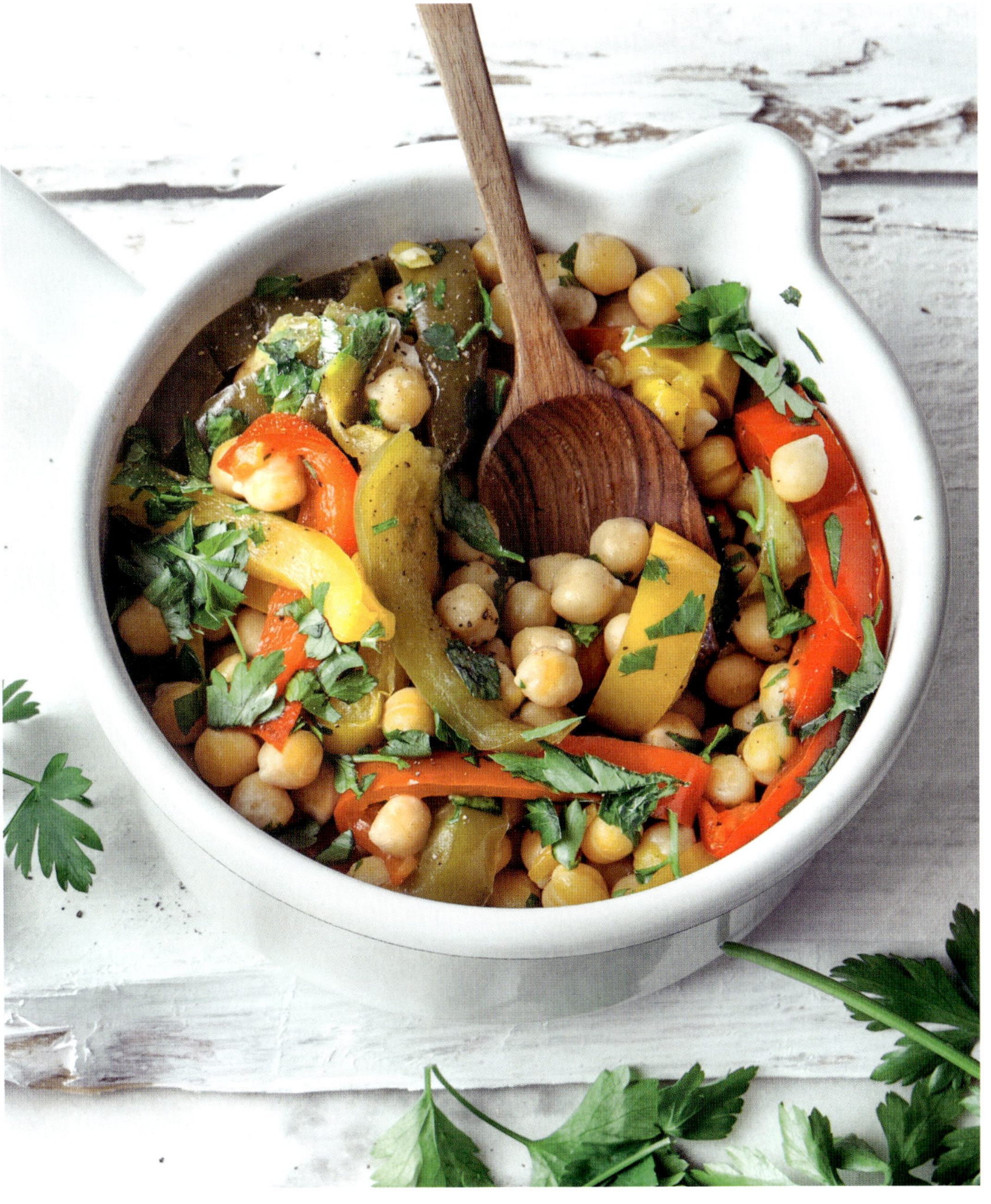

COCOTTE DE POIS CHICHES ET POIVRONS

SOCCA NIÇOISE

PRÉPARATION : 5 MIN — CUISSON : 10 MIN — POUR 4 PERSONNES

MISE EN PLACE

- 150 g de farine de pois chiches
- 45 cl d'eau
- 4 cl d'huile d'olive
- Sel
- Poivre du moulin

INFOS NUTRITION

PROTÉINES VÉGÉTALES, GLUCIDES COMPLEXES, DONC DE L'ÉNERGIE POUR UN BON MOMENT. PAS DE GLUTEN, MAIS DES FIBRES ET DES FOLATES (VITAMINE B9) DONT LES POIS CHICHES SONT RICHES.

Réglez votre four sur la température maximale.

Dans un cul-de-poule, mélangez au fouet la farine de pois chiches en ajoutant peu à peu l'eau et 1 cl d'huile d'olive. Salez légèrement.

Chauffez une grande poêle (de 28 cm de diamètre) avec le reste de l'huile. Remplissez-la de pâte en fouettant (pour la mélanger avec l'huile). Enfournez pour 8 à 10 min, en posant la poêle directement sur la sole : la socca doit être saisie, croustillante des deux côtés et moelleuse à l'intérieur. Poivrez bien.

WRAPS DE SOCCA, SARDINES, CONCOMBRE

PRÉPARATION : 10 MIN — POUR 1 PERSONNE

MISE EN PLACE

- 2 parts de socca
- 2 sardines à l'huile
- 2 c. à s. de ricotta ou de fromage blanc
- 1 petit oignon blanc ciselé
- 1 citron
- 1 c. à c. de curcuma
- 10 cm de concombre coupé en petits dés
- Sel
- Poivre du moulin

Écrasez les sardines. Ajoutez la ricotta et l'oignon ciselé. Salez, poivrez et citronnez bien.

Saupoudrez le curcuma sur les dés de concombre.

Étalez la pâte de sardine sur chaque socca et parsemez de concombre.

Roulez chaque crêpe et enveloppez-les de film alimentaire.

HOUMOUS

PRÉPARATION : 20 MIN — CUISSON : 1 H 30 — POUR 4 PERSONNES

MISE EN PLACE

- 200 g de pois chiches trempés pendant 12 h
- 1 oignon et 1 carotte émincés
- 1 feuille de laurier
- 1 gousse d'ail émincée
- Le jus de 1 citron
- 1 c. à c. de cumin en poudre
- 1 c. à c. de ras el-hanout
- 2 pincées de paprika
- 1 c. à c. de tahini (pâte de sésame)
- Sel

Cuisez les pois chiches dans de l'eau avec l'oignon, la carotte et le laurier pendant 1 h 30. Salez aux trois quarts de la cuisson.
Égouttez-les et mixez-les en purée bien lisse et onctueuse avec l'ail, le jus de citron, les épices et du jus de cuisson. Goûtez et rectifiez l'assaisonnement. Gardez au frais.

INFOS NUTRITION

ÇA CALE À CAUSE DES GLUCIDES. C'EST LÉGER CAR IL N'Y A PAS DE LIPIDES. PLEIN D'ANTIOXYDANTS GRÂCE AUX ÉPICES ET AUX POIS CHICHES, ET PAS DE GLUTEN.

Utilisations

En apéritif, en garniture avec des légumes cuits à la vapeur, une escalope, ou tout ce que vous voulez !

HOUMOUS, LENTILLES, GERMES

PRÉPARATION : 10 MIN — CUISSON : 30 MIN — POUR 4 PERSONNES

MISE EN PLACE

- 200 g d'houmous
- 200 g de lentilles
- 1 oignon et 1 carotte coupés en morceaux
- 1 feuille de laurier
- 2 c. à s. d'huile d'olive
- 2 c. à s. de vinaigre de Xérès
- 50 g de germes de betterave
- Sel
- Poivre du moulin

Préparez l'houmous. Cuisez les lentilles pendant 30 min dans une casserole d'eau avec la carotte, l'oignon et le laurier. Égouttez-les et assaisonnez-les d'huile d'olive, de vinaigre, de sel et de poivre.
Déposez-les, tièdes, au centre d'un plat de service. Encerclez-les d'houmous. Posez les germes de betterave dessus.

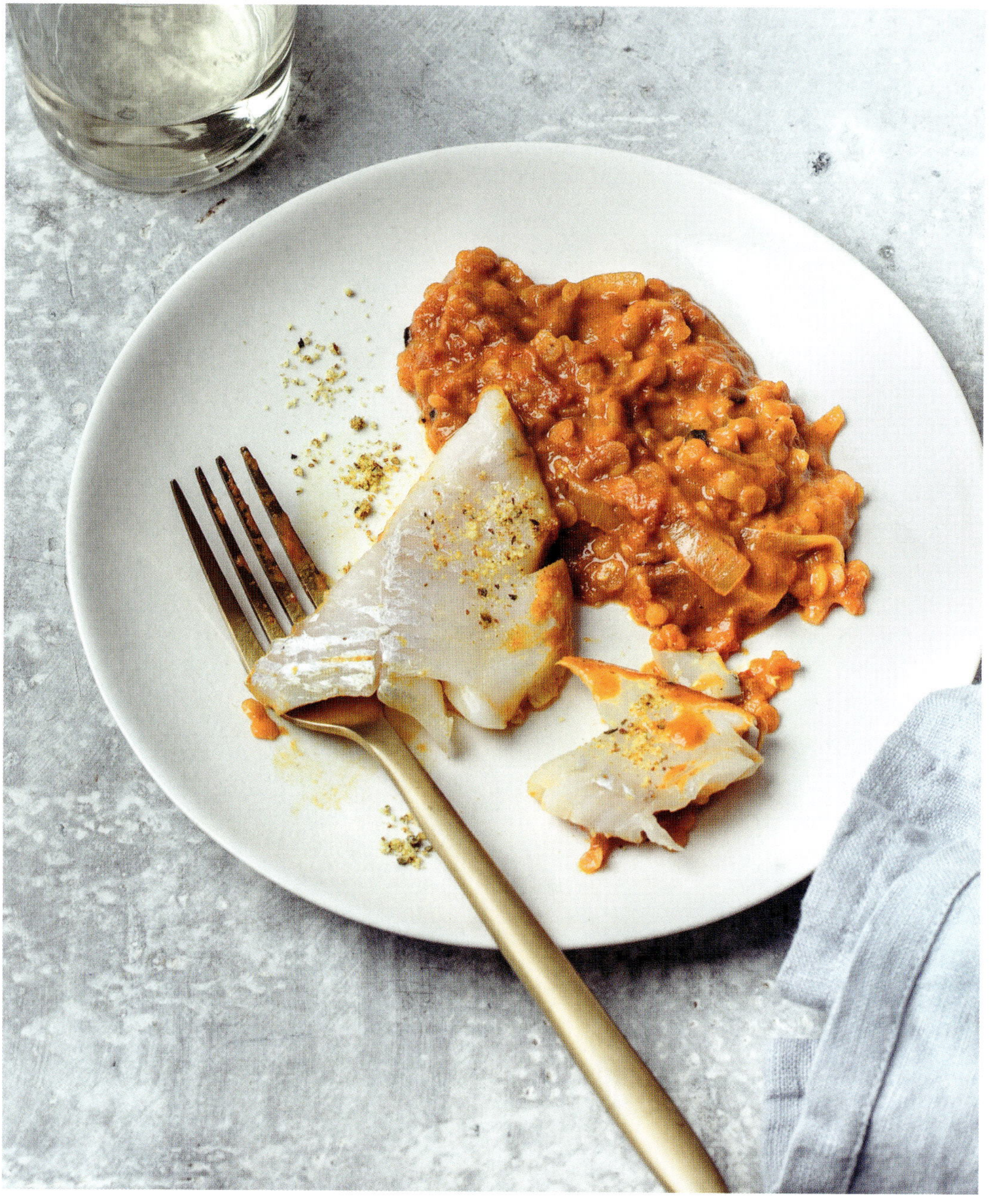

LENTILLES CORAIL, FILET DE POISSON

PRÉPARATION : 5 MIN — CUISSON : 30 MIN
POUR 4 PERSONNES

MISE EN PLACE

- 200 g de lentilles corail
- 1 oignon émincé
- 1 c. à s. d'huile d'olive
- 1 c. à c. de cumin
- 1 c. à s. de curcuma
- 1 boîte de tomates concassées
- 1 brique de lait de coco
- 1 c. à s. de poudre magique (page 19)
- 4 filets de poisson de 100 g chacun
- Sel
- Poivre du moulin

Dorez l'oignon dans un wok huilé. Ajoutez le cumin et le curcuma, et mélangez bien. Versez les lentilles, les tomates concassées avec leur jus, puis le lait de coco, en remuant chaque fois. Incorporez la poudre magique et assaisonnez.
Ajoutez un peu d'eau si c'est trop sec. Cuisez 15 min. Posez les filets de poisson dessus. Cuisez 10 à 12 min (selon l'épaisseur des filets) en les retournant.

INFOS NUTRITION

FIBRES, GLUCIDES, PROTÉINES VÉGÉTALES ET ANIMALES, ANTIOXYDANTS DE TOUTES SORTES DANS CHAQUE PRODUIT ET OMÉGA 3, ON DIRAIT BIEN QUE CE PLAT COMPLET EST EXEMPLAIRE ! UN LAITAGE ET DES FRUITS POUR TERMINER LE REPAS.

Variations

Lentilles vertes plutôt que corail. Mais alors cuisez plus longtemps et ajoutez plus d'eau. Vous pouvez aussi cuire le poisson à part (à la vapeur ou au court-bouillon) et l'ajouter sur les lentilles dans le plat de service.

PRÉPARATION : 15 MIN
CUISSON : 30 MIN

POUR 4 PERSONNES

MISE EN PLACE

- 150 g de lentilles vertes
- 1 carotte en gros sifflets
- 1 oignon en quartiers
- 1 citron vert pelé à vif et coupé en morceaux
- Le jus de 1 citron jaune
- 1 c. à s. d'huile d'olive
- 1 dos de saumon fumé bio coupé en morceaux
- 1 botte de ciboulette ciselée
- Sel
- Poivre du moulin

Déposez la carotte, l'oignon et les lentilles dans une casserole, et couvrez largement d'eau. Cuisez pendant 30 min environ. Salez aux trois quarts de la cuisson.
Égouttez les lentilles dans un saladier et réservez leur jus de cuisson. Retirez la carotte et l'oignon. Mixez-les avec la pulpe du citron vert, le jus du citron jaune, l'huile d'olive et un peu de jus de cuisson des lentilles. Rectifiez l'assaisonnement.
Versez sur les lentilles. Ajoutez le saumon et la ciboulette. Remuez et servez.

INFOS NUTRITION

PLAT COMPLET : PROTÉINES, GLUCIDES, SELS MINÉRAUX, FIBRES, OMÉGA 3, VITAMINES. TOUT Y EST. UN FROMAGE OU UN LAITAGE ENSUITE, UN FRUIT OU UN PETIT DESSERT, SELON LES APPÉTITS.

Variations

Haricots cocos, flageolets, pois chiches au naturel (en boîte pour gagner du temps) : cette recette marche avec tous les légumes secs.

LENTILLES EN SALADE, SAUMON FUMÉ

GRATIN DAUPHINOIS AUX OIGNONS

PRÉPARATION : 20 MIN — CUISSON : 50 MIN
POUR 4 PERSONNES

MISE EN PLACE

- 1 kg de pommes de terre bintje en fines rondelles
- 50 cl de lait demi-écrémé
- 2 c. à s. de crème fraîche
- 2 gros oignons en fines rondelles
- Noix de muscade
- 1 c. à s. d'huile d'olive
- 100 g de comté râpé
- Sel
- Poivre du moulin

Cuisez les pommes de terre dans le lait et la crème pendant 30 min. Salez légèrement et parsemez de noix de muscade.
Cuisez les oignons 10 min dans une poêle huilée.
Réglez le four sur 200 °C (th. 7).
Versez la moitié des pommes de terre au lait dans un plat. Étalez les oignons dessus. Couvrez avec le reste des pommes de terre. Versez le reste du lait. Poivrez. Saupoudrez de comté râpé.
Enfournez pour 20 min.

INFOS NUTRITION

PLAT COMPLET ET PROTECTEUR GRÂCE À L'OIGNON : GLUCIDES DES POMMES DE TERRE, PROTÉINES ET CALCIUM DU LAIT ET DU COMTÉ. INUTILE D'AJOUTER UNE VIANDE (OU UN POISSON) ET UN LAITAGE À CE REPAS.

Variations

Échalotes à la place des oignons : elles ont les mêmes propriétés. Un autre fromage à pâte dure.

PRÉPARATION : 15 MIN — CUISSON : 30 MIN
POUR 4 PERSONNES

MISE EN PLACE

- 6 pommes de terre moyennes en rondelles
- 2 cuisses de canard confit
- 2 c. à s. de graisse de canard
- 10 branches de persil ciselées
- Sel
- Poivre du moulin

Cuisez les pommes de terre dans de l'eau légèrement salée pendant 10 min.
Réglez le four sur 200 °C (th. 7).
Réchauffez doucement les cuisses de canard, puis effilochez-les.
Tartinez un moule à tarte de graisse de canard. Disposez-y les rondelles de pommes de terre en corolle. Au pinceau, passez un peu de graisse de canard dessus entre les couches.
Couvrez de papier cuisson et enfournez pour 15 min.
Sortez le moule. Déposez le canard confit par-dessus. Recouvrez-le et remettez-le au four pour 5 min. Parsemez de persil ciselé et servez.

INFOS NUTRITION

LES BONS ACIDES GRAS INSATURÉS DE LA GRAISSE DE CANARD, PROCHES DE CEUX DE L'HUILE D'OLIVE, DES PROTÉINES, DES GLUCIDES. C'EST UN PLAT COMPLET À SERVIR AVEC UNE BELLE SALADE VERTE.

Variations

Vous pouvez aussi l'accompagner d'une compotée d'échalotes au vinaigre : 6 ou 7 échalotes ciselées cuites et bien confites dans un verre de vinaigre. Vous ajouterez ainsi des probiotiques !

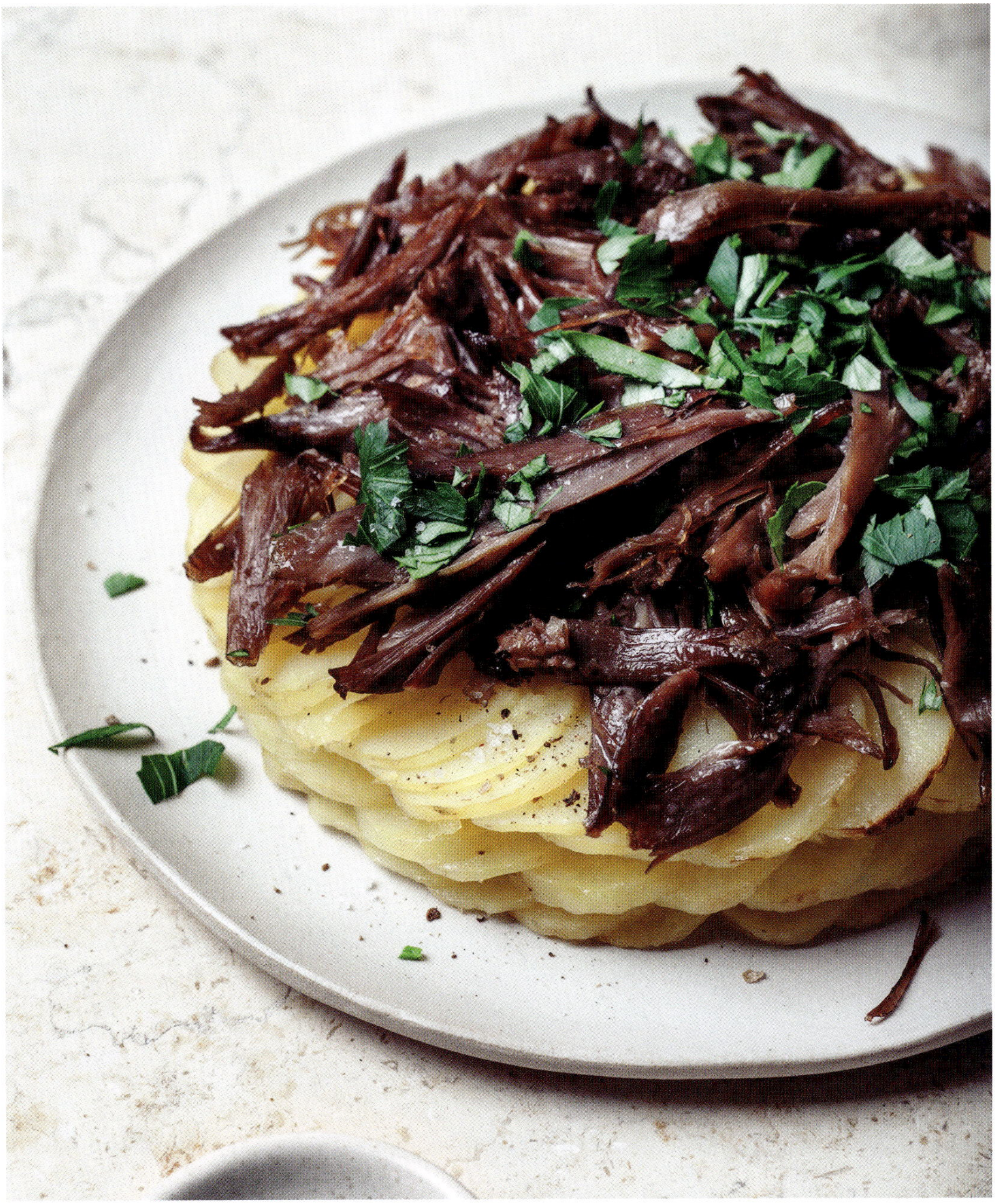

POMMES DE TERRE, CONFIT DE CANARD

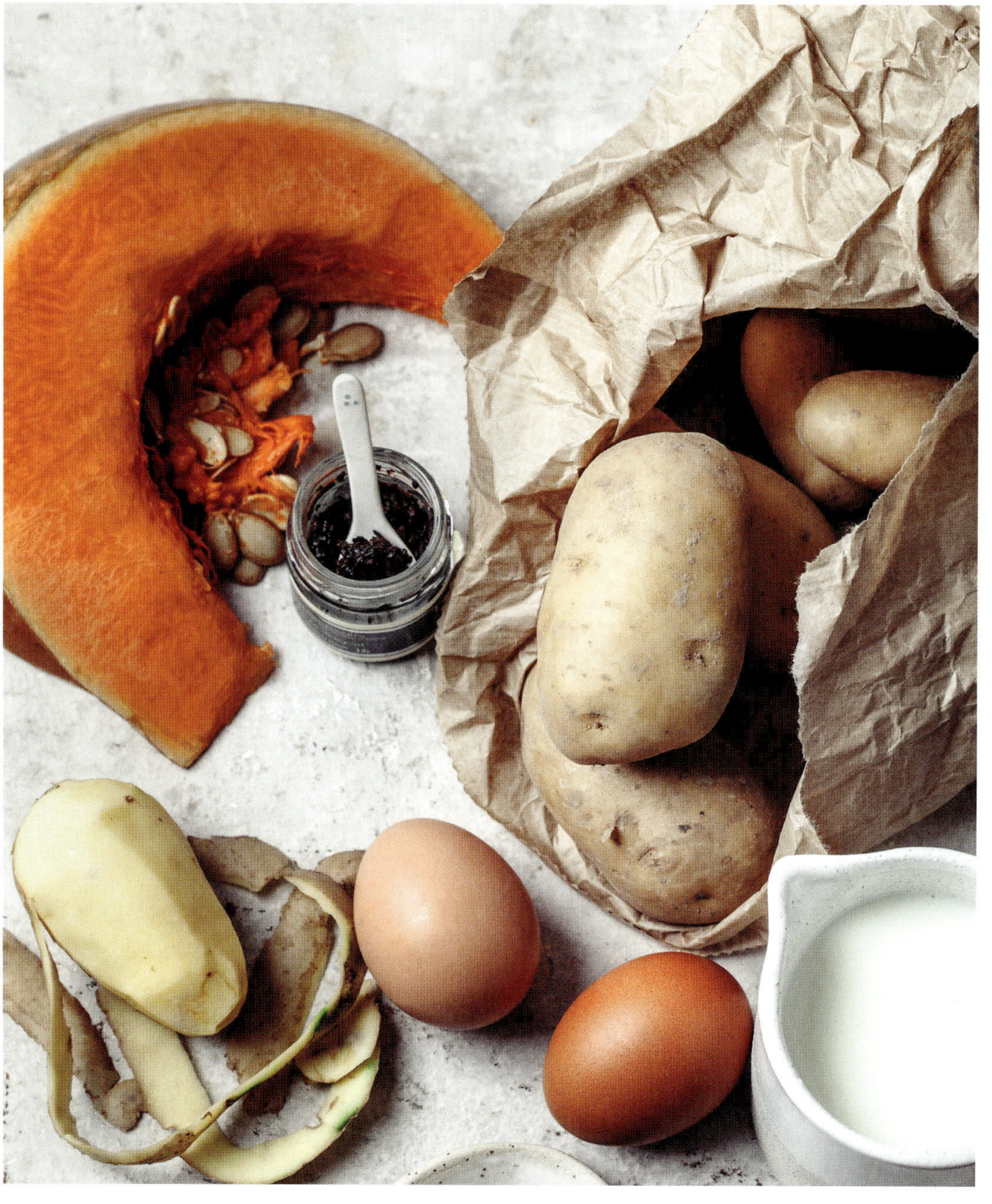

GRATIN DE POMMES DE TERRE, POTIRON, TRUFFE

PRÉPARATION : 20 MIN — CUISSON : 55 MIN
POUR 4 PERSONNES

MISE EN PLACE

- 500 g de pommes de terre en très fines rondelles
- 2 œufs
- 1 verre de lait
- 1 petite boîte de pelures de truffe
- 10 g de beurre
- 300 g de chair de potiron en fines lamelles
- 4 c. à s. de comté râpé
- 1 truffe noire en fines lamelles

Réglez le four sur 180 °C (th. 6). Dans un bol, mélangez bien les œufs, le lait, les pelures de truffe et leur jus.
Beurrez un plat à gratin. Étalez successivement des couches de pommes de terre et de potiron. Parsemez de comté râpé au fur et à mesure.
Versez dessus le contenu du bol et enfournez pour 50 min environ.
Sortez le gratin. Couvrez-le de lamelles de truffe et enfournez pour 5 min encore. Servez tout de suite.

INFOS NUTRITION

ON SE RÉGALE AVANT DE PENSER AUX NUTRIMENTS DE CE PLAT. MAIS ON A LA CONSCIENCE TRANQUILLE CAR IL EST RICHE EN ANTIOXYDANTS DU POTIRON ET EN CALCIUM GRÂCE AU FROMAGE. CELUI-CI APPORTE SUFFISAMMENT DE SEL, INUTILE D'EN RAJOUTER.

Variations

Bien sûr, vous pouvez préparer ce gratin sans lamelles de truffe : les pelures lui donnent déjà un bon parfum.

Utilisations

C'est un plat complet. Servez-le avec une salade verte (pas trop vinaigrée, pour ne pas tuer les saveurs de la truffe). Un fruit (ou un autre dessert) ensuite, et *basta !*

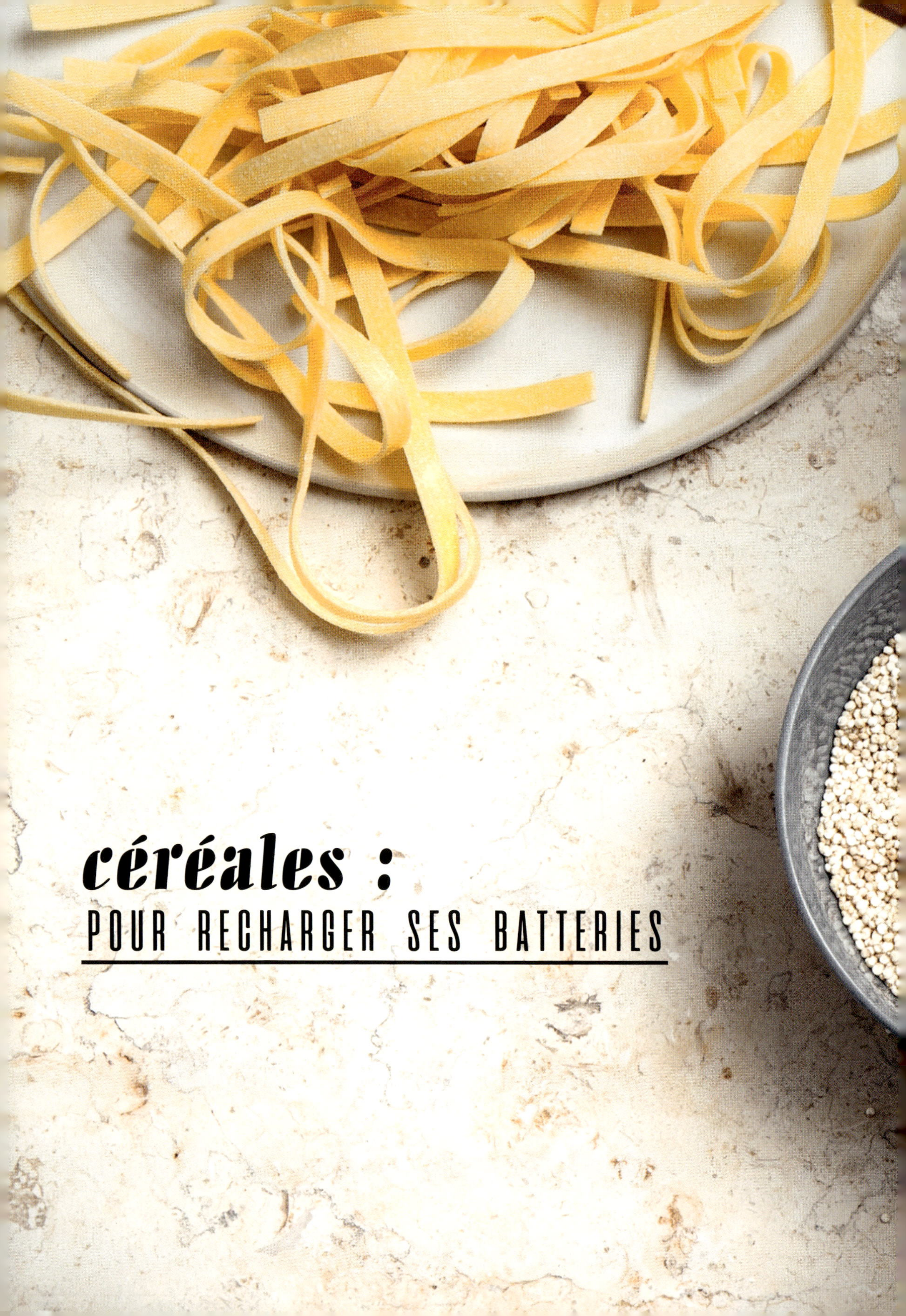

céréales :

POUR RECHARGER SES BATTERIES

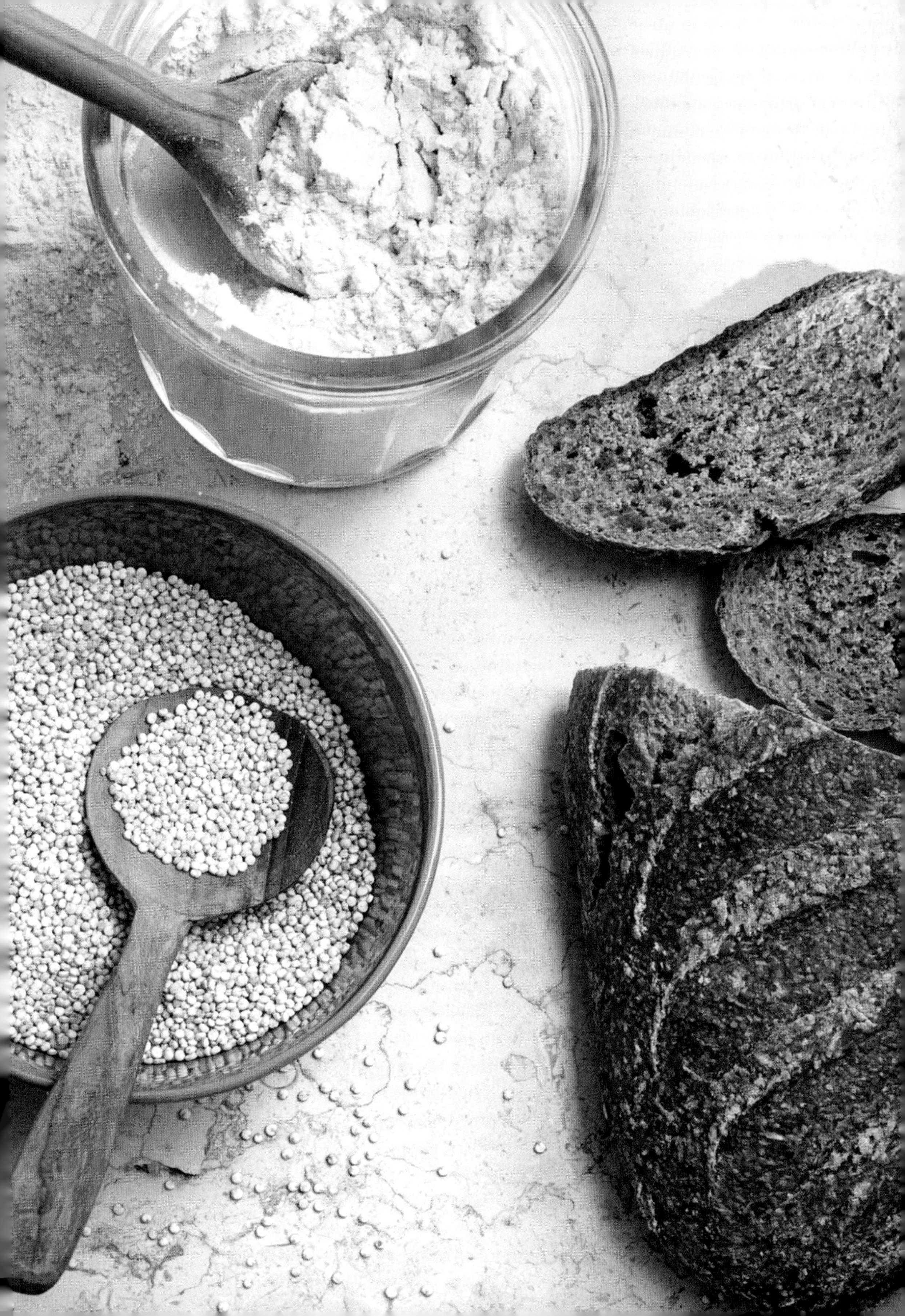

TOUS LES GRAINS DE CÉRÉALES (BLÉ, ÉPEAUTRE, MAÏS, MILLET, ORGE, RIZ, SARRASIN, SEIGLE) ONT UNE STRUCTURE SEMBLABLE, DE MÊME QUE LE QUINOA (PAGE 150), QUI N'EST PAS UNE CÉRÉALE MAIS QUI EST CATALOGUÉ COMME TEL.

Ils sont constitués d'une écorce, qui contient l'essentiel des fibres, des vitamines et des sels minéraux ; d'une amande composée majoritairement d'un glucide, d'amidon et d'un peu de protéines ; d'un germe renfermant des lipides, des protéines, des vitamines et des sels minéraux. Les céréales subissent toujours un traitement qui les débarrasse en totalité — ou en grande partie — de leur écorce, considérée trop riche en fibres, et de leur germe.

L'amande est utilisée en grains, ou transformée en semoule ou en farine. Son glucide, l'amidon, est composé de multiples chaînes de molécules de glucose qui doivent ensuite se séparer au cours de la digestion pour être assimilées par l'organisme.

À l'inverse des animaux, nous ne possédons pas d'enzymes pour dégrader l'amidon cru. C'est pourquoi toutes les céréales ne se consomment que cuites.

Les céréales contiennent en moyenne 70 à 80 % d'amidon. Ce glucide est votre principal fournisseur d'énergie,

d'où la nécessité d'en consommer à chaque repas, sous une forme ou une autre, le pain étant la plus facile.
Elles renferment aussi 8 à 13 % de protéines. Parmi celles-ci se trouve une molécule insoluble, le gluten, composé de deux protéines : la gliadine et la gluténine. C'est le gluten qui donne à la farine ses propriétés élastiques et visqueuses qui permettent aux pâtes de lever lors de leur fermentation. Seuls le riz, le maïs et le quinoa n'en contiennent pas.

Le gluten est à l'origine d'une intolérance gravissime, la maladie cœliaque, connue depuis longtemps.

Plus récemment, et pour toutes sortes de raisons que l'on commence seulement à tenter de démêler, il est également à l'origine d'une sensibilité qui a envahi le monde occidental.

On commence à l'étudier scientifiquement pour en déterminer les causes et les distinguer de ce qui s'apparente à un effet de mode.

Toujours est-il que si jamais vous pensez être victime de cette intolérance ou de cette sensibilité, ne plongez pas dans cette mode du régime sans gluten sans consulter auparavant un spécialiste afin qu'il établisse un diagnostic.

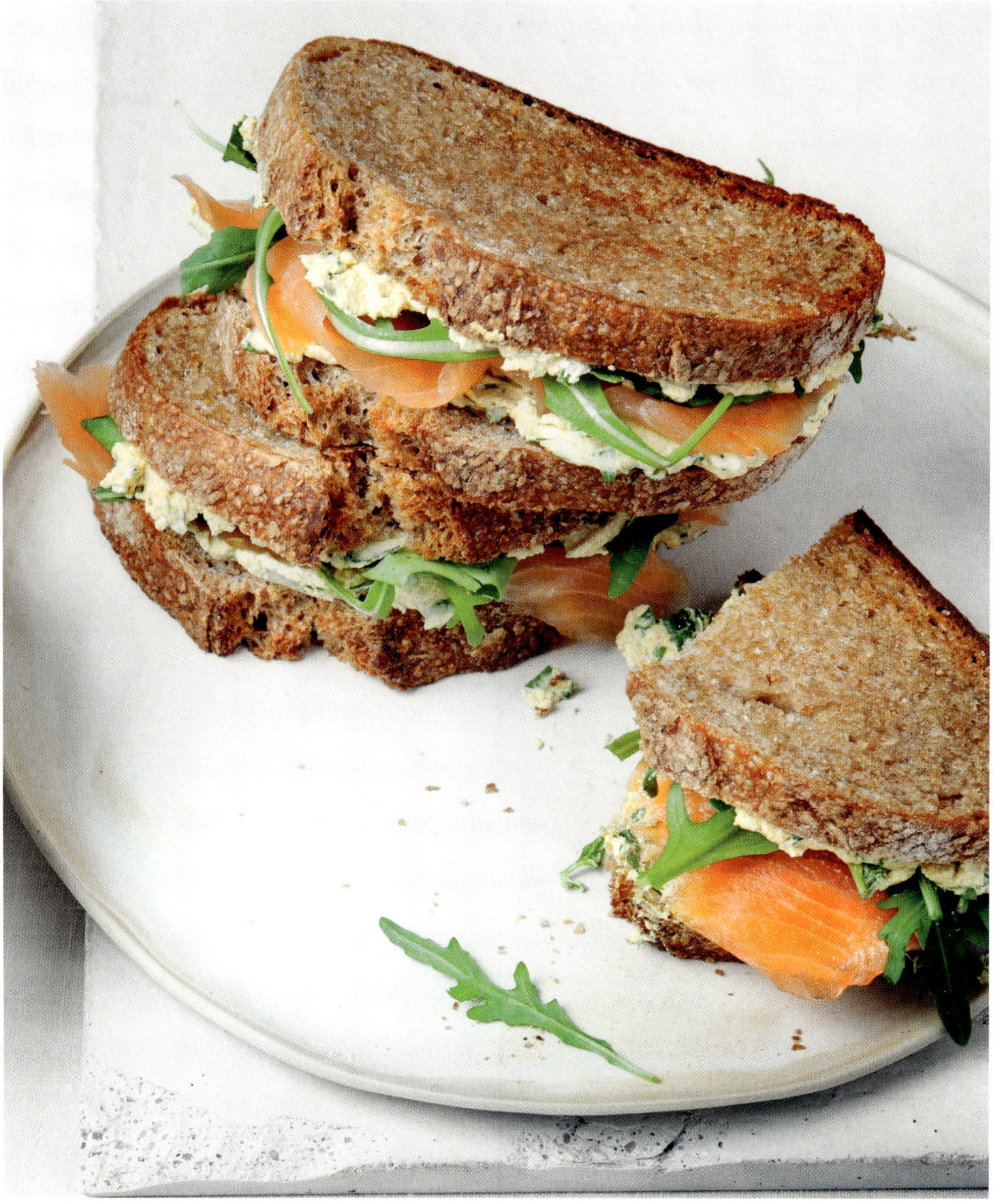

SANDWICH SAUMON, FROMAGE FRAIS

PRÉPARATION : 10 MIN
POUR 1 PERSONNE

MISE EN PLACE

- 2 tranches de pain complet
- 2 c. à s. de fromage frais à 40 % de MG
- 4 branches de persil ciselées
- 1 c. à c. de curcuma
- 1 tranche de saumon fumé
- 1 petite poignée de riquette équeutée

Grillez très légèrement le pain.
Mélangez le fromage frais avec le persil et le curcuma. Tartinez-en les 2 tranches de pain.
Posez le saumon fumé sur une tranche, puis la riquette équeutée. Recouvrez de la deuxième tranche.
Enveloppez le sandwich de film alimentaire.

INFOS NUTRITION

VOILÀ UN SANDWICH COMPLET PARFAIT POUR UN DÉJEUNER AU BUREAU : GLUCIDES DANS LE PAIN, PROTÉINES DU SAUMON ET DU FROMAGE FRAIS, QUI CONTIENT ÉGALEMENT DU CALCIUM, FIBRES (PAIN, RIQUETTE), PROTECTION DU CURCUMA. COMPLÉTEZ VOTRE LUNCH BOX AVEC UNE SALADE DE LÉGUMES ANTIOXYDANTE (PAGE 82) ET UN FRUIT.

Variations

Un autre poisson fumé ou un blanc de poulet à la place du saumon.

BISCUITS APÉRITIFS MAISON

PRÉPARATION : 10 MIN — CUISSON : 15 MIN
POUR 250 G ENVIRON

MISE EN PLACE

- 175 g de comté râpé ou d'un autre fromage à pâte cuite
- 50 g de beurre coupé en petits morceaux
- 100 g de farine bio semi-complète (T65)
- 2 ou 3 c. à s. de crème liquide
- 2 ou 3 c. à s. du même fromage râpé

Au mixeur ou à la main, mélangez tous les ingrédients jusqu'à ce qu'ils forment une pâte. Façonnez-la en boudins. Enveloppez-les de film alimentaire et mettez-les au frais pour les laisser durcir.
Réglez le four sur 180 °C (th. 6). Taillez la pâte en très fines tranches (de 2 mm d'épaisseur si possible) et disposez-les sur une plaque couverte de papier cuisson. Parsemez de fromage râpé. Cuisez pendant 10 à 15 min.

INFOS NUTRITION

PLEIN DE CALCIUM, DONC GRIGNOTAGE BÉNÉFIQUE POUR VOS OS. PAS DE SEL, LE FROMAGE EN APPORTE SUFFISAMMENT. DES FIBRES ET DES GLUCIDES GRÂCE À LA FARINE. MAIS CE N'EST PAS UNE RAISON POUR VOUS EN GAVER AVANT UN REPAS ! VOUS SEREZ À DEMI RASSASIÉ ET VOUS N'AUREZ PLUS FAIM POUR LES INDISPENSABLES LÉGUMES, D'OÙ UN DÉSÉQUILIBRE DE VOTRE ALIMENTATION.

CROUSTILLES MAISON

PRÉPARATION : 15 MIN — CUISSON : 15 MIN
POUR 250 G

MISE EN PLACE

- 4 c. à s. d'huile d'olive
- 1/2 c. à c. de curcuma en poudre
- 1/2 c. à c. de coriandre moulue
- 1 pointe de couteau de piment de Cayenne
- 1 sachet de carrés de pâte won-ton

Réglez le four sur 200 °C (th. 7). Dans un bol, mélangez l'huile, le curcuma, la coriandre et le piment. Badigeonnez chaque carré de pâte won-ton au pinceau. Disposez-les sur une plaque et enfournez pour 10 à 15 min jusqu'à ce qu'ils soient dorés. Gardez-les dans une boîte bien au sec.

CROQUE-MONSIEUR

Bon pour les os

PRÉPARATION : 15 MIN — CUISSON : 15 MIN — POUR 4 CROQUE-MONSIEUR

MISE EN PLACE

- 8 tranches de pain de mie
- 4 c. à s. de pistou archi protecteur (page 22)
- 6 c. à s. de parmesan râpé
- 2 boules de mozzarella di bufala coupées chacune en 4 rondelles
- 1 tomate cœur-de-bœuf coupée en 8 rondelles

Réglez le four sur 210 °C (th. 7). Tartinez les tranches de pain de pistou et parsemez d'un peu de parmesan. Sur 4 d'entre elles, déposez en alternance des rondelles de mozzarella et de tomate. Couvrez avec les autres tranches de pain. Recouvrez de parmesan et enfournez pour 15 min environ.

INFOS NUTRITION

UN SHOOT DE CALCIUM AVEC LA MOZZARELLA ET LE PARMESAN, QUI EN EST PARTICULIÈREMENT RICHE (PLUS QUE LES AUTRES FROMAGES À PÂTE DURE). MAIS GRÂCE AU PISTOU ET À LA TOMATE, CE CROQUE-MONSIEUR VOUS PROTÈGE DE TOUT !

Variations

En hiver, remplacez la tomate par de la salade coupée en chiffonnade.

TABOULÉ, SARDINES

PRÉPARATION : 10 MIN — MARINADE : 30 MIN — POUR 4 PERSONNES

MISE EN PLACE

- 100 g de boulgour
- Le jus de 2 ou 3 citrons
- 2 bottes de persil effeuillées et hachées
- 1 botte de menthe effeuillée et hachée
- 2 tomates bien mûres en petits dés
- 1 oignon haché
- 1 boîte de sardines à l'huile d'olive
- 1 c. à s. d'huile d'olive (facultatif)
- Sel

Rincez le boulgour. Ajoutez le jus des citrons et laissez mariner 30 min. Ajoutez les herbes, les tomates, l'oignon, les sardines en gros morceaux et l'huile de la boîte. Ajoutez un peu d'huile d'olive si ça semble trop sec. Gardez au frais.

INFOS NUTRITION

PLAT COMPLET : GLUCIDES, LIPIDES, PROTÉINES, VITAMINES, SELS MINÉRAUX, OMÉGA 3... TOUT Y EST. ET ÇA ANTIOXYDE À TOUT VA !

PRÉPARATION : 5 MIN
POUR 4 À 6 PERSONNES

MISE EN PLACE

- 100 g de farine de châtaigne
- 50 g de farine de blé
- 2 pincées de sel
- 1 œuf
- 35 cl de lait demi-écrémé
- 15 cl d'eau

Mélangez les farines et le sel dans un saladier. Ajoutez l'œuf, mélangez, puis versez le lait et l'eau, et mélangez encore. Laissez reposer au frais ou utilisez tout de suite.

INFOS NUTRITION

GRÂCE À LA FARINE DE CHÂTAIGNE, CETTE PÂTE EST BIEN PLUS RICHE EN FIBRES QUE LA PÂTE CLASSIQUE. CE COCKTAIL DE GLUCIDES LENTS ET DE FIBRES VOUS FOURNIRA DOUCEMENT DE L'ÉNERGIE ET VOUS ÉVITERA DES FRINGALES. ET APRÈS UN DÎNER DE CRÊPES (PAGE 141), TOUT LE MONDE DORMIRA BIEN.

CHAQUE TYPE DE CRÊPE EST EN QUELQUE SORTE UN PLAT COMPLET. SERVEZ AVEC UNE SALADE VERTE. UN LAITAGE N'EST PAS NÉCESSAIRE APRÈS DES CRÊPES À L'ŒUF OU AU CAMEMBERT. INUTILE DE SALER, TOUS LES PRODUITS GARNISSANT LES CRÊPES LE SONT DÉJÀ.

Variations

Vous pouvez utiliser un lait végétal à la place du lait de vache. Vérifiez avant de l'acheter qu'il ne contient pas d'additifs. Cette pâte se congèle sans problème. Laissez parler votre imagination. Tout ou presque peut se mettre dans une crêpe. Néanmoins, un dessert de crêpes ensuite serait probablement *too much* ! Une salade de fruits, c'est préférable.

PÂTE À CRÊPES À LA FARINE DE CHÂTAIGNE

DÎNER DE CRÊPES

PRÉPARATION : 15 MIN — CUISSON : 20 À 30 MIN — POUR 4 PERSONNES

MISE EN PLACE
- 1 jatte de pâte à crêpes à la farine de châtaigne (page 140)

CRÊPES À L'ŒUF
- 1 botte de ciboulette ciselée
- 4 œufs
- 40 g de comté râpé
- Poivre du moulin

Ajoutez la ciboulette ciselée dans la pâte à crêpes. Cassez l'œuf au centre de chaque crêpe mi-cuite. Rabattez les bords en formant un carré. Cuisez jusqu'à ce que le blanc soit pris. Parsemez de fromage râpé. Poivrez.

CRÊPES, CAMEMBERT, POMME
- 1 camembert de Normandie bien fait et écroûté
- 2 pommes vertes en lamelles
- Poivre du moulin

Faites fondre le fromage coupé en morceaux dans une casserole. Déposez des tranches de pomme et du fromage fondu sur chaque crêpe. Poivrez. Repliez-la.

CRÊPES MARINES
- 2 tranches de saumon fumé en petits morceaux
- 100 g d'anguille fumée en petits morceaux
- 100 g de truite fumée en petits morceaux
- 1 botte de ciboulette ciselée
- 3 brins d'aneth ciselés
- 2 c. à s. de crème fraîche
- Poivre du moulin

Mélangez les poissons, les herbes et la crème. Répartissez au fur et à mesure sur les crêpes. Poivrez. Repliez-les.

CRÊPES ÉPINARDS ET THON
- 2 échalotes ciselées
- 1 c. à s. d'huile d'olive
- 1 paquet d'épinards en branches surgelés
- 1 boîte de thon à l'huile
- Le jus de 1 citron
- Poivre du moulin

Faites fondre les échalotes dans un sautoir huilé. Ajoutez les épinards et cuisez jusqu'à ce qu'ils soient tendres. Écrasez le thon avec une fourchette. Déposez des épinards au centre de chaque crêpe, ajoutez du thon par-dessus et citronnez bien. Poivrez. Repliez la crêpe.

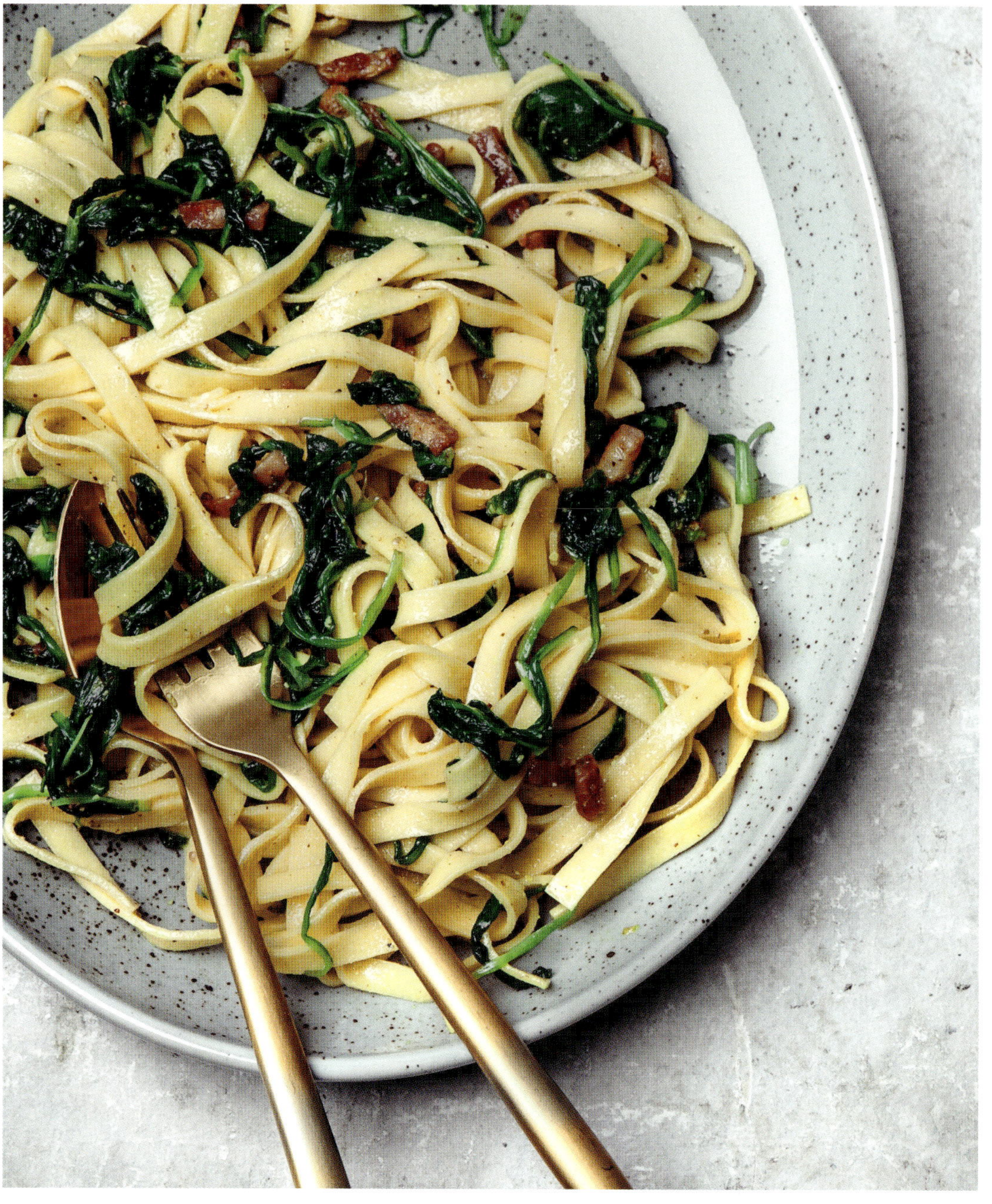

TAGLIATELLES FRAÎCHES, MÂCHE, LARDONS

PRÉPARATION : 10 MIN — CUISSON : 10 MIN
POUR 4 PERSONNES

MISE EN PLACE

- 300 g de tagliatelles fraîches
- 200 g de mâche bien lavée
- 50 g de lardons
- 1 c. à s. d'huile d'olive
- 1 c. à s. de poudre magique (page 19)
- 2 jaunes d'œufs
- Le jus de 1 citron
- Sel
- Poivre du moulin

Variations

Tagliatelles sèches ou d'autres pâtes si vous n'en avez pas de fraîches.
Noix concassées si vous êtes en panne de poudre magique : en plus, cela apportera du croquant !

Hachez grossièrement les trois quarts de la mâche au couteau.
Cuisez les tagliatelles dans de l'eau bouillante, « al dente ».
Dorez les lardons dans une poêle à sec. Égouttez-les sur du papier absorbant. Jetez le gras.
Huilez la poêle et faites revenir la mâche hachée pendant 5 min en remuant. Assaisonnez.
Égouttez les tagliatelles, versez-les dans la poêle et remuez.
Ajoutez les lardons, la poudre magique, et remuez encore.
Dans un plat creux, déposez les jaunes d'œufs. Versez le contenu de la poêle et remuez jusqu'à ce que les jaunes soient bien mélangés avec les pâtes à la mâche. Assaisonnez avec le jus de citron. Ajoutez le reste de mâche, rectifiez l'assaisonnement et servez tout de suite.

INFOS NUTRITION

PLAT COMPLET BIEN RICHE EN OMÉGA 3 GRÂCE À LA MÂCHE. VOUS AVEZ VOTRE QUOTA DE PROTÉINES ANIMALES AVEC LES JAUNES D'ŒUFS ET LES LARDONS, DONC INUTILE D'AJOUTER UNE VIANDE OU UN POISSON À CE REPAS. LES ANTIOXYDANTS DE LA POUDRE MAGIQUE ET CEUX DE LA MÂCHE COMBATTENT LES ACIDES GRAS SATURÉS DES ŒUFS ET DES LARDONS.

PRÉPARATION : 15 MIN — CUISSON : 20 MIN
POUR 4 PERSONNES

MISE EN PLACE

- 200 g de tagliatelles
- 2 petites aubergines violettes coupées en petits morceaux
- 4 gousses d'ail émincées
- 2 échalotes émincées
- 4 c. à s. d'huile d'olive
- 1 c. à c. de curcuma
- 1 grosse boule de burrata coupée en morceaux
- 5 branches de persil plat ciselées
- 3 branches de basilic ciselées
- Sel
- Poivre du moulin

Réglez le four sur 180 °C (th. 6).
Déposez les aubergines, l'ail et les échalotes sur une plaque. Versez l'huile d'olive, saupoudrez de curcuma et mélangez. Couvrez de papier d'aluminium et enfournez pour 15 à 20 min.
Cuisez les pâtes dans de l'eau bouillante salée.
Égouttez-les et déposez-les dans un saladier. Ajoutez les aubergines, la burrata et les herbes. Mélangez, poivrez et servez.

INFOS NUTRITION

GLUCIDES DES PÂTES. ANTIOXYDANTS ET FIBRES DE L'AUBERGINE. CALCIUM ET PROTÉINES DE LA BURRATA. CURCUMA PROTECTEUR. CUITE AINSI AU FOUR, L'AUBERGINE EXIGE MOINS D'HUILE.

Variations

Ça marche avec d'autres légumes, comme les courgettes ou les poivrons : faites-les sauter à la poêle. Oignons à la place des échalotes. Mozzarella à défaut de burrata. Mais gardez toujours le curcuma.

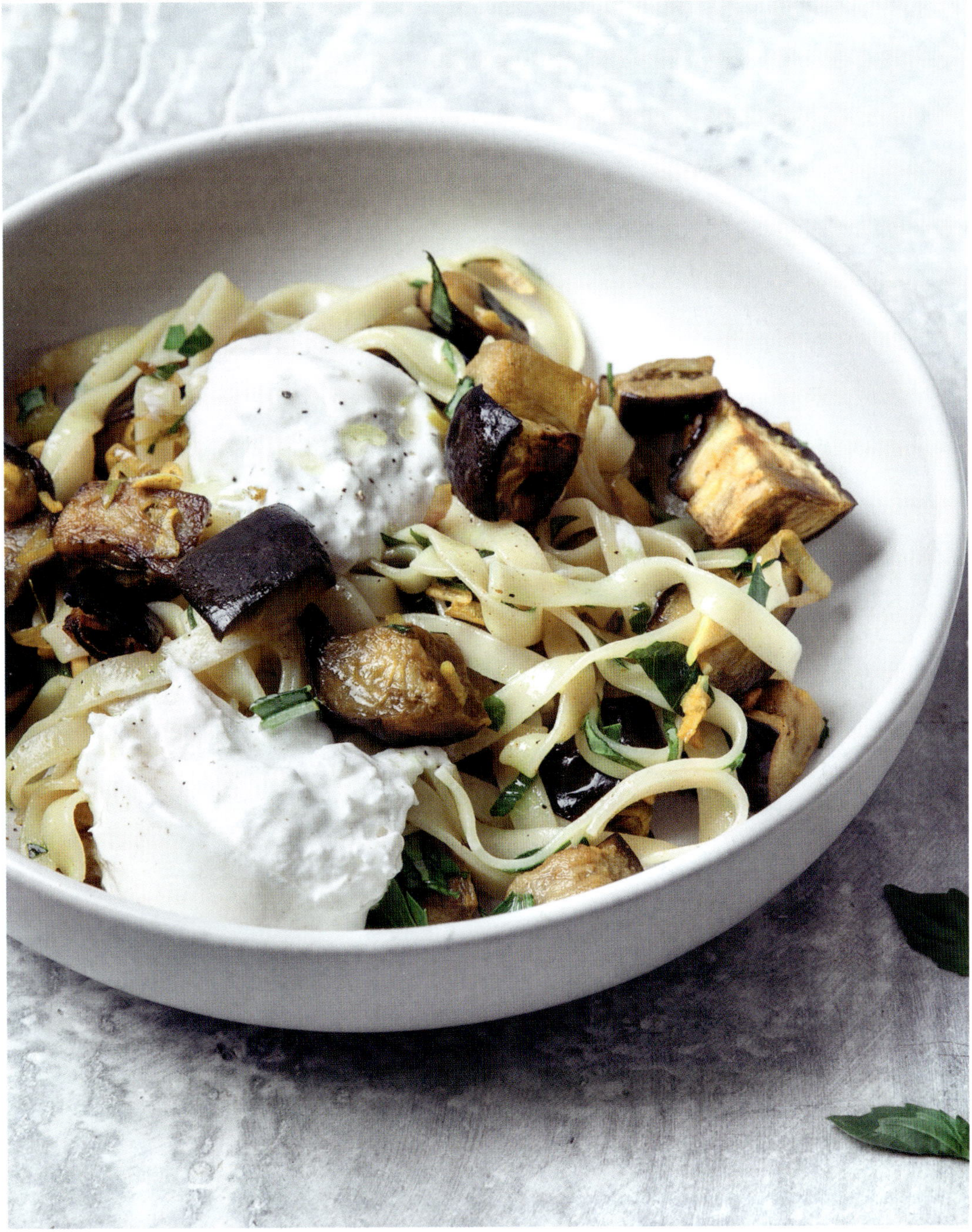

PÂTES, AUBERGINES, BURRATA

NOUILLES SAUCE SOJA

PRÉPARATION : 10 MIN — CUISSON : 2 H 10 — POUR 4 PERSONNES

MISE EN PLACE

- 250 g de soja blanc trempé pendant 12 h
- 3 c. à s. de sauce soja
- 200 g de tagliatelles
- Sel

EN HIVER

- 200 g de calamars en lanières
- 1 c. à s. d'huile d'olive
- 50 g de tomates séchées concassées

EN ÉTÉ

- 1 citron non traité
- 1/2 concombre râpé
- 20 tomates cerises coupées en deux

Cuisez le soja dans une casserole d'eau non salée pendant au moins 2 h. Mixez-le froid avec de l'eau et la sauce soja jusqu'à ce qu'il soit velouté. Cuisez les tagliatelles.

En hiver : faites sauter les calamars 2 min. Ajoutez-les dans les nouilles égouttées avec les tomates séchées. Nappez de velouté. Servez chaud.

En été : ajoutez le concombre citronné, du zeste râpé et les tomates cerises dans les tagliatelles. Nappez de velouté. Servez froid.

PÂTES AU VIN ROUGE

PRÉPARATION : 10 MIN — CUISSON : 20 MIN — POUR 4 PERSONNES

MISE EN PLACE

- 200 g de spaghettis
- 1 bouteille de vin rouge
- 4 gousses d'ail et 1 oignon ciselés
- 4 c. à s. d'huile d'olive
- 1 c. à c. de piment d'Espelette
- 1/2 botte de persil ciselée
- 1 poignée de noix hachées
- 40 g de parmesan râpé
- Sel

Cuisez les pâtes à moitié dans les trois quarts du vin et un verre d'eau.

Colorez l'ail et l'oignon à l'huile d'olive. Ajoutez 1 verre d'eau de cuisson, le reste du vin rouge et le piment d'Espelette. Égouttez les pâtes et terminez leur cuisson dans la poêle.

Ajoutez le persil, les noix et le parmesan.

QUINOA AU SAFRAN EN RISOTTO

PRÉPARATION : 5 MIN — CUISSON : 30 MIN — POUR 4 PERSONNES

MISE EN PLACE

- 200 g de quinoa bien rincé dans une passoire
- 2 échalotes émincées
- 2 c. à s. d'huile d'olive
- 1 verre de vin blanc sec
- 2 ou 3 verres d'eau bouillante
- 10 pistils de safran
- 30 g de beurre coupé en petits morceaux
- 2 c. à s. de parmesan râpé
- Sel
- Poivre du moulin

Faites fondre les échalotes dans une cocotte huilée pendant 10 min environ. Ajoutez le quinoa et remuez bien pour le nacrer.
Versez le vin blanc, mélangez et attendez qu'il soit absorbé. Ajoutez ensuite l'eau peu à peu, de la même façon. Salez. Goûtez pour juger de la cuisson (15 à 20 min).
Ajoutez le safran, puis le beurre et le parmesan. Rectifiez l'assaisonnement. Remuez et servez.

INFOS NUTRITION

PROTÉINES VÉGÉTALES, FIBRES ET SELS MINÉRAUX GRÂCE AU QUINOA, QUI EN EST RICHE, PLUS SES GLUCIDES ÉNERGÉTIQUES. LES BIENFAITS DE L'ÉCHALOTE, SEMBLABLES À CEUX DE L'OIGNON.

Variations

Un gros oignon à la place des échalotes. Cette recette marche aussi avec des coquillettes. Si vous ajoutez 50 g par personne de jambon de Parme ou de restes de poulet rôti coupés en dés, vous avez un plat complet.

PRÉPARATION : 15 MIN — CUISSON : 15 MIN
POUR 4 PERSONNES

MISE EN PLACE
- 200 g de quinoa rincé
- 3 poignées de bulots cuits
- 2 pommes en dés
- 1 avocat en petits morceaux
- 1 botte de ciboulette ciselée
- 2 ou 3 c. à s. de yaourt nature
- 2 c. à s. de crème liquide
- 2 citrons verts non traités
- Sel
- Poivre du moulin

Cuisez le quinoa dans 40 cl d'eau (froide au départ) pendant 15 min. Laissez-le gonfler. Décoquillez les bulots, puis coupez-les en 2 ou 3 morceaux. Dans un saladier, rassemblez les bulots, les pommes, l'avocat et le quinoa froid. Réservez au frais.
Mélangez la moitié de la ciboulette avec le yaourt, la crème et du zeste de citron râpé. Ajoutez le jus des citrons, remuez et rectifiez l'assaisonnement. Versez dans le saladier. Remuez et parsemez du reste de ciboulette. Gardez au frais jusqu'au moment de servir.

INFOS NUTRITION

LES BULOTS SONT D'UNE TELLE RICHESSE NUTRITIONNELLE QU'ILS DEVRAIENT ÊTRE REMBOURSÉS PAR LA SÉCU. AVEC QUELQUES-UNS, VOUS FAITES LE PLEIN DE TOUS LES SELS MINÉRAUX POSSIBLES, DE VITAMINE B, ETC. ILS SONT AUSSI BIEN FOURNIS EN OMÉGA 3. CETTE SALADE EST UN PLAT COMPLET.

Variations
Changez de légumes et de fruits selon la saison au gré du marché.

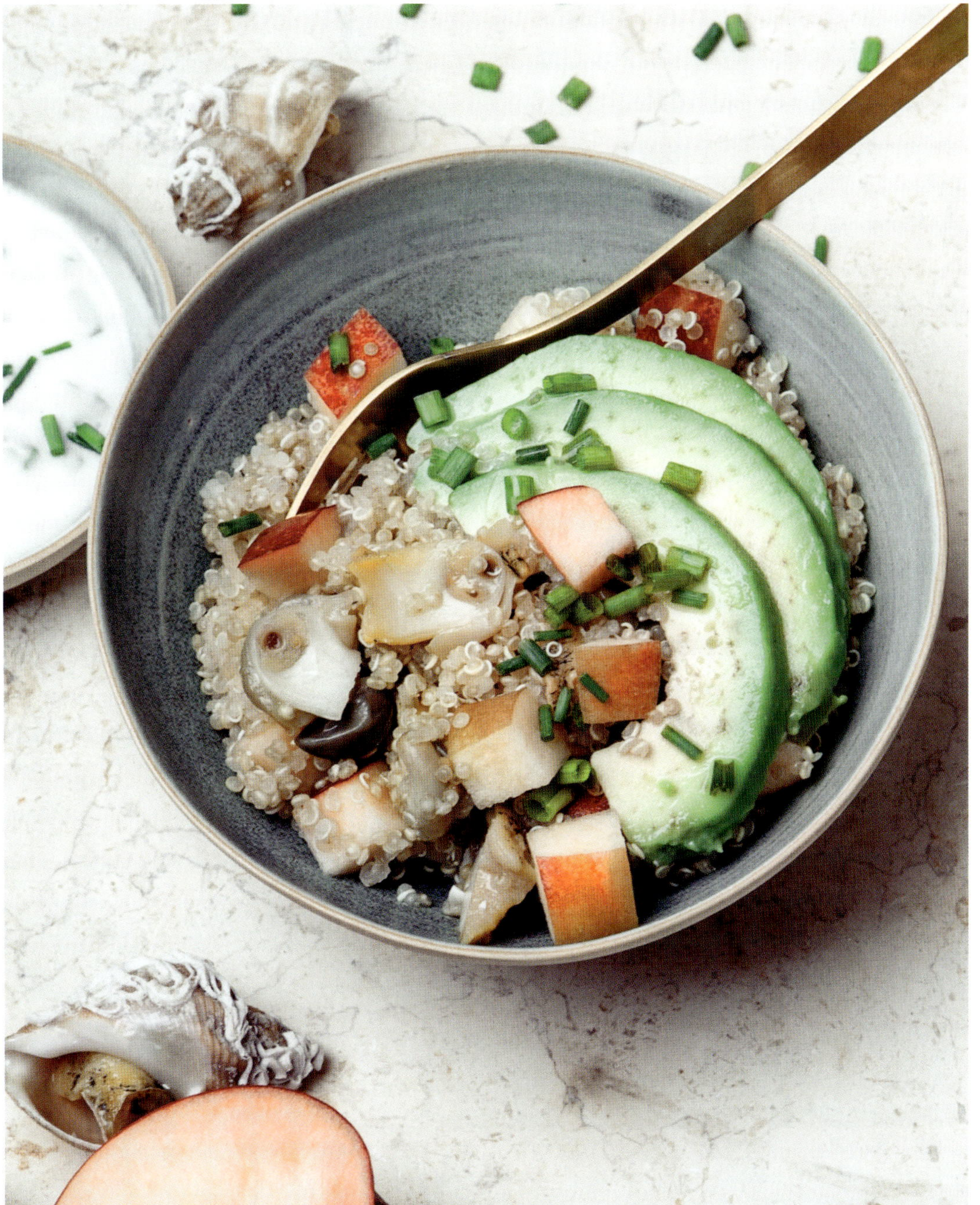

SALADE QUINOA, BULOTS

FICHE PRODUIT

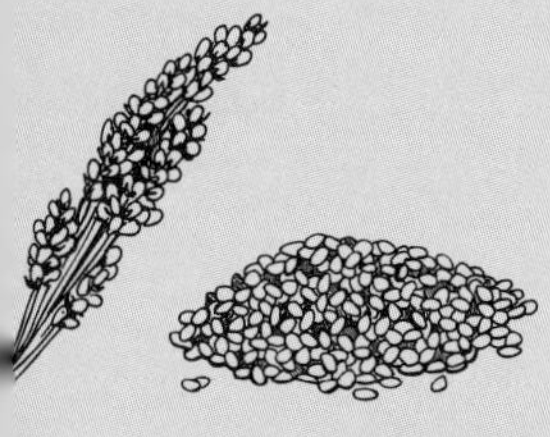

quinoa

LE QUINOA A DES QUALITÉS NUTRITIONNELLES SUPÉRIEURES À CELLES DES CÉRÉALES : IL EST MIEUX FOURNI EN PROTÉINES (COMPOSÉES DE TOUS LES ACIDES AMINÉS, Y COMPRIS LES ESSENTIELS) ET NE CONTIENT PAS DE GLUTEN.

Il est évidemment riche en glucides mais il contient aussi quelques lipides, en majorité composés d'acides gras insaturés. Il est également fort bien doté en fibres, sels minéraux et vitamines (groupes B et E).

En fait, le quinoa n'est pas une céréale mais une plante herbacée qui produit des graines qui ont les mêmes caractéristiques que celles des céréales, c'est pourquoi on le considère comme tel.
Il est cultivé sur les hauts plateaux des Andes depuis près de 5000 ans. Ce « riz des Incas » — comme on l'appela longtemps — était non seulement la nourriture de base de cette civilisation mais aussi une plante sacrée. Mais il a bien failli disparaître, car lors de leur conquête de l'Amérique du Sud, au XVIe siècle, les Espagnols le méprisèrent. Ils n'eurent de cesse d'implanter leurs céréales européennes (blé, orge, avoine) et peu à peu la culture du quinoa disparut. Heureusement, il continua de pousser dans des coins reculés, à l'état sauvage.

Grâce aux végétariens occidentaux, il fut redécouvert dans les années 1970-1980, et sa culture reprit pour ne cesser de se développer, d'abord en Amérique du Sud, puis aux États-Unis, au Canada, au Maroc et même, récemment, en France.

Trois variétés de quinoa sont disponibles :

- le blond, le plus courant et le plus tendre ;
- le rouge, plus ferme ;
- le noir, assez rare, d'une texture plus croquante.

Les graines de quinoa, bien que débarrassées de leur écorce et nettoyées, sont enrobées de résidus d'une substance très amère : la saponine. Il exige d'être rincé plusieurs fois dans une passoire avant d'être cuit dans peu d'eau (ou de bouillon) : 2 volumes d'eau pour 1 volume de quinoa et départ à froid.

Le quinori est un mélange, variable, de quinoa et d'une autre céréale (souvent du riz) et/ou de légumineuses.

PRÉPARATION : 15 MIN — CUISSON : 30 MIN
POUR 4 PERSONNES

MISE EN PLACE

- 200 g de millet brun
- 300 g de chair de potiron en petits morceaux
- 1 verre de lait de coco
- 2 c. à s. d'huile d'olive
- 2 oignons émincés
- 2 gousses d'ail ciselées
- 10 cm de gingembre râpé
- 2 c. à s. de poudre magique (page 19)
- Sel
- Poivre du moulin

Cuisez le potiron dans le lait de coco pendant 10 min.
Dorez le millet dans un sautoir huilé. Ajoutez les oignons, l'ail et le gingembre. Cuisez 5 min en remuant. Versez un petit verre d'eau. Salez très légèrement. Cuisez 5 à 10 min jusqu'à ce que le millet soit presque tendre.
Ajoutez le potiron au lait de coco et la poudre magique, et mélangez bien. Cuisez jusqu'à ce que le liquide se soit évaporé. Rectifiez l'assaisonnement.

INFOS NUTRITION

PAS DE GLUTEN DANS LE MILLET, MAIS DES FIBRES, DES PROTÉINES ET DES SELS MINÉRAUX. LE MILLET BRUN EST RICHE EN FLAVONOÏDES (ANTIOXYDANTS PUISSANTS) QUI VONT S'AJOUTER À CEUX DU POTIRON. DES OMÉGA 3 GRÂCE À LA POUDRE MAGIQUE.

Variations

Ajoutez des épices comme du garam masala ou du curry, si ça vous chante, et/ou des raisins secs.

Utilisations

Ce risotto de millet peut très bien se servir en plat principal. Du fromage ensuite, pour un supplément de protéines animales et pour le calcium, avec une salade verte et un fruit. Voilà un menu facile, vite plié et bien équilibré.

RISOTTO DE MILLET AU POTIRON

régals
MARINS

LES MERS ET LES OCÉANS NOUS OFFRENT UNE SPLENDIDE DIVERSITÉ DE COQUILLAGES, DE CRUSTACÉS ET DE POISSONS (IL EN EXISTE PLUS DE 3 000 ESPÈCES).

Et concernant ces derniers, les rivières ne sont pas en reste. Depuis la nuit des temps, les humains qui vivaient sur leurs rivages s'en sont nourris et ont inventé des moyens de les conserver en les faisant sécher et en les salant. Leurs méthodes sont toujours appliquées aujourd'hui. Sauf sur les lieux de pêche, les produits de la mer, fragiles, furent rares et chers jusqu'au début du XXe siècle. Ce qui n'était pas sans dommage pour les pauvres vivant loin des villes.

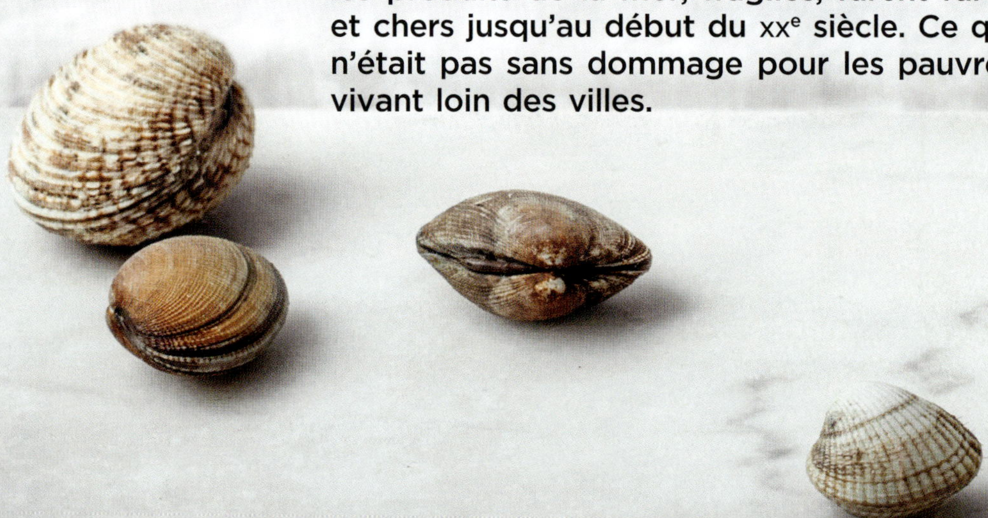

En effet, ces produits marins sont indispensables au bon développement de l'organisme car ils sont les seuls à lui apporter l'iode dont il a besoin. D'où des retards de croissance mentale et physique chez ceux qui en étaient privés et l'expression assez oubliée de « crétin des Alpes », car les habitants des montagnes étaient les plus touchés par cette carence. Elle a disparu depuis que le sel est systématiquement enrichi en iode.

Outre le fait qu'ils sont riches en protéines contenant tous les acides aminés indispensables (page 9), les poissons de mer et d'eau douce renferment beaucoup de sels minéraux, des vitamines du groupe B, de la A et de la D.
Ils contiennent plus ou moins de lipides, surtout constitués d'acides gras insaturés. C'est pourquoi ils sont nos meilleurs fournisseurs des précieux oméga 3 et qu'il est recommandé d'en consommer trois fois par semaine au moins.

Reste le problème de la surpêche, qui fait que nombre d'espèces de poissons sont en voie de disparition, le thon rouge étant le plus menacé. Choisissez toujours des poissons de pêche durable (c'est le cas de tous ceux des recettes de ce livre).

Quant aux coquillages, ils sont tout aussi riches en protéines, et ils sont surtout une mine de sels minéraux, essentiels à votre équilibre.
Les crustacés rivalisent dans le domaine. Les gros, relativement rares, ne sont pas de consommation courante, tandis que les crevettes se sont banalisées depuis qu'elles sont élevées industriellement avec des nourritures assez chimiques. Choisissez toujours celles qui proviennent d'élevages bio, comme celles de Madagascar.

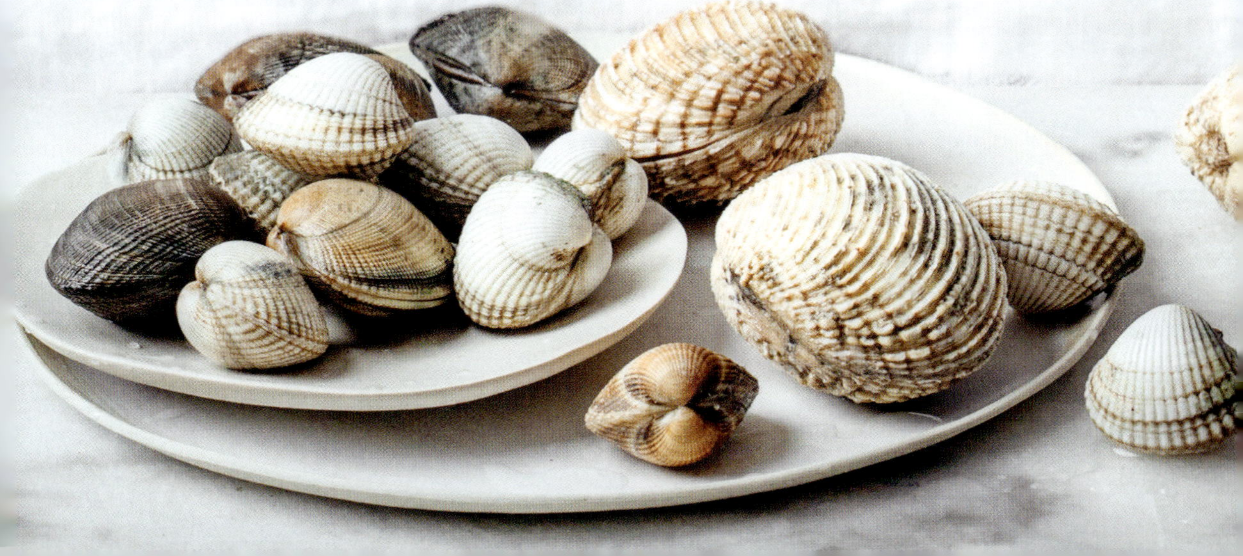

PRÉPARATION : 30 MIN — CUISSON : 20 MIN
POUR 4 PERSONNES

MISE EN PLACE

- 1 daurade de 1,2 kg environ écaillée et vidée
- 1 bol de chermoula assurance tous risques (page 12)

EN ÉTÉ

- 4 à 6 tomates marmande coupées en rondelles

EN HIVER

- 1 botte de carottes fanes coupées en fines rondelles

Réglez votre four sur 180 °C (th. 6).
Remplissez le ventre de la dorade avec environ la moitié de la chermoula.

En été

Versez le reste de la chermoula dans un plat. Disposez dessus les rondelles de tomates, puis la dorade.
Enfournez pour 20 min environ.

En hiver

Dans un saladier, mélangez les carottes avec le reste de chermoula. Déposez dans un plat, puis posez la dorade dessus.
Enfournez pour 20 min environ.

INFOS NUTRITION

PLAT COMPLET AVEC TOUS LES BIENFAITS DE LA CHERMOULA (PAGE 12). SERVEZ-LE AVEC DES NOUILLES OU DU RIZ, OU UNE AUTRE CÉRÉALE, HISTOIRE D'APPORTER DES GLUCIDES.

Variations

Deux filets d'un autre poisson (200 g chacun environ) si vous ne voulez pas vous embêter avec la découpe du poisson entier et les arêtes. Posez un filet sur les légumes, garnissez-le bien de chermoula, posez l'autre filet et recouvrez-le de chermoula.

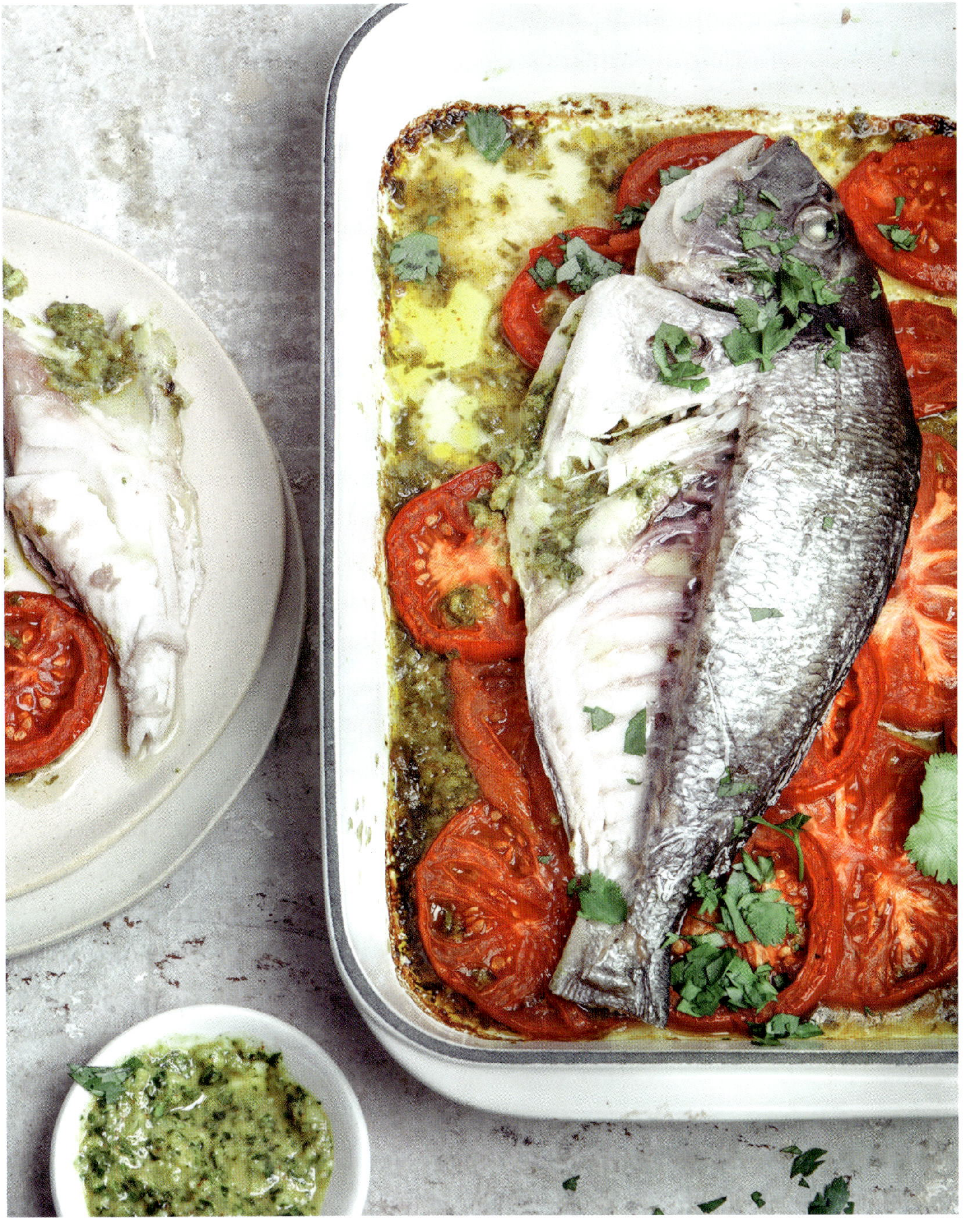

DORADE, CHERMOULA

PRÉPARATION : 30 MIN — CUISSON : 25 MIN
POUR 4 PERSONNES

MISE EN PLACE

- 4 filets de rascasse de 100 g chacun avec la peau
- 1 carotte grossièrement ciselée
- 1 oignon grossièrement ciselé
- 8 artichauts poivrade tournés et coupés en quartiers
- 3 c. à s. d'huile d'olive
- 2 gousses d'ail hachées
- 10 grains de poivre noir
- 1 citron non traité
- 1 verre de vin blanc
- 1 verre de bouillon de volaille
- 1 c. à s. d'huile d'olive

Faites revenir la carotte, l'oignon et les artichauts dans l'huile d'olive. Ajoutez l'ail, le poivre, le jus du citron (gardez l'écorce) et le vin blanc. Laissez résuire aux deux tiers. Versez le bouillon de volaille. Cuisez jusqu'à ce que les artichauts soient tendres (20 min environ).

Cuisez les filets de rascasse dans une poêle huilée, côté peau d'abord, pendant 2 min, puis retournez-les et cuisez-les encore 1 min. Salez. Râpez dessus un peu d'écorce de citron.

INFOS NUTRITION

ANTIOXYDANTS ET FIBRES DES LÉGUMES. AIL PROTECTEUR. PROTÉINES ET IODE DE LA RASCASSE.

SERVEZ AVEC DES PÂTES OU UN AUTRE FÉCULENT (POUR LES GLUCIDES) OU MANGEZ BEAUCOUP DE PAIN.

Variations

Tous les filets de poisson s'entendent bien avec les artichauts.

RASCASSE, ARTICHAUTS

HARENGS À LA MOUTARDE

PRÉPARATION : 5 MIN — CUISSON : 10 MIN
POUR 4 PERSONNES

MISE EN PLACE

- 4 petits harengs frais
- 3-4 c. à s. de farine
- 2 c. à s. d'huile d'olive
- 1 petit verre de vin blanc sec
- 20 g de beurre
- 1 c. à s. de moutarde à l'ancienne
- 10 branches de persil plat ciselées

Roulez les harengs dans la farine. Faites-les griller de tous côtés dans une poêle huilée.
Débarrassez-les dans un plat de service. Jetez le maximum de gras de cuisson. Versez le vin blanc et faites bouillir pour le réduire.
Grattez bien le fond de la poêle avec une spatule. Ajoutez le beurre et, quand il est fondu, la moutarde. Mélangez.
Versez cette sauce sur les harengs. Parsemez de persil ciselé et servez.

INFOS NUTRITION

UN BON PETIT COCKTAIL D'OMÉGA 3 ET DE PROBIOTIQUES. INUTILE DE SALER, LA MOUTARDE SUFFIT

HARENGS BOULANGÈRE

PRÉPARATION : 10 MIN
CUISSON : 30 MIN
POUR 4 PERSONNES

MISE EN PLACE

- 4 harengs frais
- 500 g de pommes de terre rattes
- 1 c. à s. d'huile d'olive
- 4 échalotes ciselées
- 40 g de beurre demi-sel en lamelles
- 1 verre de vin blanc sec
- 6 branches de persil ciselées
- Sel
- Poivre du moulin

Cuisez les pommes de terre dans de l'eau pendant 15 min, puis coupez-les en rondelles.
Réglez le four sur 190 °C (th. 6-7).
Placez les harengs dans un plat huilé. Ajoutez les pommes de terre, les échalotes et le beurre. Assaisonnez.
Versez le vin blanc et 2 c. à s. d'eau.
Enfournez pour 15 min. Parsemez de persil. Servez dans le plat.

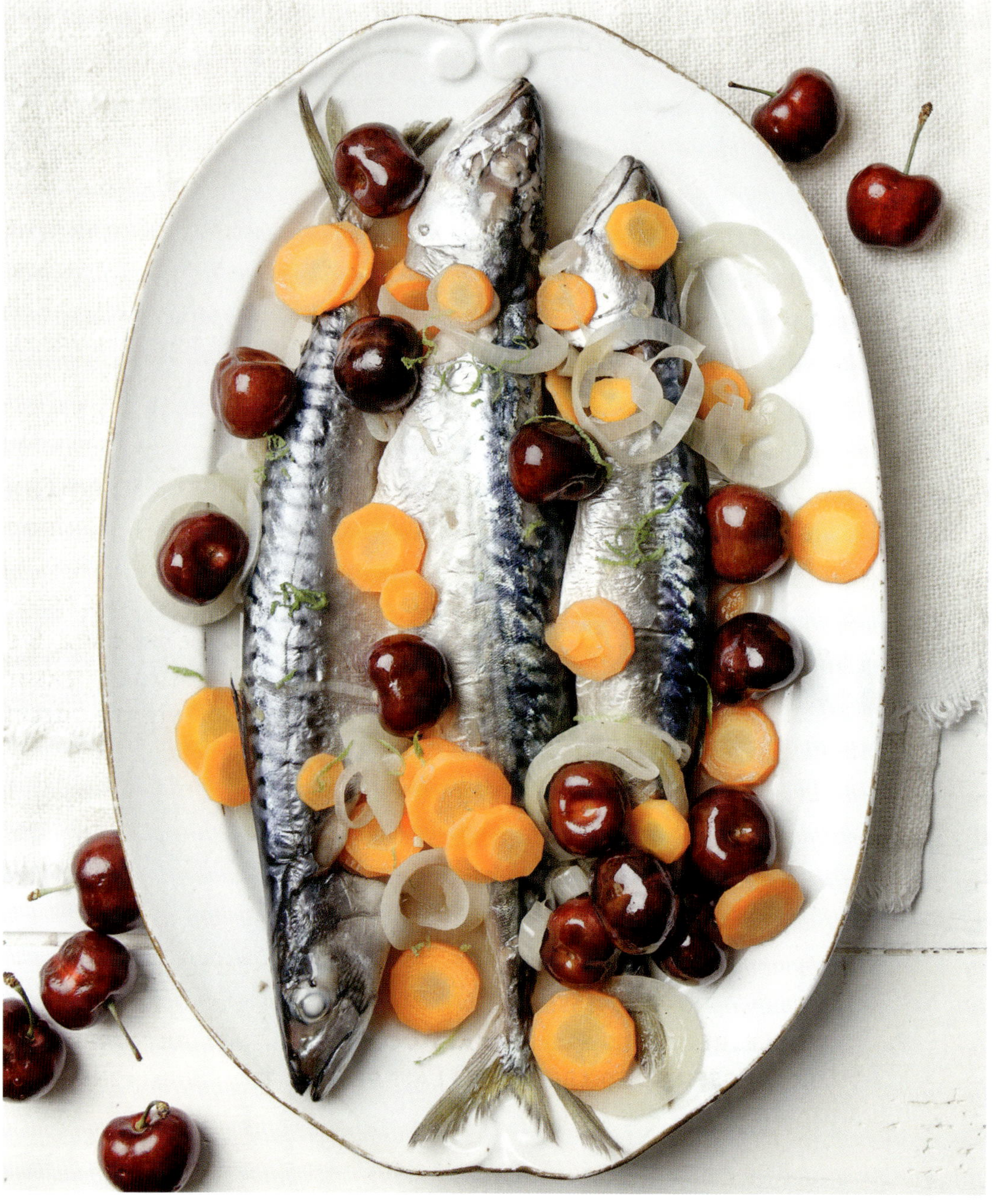

MAQUEREAUX, CERISES

RÉGALS MARINS

PRÉPARATION : 20 MIN — CUISSON : 30 MIN
POUR 4 PERSONNES

MISE EN PLACE

- 4 petits maquereaux (lisettes) ou 2 maquereaux moyens vidés, écaillés et rincés
- 8 carottes fanes en fines rondelles
- 1 oignon blanc en rondelles
- 2 échalotes en rondelles
- 2 c. à s. d'huile d'olive
- 1 citron vert non traité
- 400 g de cerises équeutées
- 40 cl de vin blanc sec
- Sel
- Poivre du moulin

Dorez les carottes, l'oignon et les échalotes dans un sautoir huilé. Versez le vin blanc et le jus du citron (gardez l'écorce). Salez, poivrez et cuisez à feu doux pendant 15 min à découvert.

Réglez le four sur 180 °C (th. 6). Ajoutez les cerises. Cuisez encore 5 min.

Versez le contenu de la casserole dans un plat. Disposez les maquereaux. Enfournez pour 10 min. Râpez du zeste de citron au sortir du four.

Servez tiède.

INFOS NUTRITION

PLAT COMPLET BIEN FOURNI EN ANTIOXYDANTS DE TOUTES SORTES (CAROTTES, OIGNON, CERISES). UN LAITAGE OU DU FROMAGE, UN FRUIT, ET LE REPAS EST PLIÉ. MAIS COMME CE PLAT EST TRÈS LÉGER, UN DESSERT DE TYPE RIZ AU LAIT PEUT ÊTRE LE BIENVENU. CELA DÉPEND DES APPÉTITS.

Variations

Vous pouvez dénoyauter les cerises, si vous en avez le temps ! Poire en hiver à la place des cerises. Cette recette marche avec d'autres poissons : merlan, rougets, etc., entiers ou en filets.

PRÉPARATION : 20 MIN — CUISSON : 10 MIN
POUR 4 PERSONNES

MISE EN PLACE

- 1,5 l de moules de bouchot nettoyées
- 2 échalotes ciselées
- 1 verre de vin blanc sec
- 1 boîte de lentilles au naturel
- 1 c. à c. de moutarde de Dijon
- Le jus de 2 citrons
- 1 c. à s. d'huile d'olive
- 1 oignon rouge en rondelles
- 1 c. à s. de poudre magique (page 19)
- 10 branches de persil plat hachées
- Sel
- Poivre du moulin

Faites s'ouvrir les moules avec la moitié des échalotes hachées et le vin blanc. Poivrez-les.
Réchauffez à feu doux les lentilles dans leur jus.
Filtrez le jus de cuisson des moules et réduisez-le de moitié environ. Décoquillez les moules.
Préparez une vinaigrette avec la moutarde, le jus des citrons, l'huile d'olive, le reste des échalotes et le jus des moules réduit.
Égouttez les lentilles et ajoutez-les aux moules avec les rondelles d'oignon rouge, la poudre magique et la vinaigrette. Mélangez. Rectifiez l'assaisonnement.
Parsemez de persil haché. Servez tiède.

INFOS NUTRITION

DEUX PRODUITS RICHES EN FER : LES MOULES ET LES LENTILLES PLUS LEURS SELS MINÉRAUX ET CEUX DE LA POUDRE MAGIQUE. LA VITAMINE C DU JUS DE CITRON, QUI FAVORISE L'ABSORPTION DU FER. UN BON COCKTAIL DE PROTÉINES ANIMALES ET VÉGÉTALES. TOUT CELA FAIT UN PLAT ROBORATIF MAIS LÉGER CAR NON GRAS.

Variations

Vous pouvez décliner cette recette avec d'autres légumes secs, d'autres herbes, un autre vinaigre.

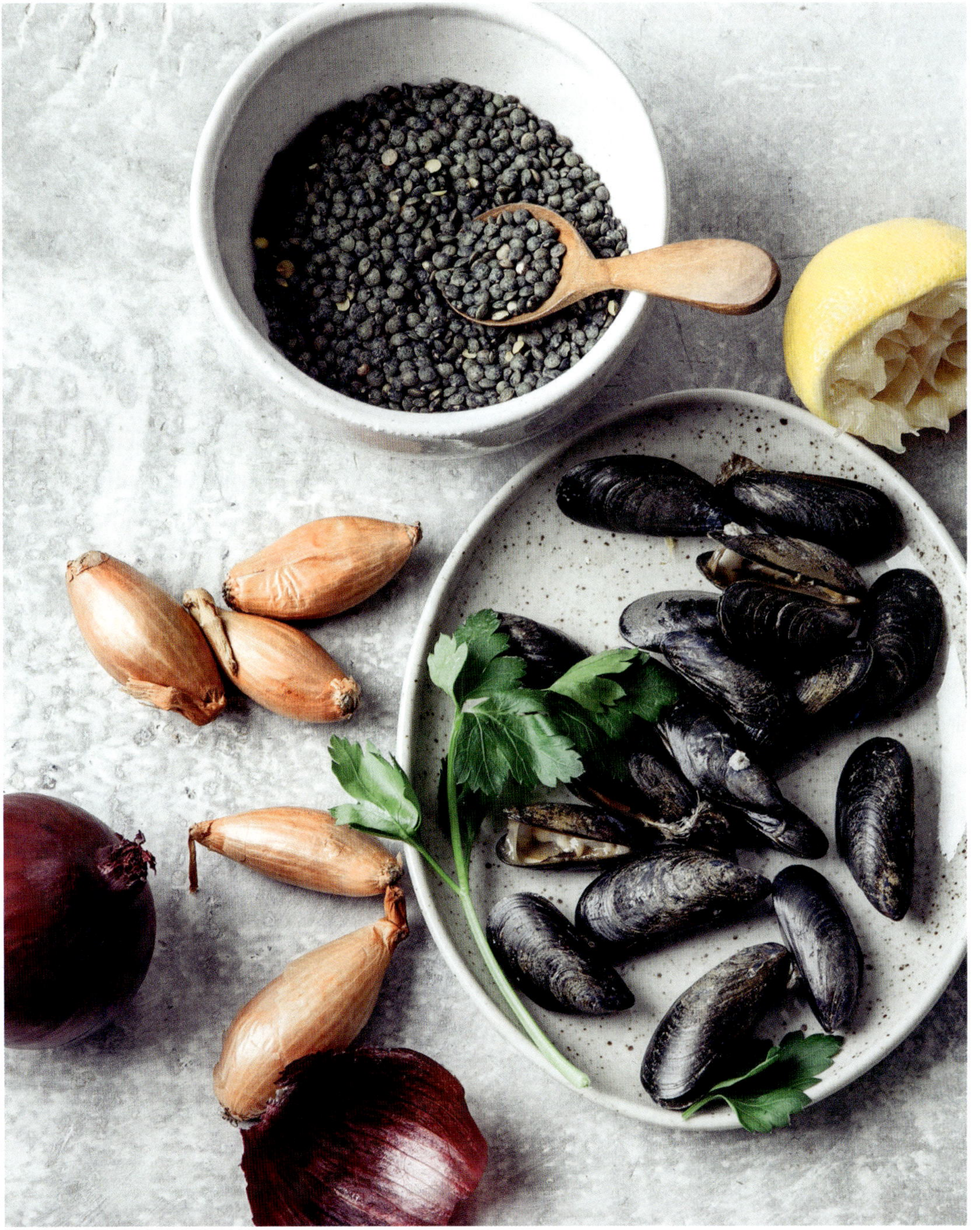

SALADE MOULES, LENTILLES

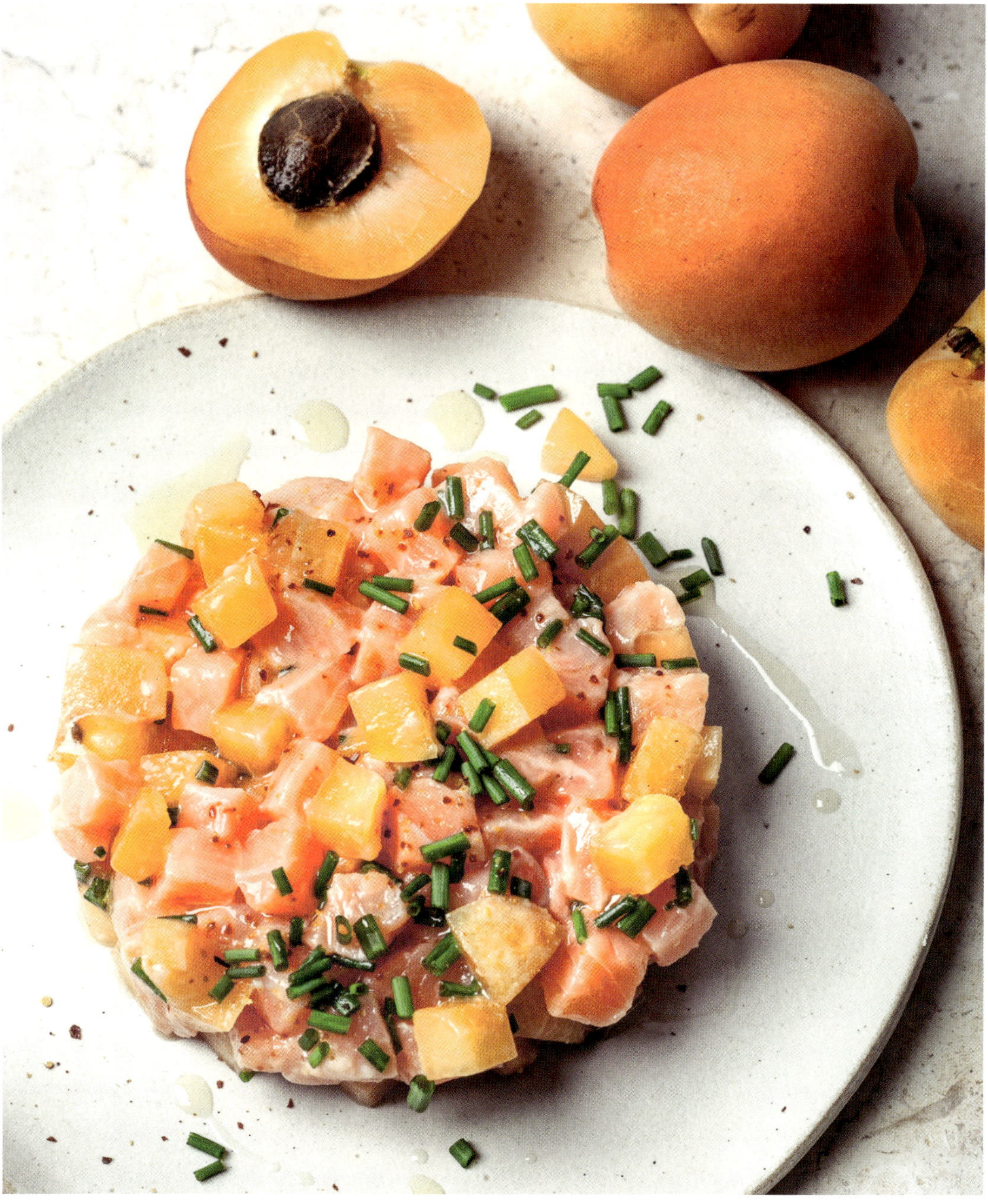

SAUMON, ABRICOTS EN TARTARE

PRÉPARATION : 15 MIN
POUR 4 PERSONNES

MISE EN PLACE

- 400 g de saumon sauvage ou bio (ou Label Rouge) sans peau et désarêté
- Le jus de 1 citron
- 4 abricots en petits morceaux
- 1/2 botte de ciboulette ciselée
- 2 c. à s. d'huile d'olive
- Piment d'Espelette
- Sel

Coupez le saumon en bandes, puis en dés. Arrosez de jus de citron.
Ajoutez les abricots, la ciboulette et l'huile d'olive.
Remuez. Assaisonnez et remuez encore.
Réservez au frais jusqu'au moment de servir, avec une salade verte.

INFOS NUTRITION

PLEIN D'OMÉGA 3 AVEC LE SAUMON, ET UN SHOOT D'ANTIOXYDANTS AVEC L'ABRICOT ET LA CIBOULETTE. PLUS LA VITAMINE C DU CITRON ET LA VITAMINE E DE L'HUILE D'OLIVE.
UN PLAT PROTECTEUR PAR EXCELLENCE ET, DE SURCROÎT, TRÈS FACILE ET RAPIDE À RÉALISER.

Variations

Ça marche très bien avec d'autres fruits et toute l'année : pomme ou poire en hiver, nectarine en été.
Ça marche aussi avec un autre poisson, comme la daurade ou le cabillaud.

PRÉPARATION : 15 MIN — CUISSON : 2 MIN
POUR 4 PERSONNES

MISE EN PLACE

- 300 g de filet de saumon sauvage ou bio sans peau et désarêté
- Le jus de 1 citron
- 1/2 bouquet d'aneth
- 1/2 botte de ciboulette
- 1 yaourt grec
- 4 à 6 tranches de pain complet ou aux noix
- Sel
- Poivre du moulin

Coupez le saumon en très gros dés. Trempez-les dans le jus de citron. Gardez au frais dans un saladier.
Hachez l'aneth et la ciboulette. Mélangez-les dans le yaourt grec. Salez et poivrez.
Grillez les tranches de pain juste 2 min.
Servez sur des piques de bois. Chacun trempera ses dés de saumon dans la sauce et se servira du pain comme il en aura envie.

INFOS NUTRITION

OMÉGA 3 DANS LE SAUMON. CALCIUM ET PROBIOTIQUES GRÂCE AU YAOURT. ANTIOXYDANTS ET VITAMINES AVEC LES HERBES. PROTÉINES (SAUMON ET YAOURT). FIBRES ET GLUCIDES (PAIN). ON DIRAIT QUE RIEN NE MANQUE DANS CE PLAT !

Variations

Avec des coquillages : saint-jacques, bulots. Un autre poisson (daurade, cabillaud, thon, etc.). Toutes les herbes conviennent.

Utilisations

Ce plat est agréable pour un apéro entre amis. Mais il l'est aussi en entrée. Nul besoin de viande ou de poisson ensuite, mais un plat de céréales sera le bienvenu.

SAUMON EN BOUCHÉES, SAUCE ANETH

SARDINES PANÉES

PRÉPARATION : 10 MIN — CUISSON : 5 MIN
POUR 4 PERSONNES

MISE EN PLACE
- 12 sardines fraîches en filets, rincées et désarêtées
- 5 cl d'huile d'olive
- 3 c. à s. de semoule de maïs
- 2 pincées de sel
- Le jus de 1/2 citron
- Sel
- Poivre du moulin

Réglez votre four sur 220 °C (th. 7-8).
Versez un petit verre d'huile d'olive dans une assiette et la semoule de maïs dans une autre. Salez-la et ajoutez le jus de citron.
Tapissez la grille du four d'une feuille de papier cuisson.
Trempez chaque filet dans l'huile, égouttez-le, puis passez-le dans la semoule des deux côtés et déposez-le sur la grille.
Enfournez pour 5 min. Assaisonnez à la sortie du four.

Variations
Assaisonnement : piment d'Espelette, herbes hachées.
Filets de saumon, de maquereau, d'anchois, de truite ou d'un autre poisson, coupés en bandes.
Semoule de blé moyenne à la place de celle de maïs.

Utilisations
Un plat de légumes cuits ou crus de saison et du pain (pour les glucides), un laitage ou du fromage et un fruit : ainsi, votre menu sera bien équilibré.

INFOS NUTRITION
VOILÀ UNE BONNE FAÇON, TRÈS SIMPLE ET ÉCONOMIQUE, DE FAIRE PROVISION D'OMÉGA 3, D'IODE ET DE PROTÉINES AVEC CES SARDINES.

PRÉPARATION : 20 MIN
POUR 4 PERSONNES

MISE EN PLACE

- 1 filet de 300 g de thon blanc
- Les têtes d'un brocoli
- 10 noix du Brésil concassées
- 3 c. à s. d'huile d'olive
- 1 citron vert non traité
- Fleur de sel
- Poivre du moulin

Réservez le thon au congélateur pendant au moins 2 h avant de commencer.
Taillez les têtes de brocoli à la mandoline au-dessus d'un plat de service. Taillez le thon de même (plus facile quand il est congelé) et répartissez joliment. Parsemez de noix du Brésil.
Dans un bol, mélangez l'huile d'olive et le jus du citron vert (gardez l'écorce). Arrosez-en le plat. Terminez avec un peu de zeste de citron râpé, de fleur de sel et de poivre du moulin. Gardez au frais jusqu'au moment de servir.

INFOS NUTRITION

PROTÉINES ET OMÉGA 3 DU THON. ANTIOXYDANTS, FIBRES DU BROCOLI ET DES NOIX DU BRÉSIL. VITAMINE C DU JUS DE CITRON. TOUT CELA SE MARIE POUR BIEN VOUS PROTÉGER.

Variations

Saumon et chou-fleur, pour changer de couleurs en gardant les mêmes avantages nutritionnels.

Utilisations

Du pain au menu ou des céréales pour les glucides lents, sinon vous risquez une fringale car ce plat est léger. Laitage ensuite (pour le calcium) et un fruit. Ou, pourquoi pas, un dessert comme le gâteau yaourt (page 202) ou le chia pudding (page 206), qui combinent les deux ?

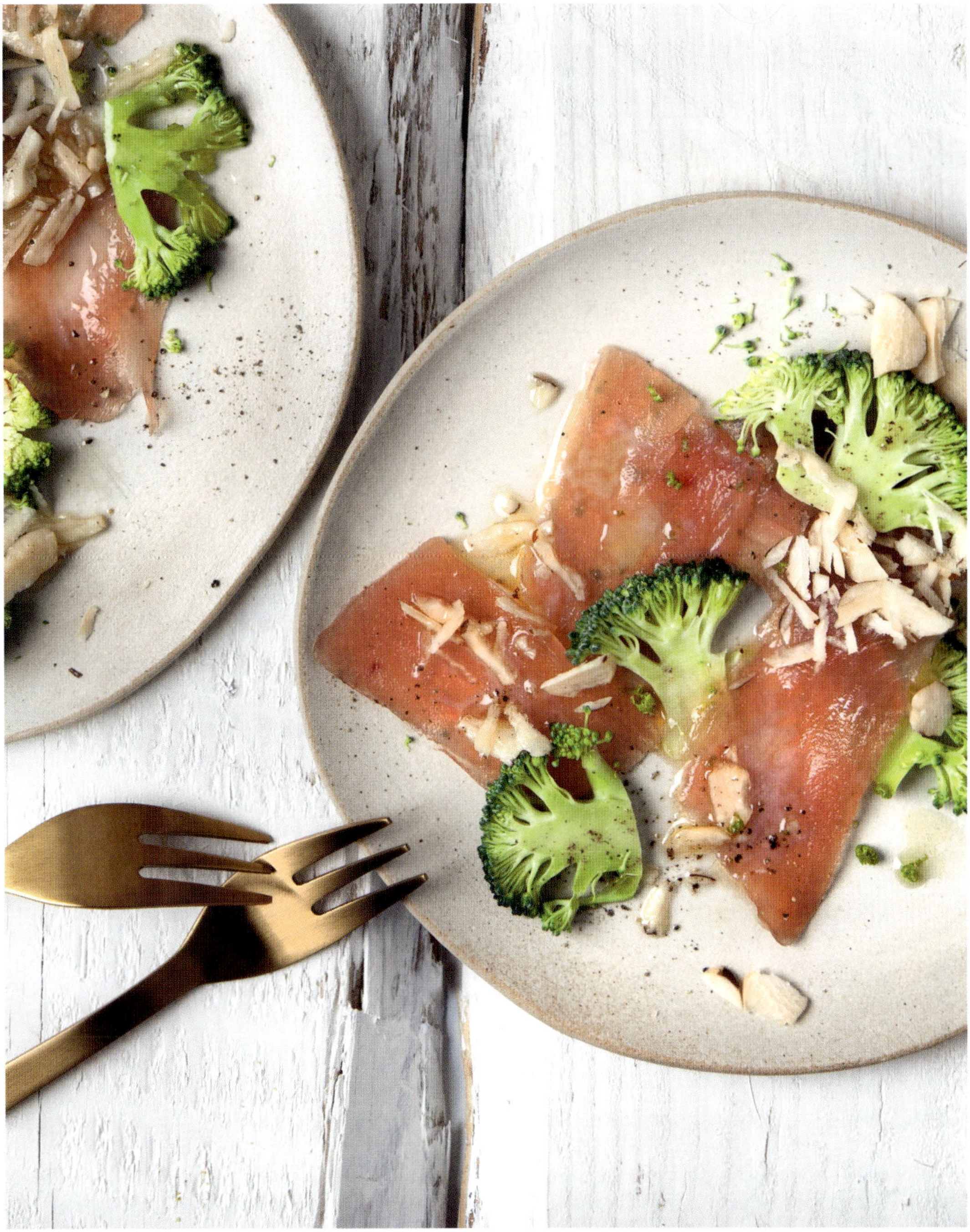

THON, BROCOLI

TRUITES, FRUITS DE SAISON

PRÉPARATION : 10 MIN — CUISSON : 20 MIN
POUR 4 PERSONNES

MISE EN PLACE
TOUTE L'ANNÉE
- 2 belles truites
- 1 c. à s. d'huile d'olive
- 1 bonne giclée de vinaigre
- 1/2 verre de vin blanc sec
- 10 g de beurre
- 10 branches de persil plat ciselées
- Sel
- Poivre du moulin

EN ÉTÉ
- 4 pêches jaunes coupées en deux et dénoyautées

EN HIVER
- 4 pommes granny smith coupées en deux et épépinées

INFOS NUTRITION

PROTÉINES ET OMÉGA 3 DANS LES TRUITES. FIBRES, ANTIOXYDANTS ET VITAMINES DANS LES FRUITS ET LE PERSIL. PROBIOTIQUES DU VINAIGRE. UNE DEMI-TRUITE PAR PERSONNE EST SUFFISANTE POUR GARANTIR LE QUOTA DE PROTÉINES ANIMALES, MAIS RIEN NE VOUS EMPÊCHE D'AUGMENTER LA QUANTITÉ DE FRUITS EN FONCTION DES APPÉTITS.

Cuisez les pêches ou les pommes dans une poêle huilée, à feu moyen, en les retournant plusieurs fois jusqu'à ce qu'elles soient moelleuses, mais pas en compote. Débarrassez-les dans un plat.
Cuisez les truites dans cette même poêle (5 min de chaque côté), arrosez-les de vinaigre et assaisonnez-les. Dressez-les dans un plat de service.
Déglacez la poêle avec le vin blanc, ajoutez le beurre et remuez jusqu'à ce qu'il soit fondu. Rectifiez l'assaisonnement et versez sur les truites. Saupoudrez de persil partout.

Variations

Ça marche avec d'autres fruits qui ne sont pas trop sucrés : abricots en été, poires en hiver. La truite, généralement écologiquement élevée, est un poisson peu cher et « pratique », facile à cuire.

PRÉPARATION : 10 MIN — CUISSON : 10 MIN
POUR 4 PERSONNES

MISE EN PLACE

- 400 g de filet de truite de mer
- 4 gousses d'ail hachées
- 300 g de girolles
- 1 c. à s. d'huile d'olive
- Sel
- Poivre du moulin

Réglez le four sur 250 °C (th. 8). Faites rapidement revenir l'ail et les girolles dans une poêle huilée. Assaisonnez.
Coupez le filet de truite en 4 morceaux.
Posez chacun d'eux sur une feuille de papier cuisson et salez légèrement. Répartissez les girolles, fermez les papillotes et enfournez pour 8 min environ.

INFOS NUTRITION

LA TRUITE DE MER EST PROCHE DU SAUMON ET, COMME LUI, BIEN FOURNIE EN OMÉGA 3. LES GIROLLES SE TIENNENT BIEN CÔTÉ CAROTÈNES ANTIOXYDANTS ET FIBRES. ET VOUS BÉNÉFICIEZ DES BIENFAITS DE L'AIL.

Variations

Cette recette marche avec les filets d'autres poissons et avec d'autres champignons. Vous pouvez broder à votre guise.

Utilisations

Ce plat est très léger : il faut des glucides lents au menu, sinon vous risquez une fringale. Des pâtes (pages 144 et 146) ou du quinoa (page 150) par exemple.

TRUITES, GIROLLES EN PAPILLOTE

viandes, volailles et œufs :

POINT TROP N'EN FAUT

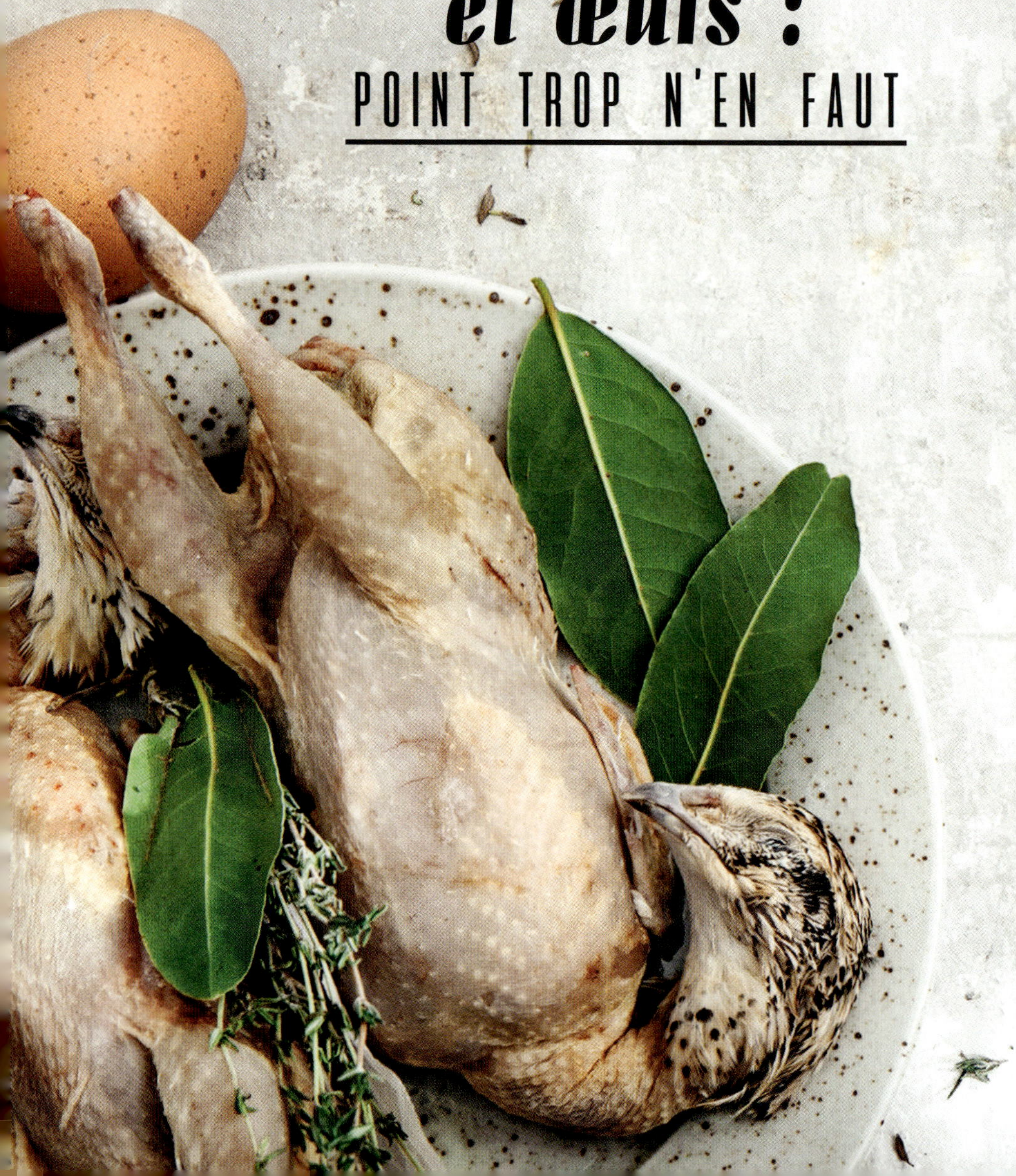

CES PRODUITS SONT, AVEC CEUX DE LA MER (PAGES 152-153) ET LES LAITIERS, (PAGES 204-205) NOS MEILLEURS FOURNISSEURS DE PROTÉINES ET SONT AUSSI RICHES DE TOUS LES ACIDES AMINÉS QUI LES CONSTITUENT (PAGE 9).

Viandes, volailles et œufs ont longtemps été des aliments rares, chers, réservés aux riches, tandis que les pauvres souffraient de dénutrition. Le développement de l'industrie alimentaire et l'élevage intensif ont démocratisé ces produits en créant un abominable paradoxe : les carences en protéines ont disparu tandis que les maladies cardiovasculaires, les cancers et l'obésité sont devenus des fléaux mortels et que le cruel élevage intensif a contribué à polluer la nature.

Faut-il pour autant se priver complètement de ces produits qui sont dans nos racines gastronomiques ? On peut trouver son quota de protéines ailleurs, les végétariens y arrivent sans problème.
Là où le bât risque de blesser, c'est du côté du fer : viandes, volailles et œufs sont les aliments qui en contiennent le plus et, surtout, qui renferment celui qui est le mieux absorbé par votre organisme. En effet, le fer est un oligoélément très capricieux : il lui faut tout un environnement favorable, dans votre intestin, pour qu'il consente à en passer la barrière et à aller faire son indispensable boulot dans vos globules rouges : c'est lui qui leur permet d'apporter l'oxygène à vos cellules. Rien que ça !

Les coquillages, qui en sont riches, peuvent assurer le quota, mais on ne les consomme pas quotidiennement. C'est pourquoi la bonne solution est de consommer viandes, volailles et œufs de qualité, venant uniquement de petits producteurs respectueux de leurs bêtes. En petites quantités quotidiennes ou deux à trois fois par semaine.

Ainsi, vous ne mettez pas votre santé en péril et vous respectez la planète.

PRÉPARATION : 20 MIN — CUISSON : 1 H 30
MARINADE : 6 À 12 H — POUR 6 PERSONNES

MISE EN PLACE LA VEILLE

- 600 g d'épaule d'agneau en morceaux
- 6 carottes en rondelles
- 3 oignons en rondelles
- 1 branche de céleri en bâtonnets
- 6 gousses d'ail ciselées
- 1 bouquet garni (thym, laurier, 2 feuilles de sauge)
- 30 cl de vin blanc sec

MISE EN PLACE LE JOUR MÊME

- 4 c. à s. d'huile d'olive
- 500 g de châtaignes sous vide
- Sel
- Poivre du moulin

La veille, mettez à mariner tous les légumes, le bouquet garni et l'agneau dans le vin blanc. Le jour même, égouttez la marinade dans une passoire placée au-dessus d'un saladier.
Dorez l'agneau dans un sautoir huilé. Ajoutez tous les légumes et faites-les revenir. Versez le vin blanc. Assaisonnez. Cuisez à feu doux pendant 1 h. Ajoutez les châtaignes. Cuisez 30 min.

INFOS NUTRITION

PLAT COMPLET, AVEC VIANDE (PAS TROP) ET LÉGUMES (BEAUCOUP). PLUS LES GLUCIDES LENTS ET LES FIBRES DES CHÂTAIGNES ET LEUR MAGNÉSIUM. DÉGRAISSEZ BIEN L'AGNEAU AVANT DE LE METTRE À MARINER : MOINS VOUS INGÉREREZ D'ACIDES GRAS SATURÉS, MIEUX CE SERA.

Variations

Châtaignes surgelées : augmentez un peu le temps de cuisson. La daube d'Avignon se prépare traditionnellement avec de l'agneau, mais vous pouvez aussi la cuisiner avec du bœuf ou un poulet.

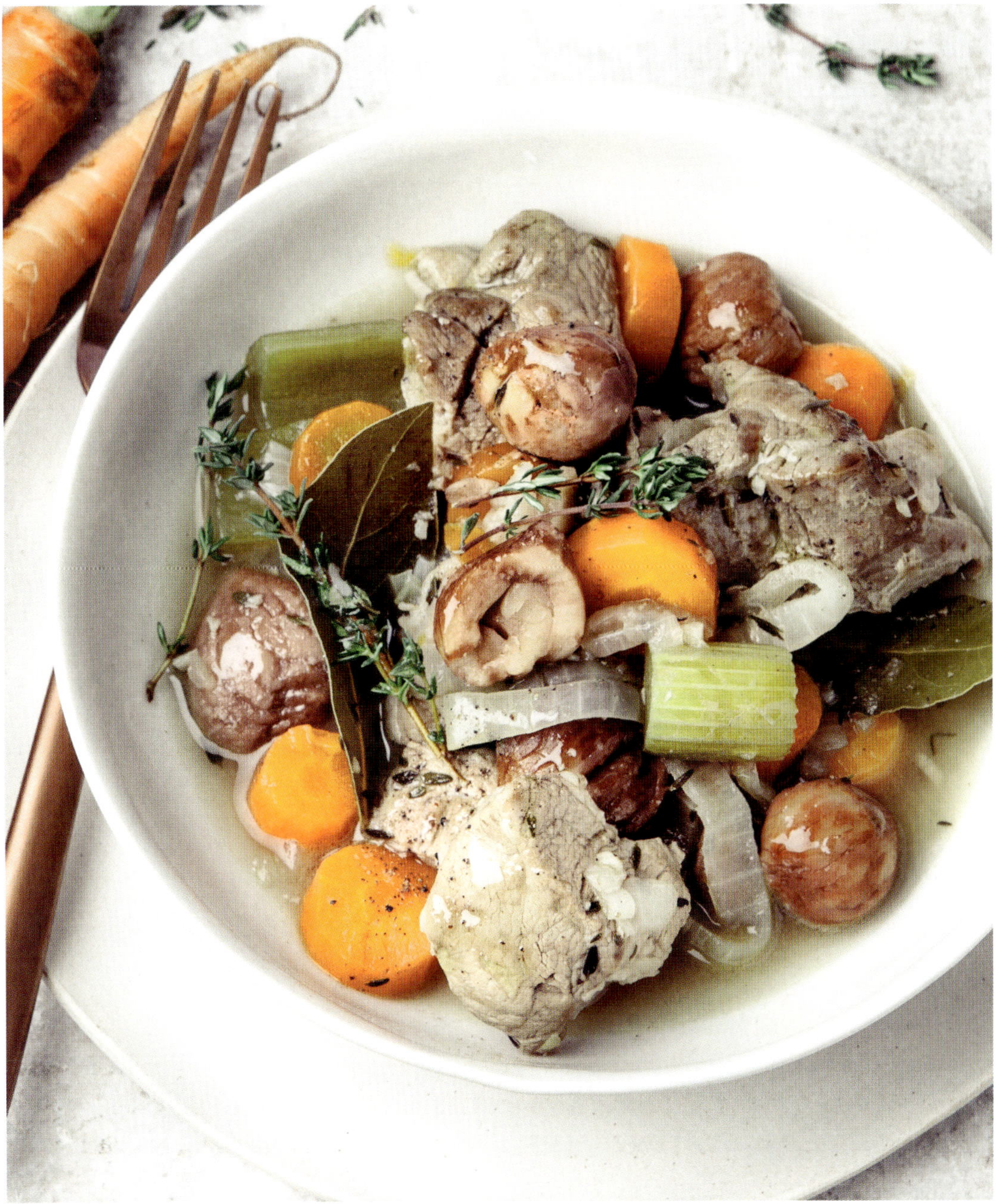

DAUBE D'AVIGNON AUX MARRONS

PRÉPARATION : 5 MIN — CUISSON : 1 H 10
POUR 6 PERSONNES

MISE EN PLACE

- 1 épaule d'agneau désossée, dégraissée et ficelée en rôti
- 2 c. à s. d'huile d'olive
- 1 kg de petits oignons blancs surgelés
- 3 branches de romarin
- 1 petit verre de vin blanc sec
- Sel
- Poivre du moulin

La veille, sortez les oignons du congélateur et stockez-les dans le réfrigérateur.
Réglez le four sur 160 °C (th. 5-6).
Dorez l'épaule de tous côtés dans une cocotte huilée. Retirez-la.
Dorez-y ensuite les oignons. Remettez l'épaule. Assaisonnez.
Ajoutez le romarin et le vin blanc.
Couvrez la cocotte et enfournez-la pour 45 min à 1 h selon que vous voulez votre agneau rosé ou à point.
Vérifiez de temps en temps. Ajoutez un peu d'eau si cela menace d'attacher.

INFOS NUTRITION

BIENFAITS DES PETITS OIGNONS (PAGE 55), ÉVIDEMMENT ! SERVEZ AVEC DES NOUILLES — OU UNE AUTRE CÉRÉALE — OU AVEC UNE PURÉE DE POMMES DE TERRE (POUR LES GLUCIDES).

Variations

Les petits oignons peuvent aussi se décongeler directement dans la cocotte ; ça sera un peu plus long. Un rôti de veau ou de porc se prépare de la même façon.

Utilisations

Une tranche de 50 à 75 g par personne, c'est largement suffisant. Vous servirez le reste en viande froide ensuite.

ÉPAULE D'AGNEAU AUX PETITS OIGNONS

FOIE DE VEAU AUX RAISINS

PRÉPARATION : 10 MIN — CUISSON : 10 MIN
POUR 4 PERSONNES

MISE EN PLACE

- 50 g de raisins secs
- 1 tranche de foie de veau de lait bio de 400 g
- De la farine dans une assiette
- 2 c. à s. d'huile d'olive
- 1 petit verre de cognac (5 cl)
- 1 c. à s. de crème fraîche
- Sel
- Poivre du moulin

Trempez les raisins dans de l'eau bouillante. Farinez le foie de veau des deux côtés.
Cuisez-le dans une poêle huilée pendant 4 à 6 min de chaque côté, selon que vous l'aimez rosé ou plus cuit. Assaisonnez. Vérifiez la cuisson en plantant la pointe d'un couteau : le jus doit sortir rose, pas rouge. Dégagez le foie de veau sur un plat de service.
Versez le cognac et flambez-le. Ajoutez les raisins égouttés et la crème, et grattez bien le fond de la poêle. Versez la sauce sur le foie et servez.

INFOS NUTRITION

DU FOIE DE VEAU UNE OU DEUX FOIS PAR MOIS, C'EST BIEN POUR REFAIRE LE PLEIN DE SELS MINÉRAUX, SURTOUT DE FER, DE ZINC ET DE SÉLÉNIUM (ANTIOXYDANT), ET AUSSI DE VITAMINES DU GROUPE B, CAR IL EN EST PARTICULIÈREMENT RICHE. LES RAISINS SECS RENFORCENT CET APPORT.

Variations

Des escalopes de veau peuvent se préparer de la même façon. Vous pouvez zapper le flambage au cognac, mais ce serait dommage car c'est bon ! Y compris pour les enfants, puisque l'alcool est brûlé.

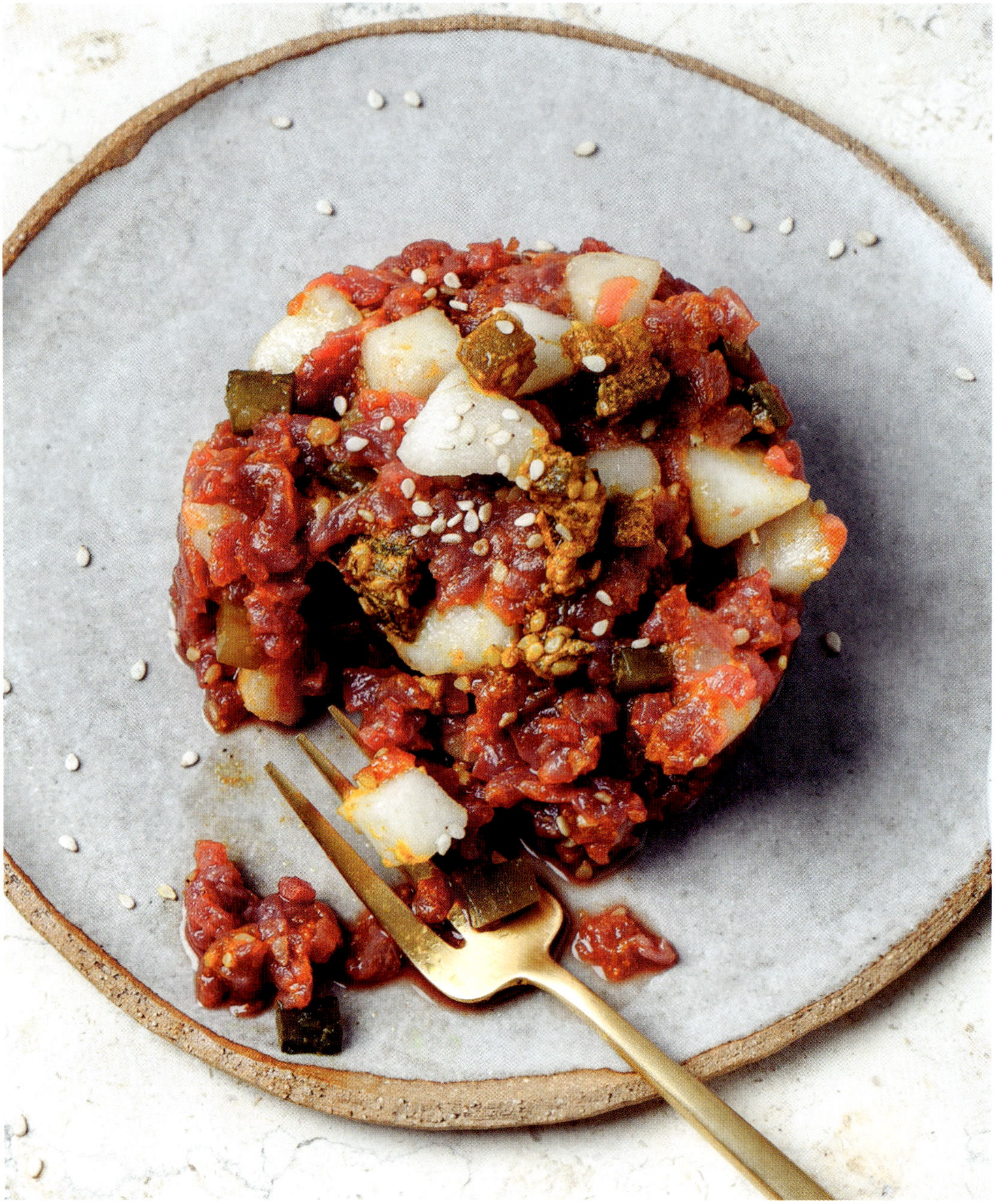

TARTARE DE BŒUF, POIRE, SÉSAME

PRÉPARATION : 15 MIN
POUR 4 PERSONNES

MISE EN PLACE

- 300 g de bifteck haché
- 1 grosse poire comice coupée en dés moyens
- 4 cornichons coupés en petits dés
- 1 c. à s. de graines de sésame
- 1 c. à c. de curcuma
- 1 c. à s. de sauce soja
- 1-2 c. à s. d'huile d'olive
- Sel
- Poivre du moulin

Dans un saladier, déposez le bifteck haché. Ajoutez tous les autres ingrédients un à un, en remuant après chaque ajout. Quand tout est bien mélangé, ajustez l'assaisonnement en sel, poivre, sauce soja et huile d'olive selon votre goût.

INFOS NUTRITION

FER ET PROTÉINES (BIFTECK HACHÉ). FIBRES (POIRE). PROBIOTIQUES (CORNICHONS, SAUCE SOJA). ANTIOXYDANTS (CURCUMA, SÉSAME). TOUT CELA VOUS PROTÈGE BIEN.

Variations

Changez de fruit selon les saisons. Ajoutez des fruits secs concassés, des pickles.

Utilisations

Une belle salade de légumes cuits ou crus pour accompagner ce tartare et du pain (pour les glucides lents).

PRÉPARATION : 20 MIN — CUISSON : 1 H 15
POUR 8 PERSONNES

MISE EN PLACE

- 300 g de tendrons de veau en gros morceaux
- 300 g d'épaule de veau en gros morceaux
- 8 belles carottes en grosses rondelles
- 8 blancs de poireaux en rondelles
- 2 oignons en quartiers
- 2 clous de girofle
- 1 bouquet garni
- 1 grosse poignée d'oignons grelots surgelés
- 2 c. à s. d'huile d'olive
- 400 g de petits champignons de Paris
- 50 g de beurre
- 50 g de farine
- 2 jaunes d'œufs
- 3 c. à s. de crème fraîche
- Le jus de 1 ou 2 citrons
- Noix de muscade
- Sel
- Poivre du moulin

Cuisez le veau dans de l'eau (départ à l'eau froide) et écumez. Ajoutez les carottes, les poireaux, les oignons piqués des clous de girofle et le bouquet garni. Salez légèrement. Cuisez à feu doux pendant 1 h.
Cuisez les oignons grelots dans un sautoir huilé. Débarrassez-les et cuisez-y les champignons.
Égouttez le veau et les légumes, et déposez-les dans un plat. Gardez au chaud. Filtrez le bouillon.
Faites un roux avec le beurre et la farine. Ajoutez peu à peu 4 ou 5 louches de bouillon tout en mélangeant. Cuisez 10 min.
Mélangez les jaunes d'œufs et la crème. Délayez avec un peu de sauce chaude, puis versez dans la casserole en fouettant. Assaisonnez, parsemez de noix de muscade et citronnez bien. Ajoutez les oignons grelots et les champignons. Rectifiez l'assaisonnement. Versez dans le plat de veau et de légumes.

INFOS NUTRITION

C'EST LA RECETTE TRADITIONNELLE DE LA BLANQUETTE, MAIS À L'ENVERS : PLEIN DE LÉGUMES, PEU DE VIANDE. DONC BIEN MEILLEURE POUR LA SANTÉ ! SERVEZ AVEC DU RIZ BLANC, HISTOIRE D'AVOIR DES GLUCIDES.

Variations

Gardez le reste du bouillon pour une soupe.
Si vous n'avez pas d'invités, cette blanquette fait deux repas au moins ; réchauffez-la tout doucement.

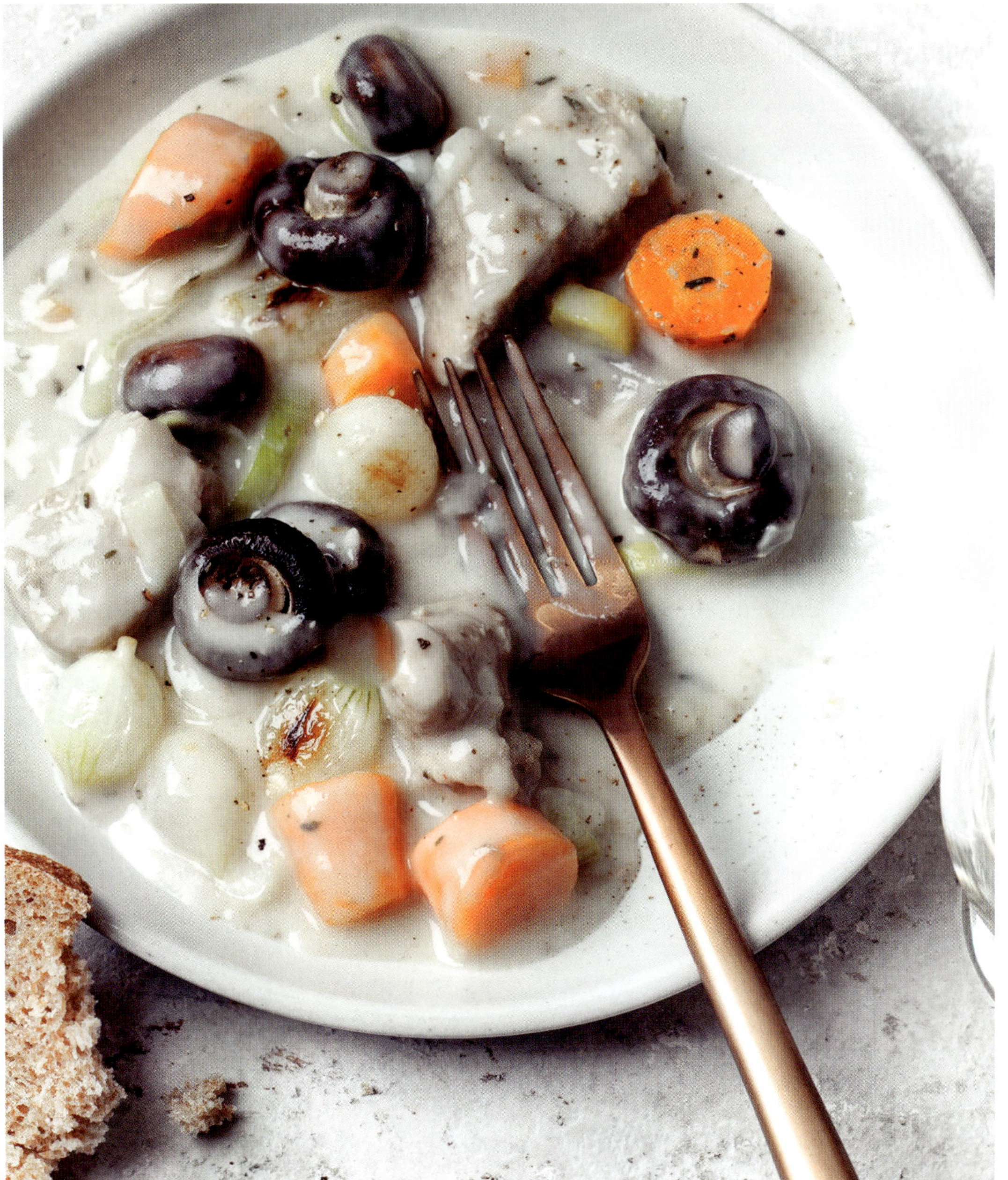

BLANQUETTE DE VEAU

Bonne santé

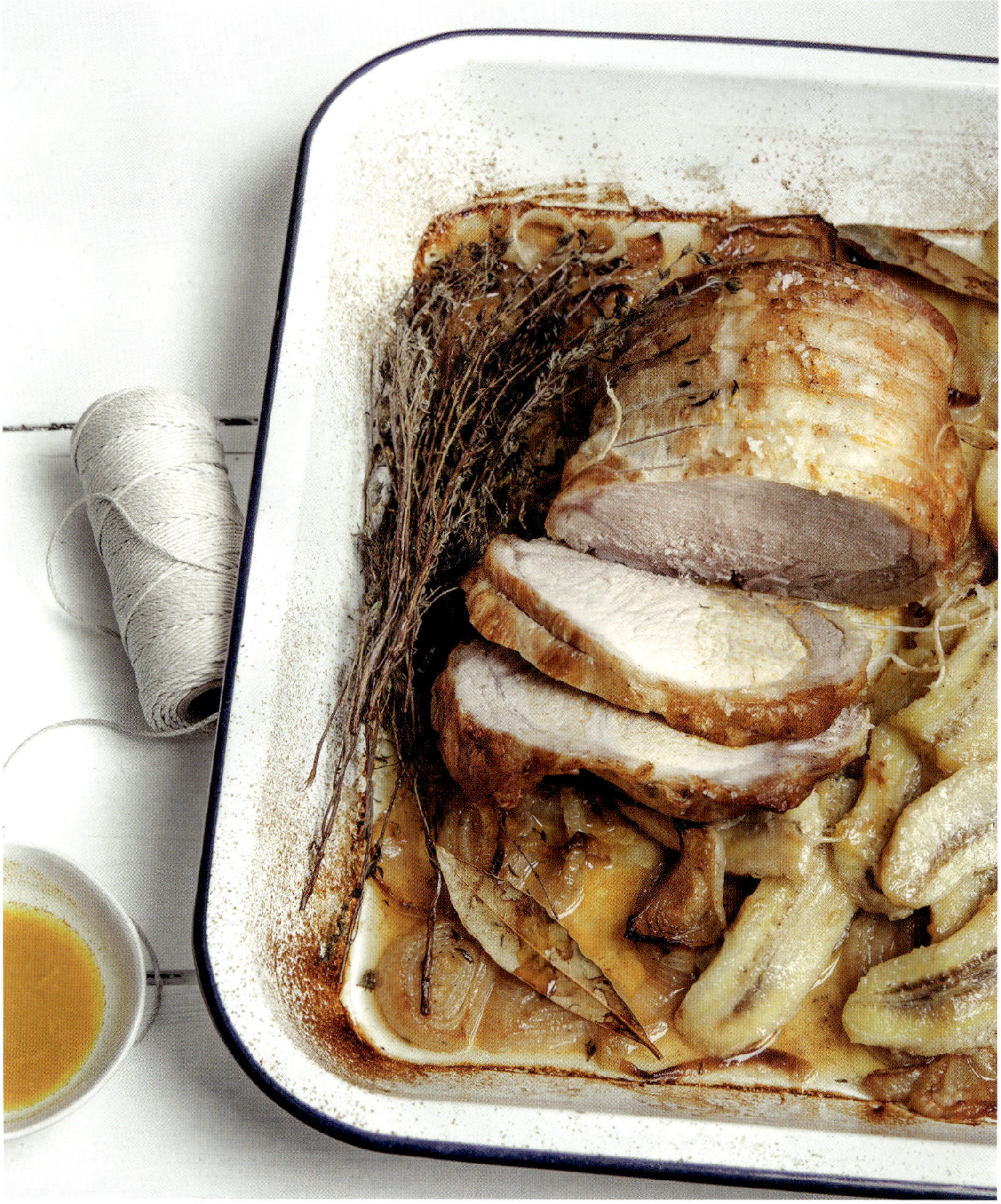

MIJOTÉ DE PORC AUX BANANES

PRÉPARATION : 10 MIN — CUISSON : 1 H 15
POUR 4 À 6 PERSONNES

MISE EN PLACE

- 1 rôti de porc bio de 1 kg
- 4 c. à s. d'huile d'olive
- 3 oignons en rondelles
- 1 bouquet garni
- 1 grand verre d'eau ou de bouillon
- 4 à 6 bananes pas trop mûres coupées en grosses rondelles
- Le jus de 1 citron vert
- 1 c. à c. de curcuma

Variations

Une autre épice que le curcuma ou un peu de piment en poudre en plus. Arrangez la sauce à votre goût. Le reste du rôti fera de la viande froide.

Réglez le four sur 160 °C (th. 5-6).
Dorez le porc dans une cocotte huilée (avec la moitié de l'huile).
Retirez la viande et dorez les oignons à la place.
Remettez le rôti, ajoutez le bouquet garni, assaisonnez et versez l'eau.
Enfournez pour 1 h 15. Arrosez de temps en temps.
Faites sauter les bananes dans une poêle huilée.
Dressez le rôti et les oignons sur un plat de service. Ajoutez le jus de citron et le curcuma, mélangez bien et servez cette sauce à part.

INFOS NUTRITION

SURTOUT PAS DE PORC INDUSTRIEL ! LE « BON » PORC EST ULTRA RICHE EN VITAMINES DU GROUPE B, ET PLUS SPÉCIALEMENT EN B1 ET B12. IL EST BON D'EN MANGER UNE FOIS PAR SEMAINE POUR ASSURER SON QUOTA. DE PLUS, SES ACIDES GRAS SONT EN MAJORITÉ INSATURÉS.
C'EST UN PLAT COMPLET PUISQUE LES BANANES SONT DU GENRE FÉCULENT, RICHES EN GLUCIDES.

PRÉPARATION : 20 MIN — CUISSON : 1 H 05
POUR 6 PERSONNES

MISE EN PLACE

- 1 canette coupée en morceaux
- 1 petit chou vert (ou 1/2 gros chou) coupé en quartiers
- 1 tranche de lard fumé taillée en lardons
- 2 c. à s. d'huile d'olive
- 1 botte de carottes fanes coupées en rondelles
- 8 navets moyens coupés en rondelles
- 1 verre de vin blanc sec
- 1 verre d'eau
- Sel
- Poivre du moulin

Plongez le chou dans de l'eau bouillante pendant 5 min et égouttez-le.
Réglez le four sur 180 °C (th. 6).
Faites bien dorer la canette et le lard dans une cocotte huilée.
Ajoutez tous les légumes, le vin blanc et l'eau. Assaisonnez.
Couvrez la cocotte et cuisez pendant 1 h environ.
Servez dans celle-ci.

INFOS NUTRITION

PLEIN D'ANTIOXYDANTS ET DE FIBRES AVEC TOUS CES LÉGUMES, PLUS LES BIENFAITS PARTICULIERS DU CHOU (PAGE 97). ACCOMPAGNEZ CETTE CANETTE EN HOCHEPOT DE PAIN COMPLET POUR APPORTER LES GLUCIDES LENTS QUI MANQUENT.

Variations

Ça marche avec d'autres volailles et des viandes blanches. Le hochepot est une recette qui remonte au Moyen Âge, du temps où l'on mangeait beaucoup de légumes.

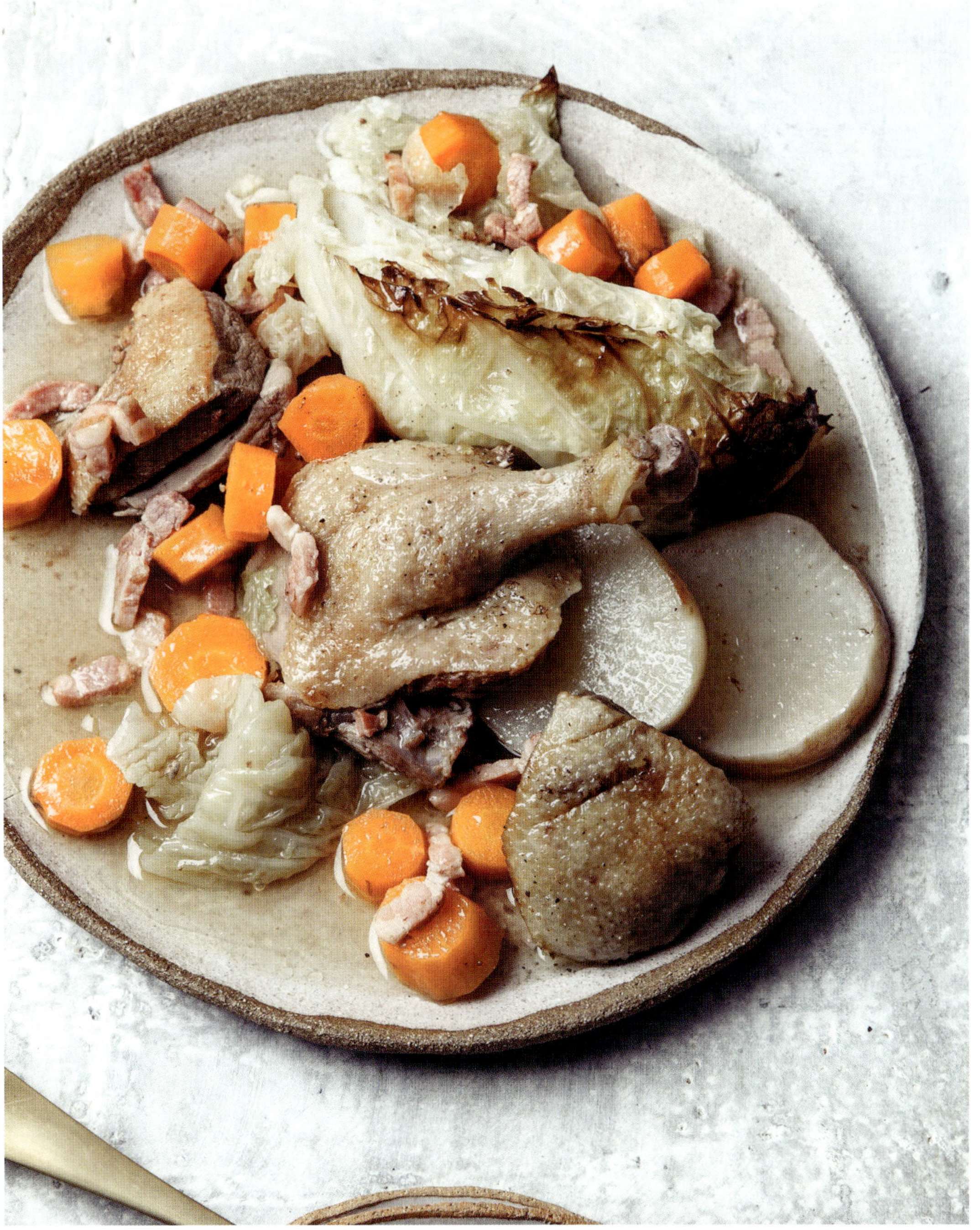

CANETTE EN HOCHEPOT

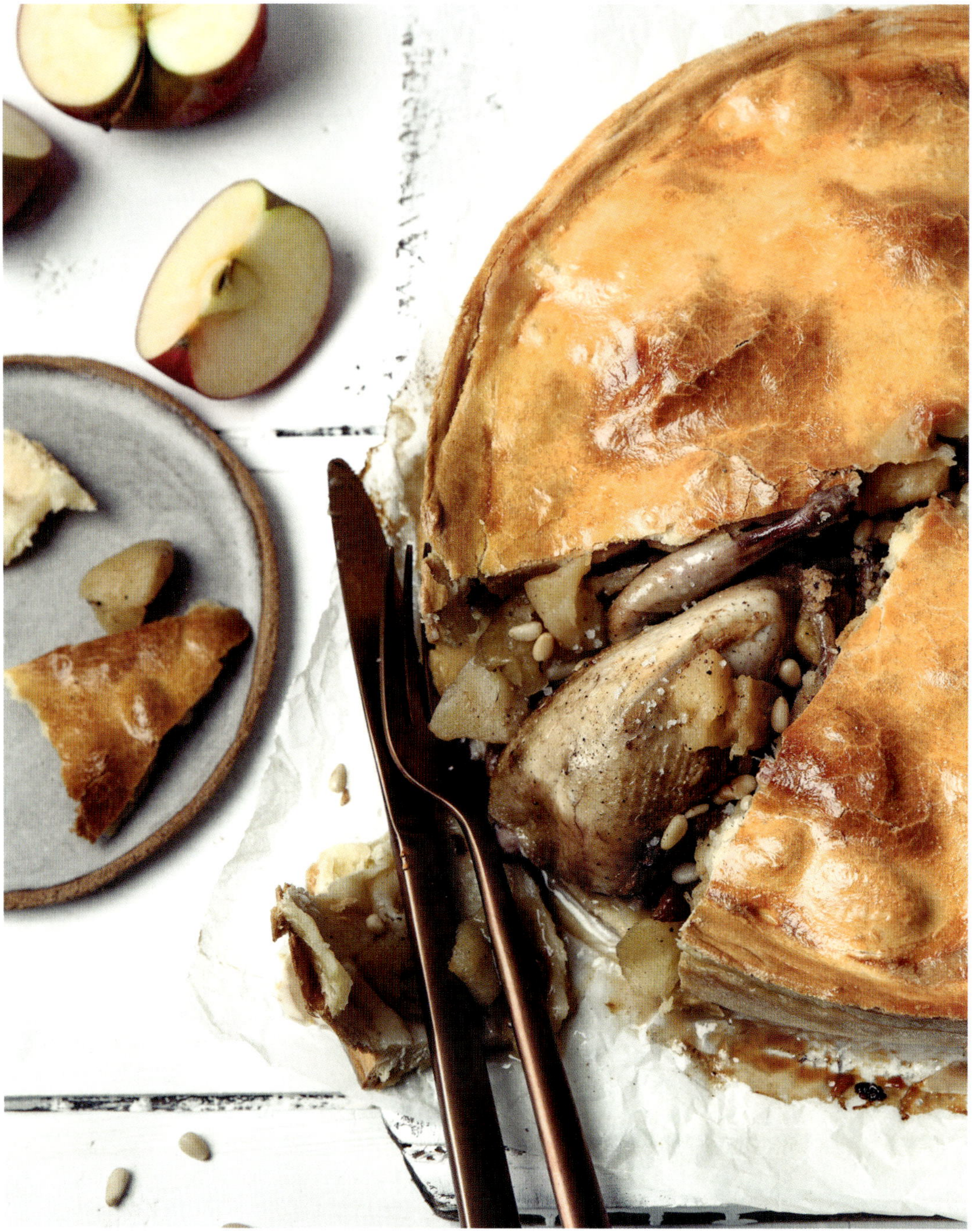

TOURTE AUX CAILLES

PRÉPARATION : 30 MIN — CUISSON : 45 MIN
POUR 8 PERSONNES

MISE EN PLACE

- 8 cailles
- 750 g de pâte brisée (page 104)
- 6 foies de volaille en morceaux
- 100 g de foie gras en morceaux
- 2 œufs
- 4 biscottes
- 2 tranches de jambon en morceaux
- 1 c. à s. de poudre magique (page 19)
- 100 g de raisins secs trempés pendant 12 h
- 1 petit verre de marc (eau-de-vie)
- 2,5 kg de pommes épluchées et coupées en gros morceaux
- 100 g de pignons
- 3 c. à s. d'huile d'olive
- Sel
- Poivre du moulin

La veille, préparez la pâte brisée. Faites la farce en mixant les foies de volaille, le foie gras, 1 œuf, les biscottes, le jambon et la poudre magique. Assaisonnez. Farcissez les cailles. Cousez leur croupion et gardez-les au frais. Faites tremper les raisins dans le marc toute une nuit.

Le jour même, passez rapidement les pommes dans une poêle huilée. Ajoutez-leur les raisins et les pignons. Débarrassez-les et dorez les cailles de tous les côtés dans cette même poêle.

Réglez le four sur 180 °C (th. 6). À l'aide d'un rouleau à pâtisserie, étalez la pâte en 2 cercles. Garnissez avec l'un d'eux le fond d'une tourtière en faisant dépasser les bords. Placez les cailles tête au milieu. Comblez tous les espaces avec les pommes aux raisins. Recouvrez avec le reste de pâte et soudez bien les bords. Faites un trou et placez-y une cheminée. Enfournez pour 40 à 45 min.

INFOS NUTRITION

UN BON MOYEN DE RÉGALER VOS INVITÉS. VOUS LEUR VANTEREZ LES VERTUS PROTECTRICES DE LA POMME (PAGE 219) AJOUTÉES À CELLES DE LA POUDRE MAGIQUE.

Variations

Un autre fruit sec à la place des pignons, mais bien concassé.

PRÉPARATION : 30 MIN — CUISSON : 1 H
POUR 4 À 6 PERSONNES

MISE EN PLACE

- 1 faisan entier
- 250 g de noix hachées
- 50 g de raisins secs trempés dans 1 verre de cognac
- 50 g de mie de pain trempée dans 1/2 verre de lait
- 1 œuf
- 2 c. à s. d'huile d'olive
- 1 carotte en dés
- 1 oignon en dés
- 1 bouquet garni
- 1 verre de vin blanc sec
- Sel
- Poivre du moulin

Hachez le foie et le cœur du faisan. Mélangez-les avec les noix, les raisins égouttés (gardez le cognac), la mie de pain et l'œuf. Assaisonnez cette farce.
Réglez le four sur 160 °C. (th. 5-6). Fourrez la farce dans le ventre du faisan. Ficelez-le. Faites-le dorer dans une cocotte huilée, ajoutez la carotte, l'oignon et le bouquet garni. Assaisonnez. Couvrez la cocotte et enfournez pour 15 min. Ajoutez le vin blanc et enfournez de nouveau (en surveillant) pour 45 min.
Dressez le faisan dans un plat de service. Déglacez le fond de la cocotte avec le cognac des raisins. Arrosez-en le faisan.

INFOS NUTRITION

PLAT DE FÊTES LÉGER ET DIGESTE. LA FARCE N'EST PAS GRASSE, ET ELLE EST RICHE EN OMÉGA 3, EN FIBRES ET EN SELS MINÉRAUX. LA VIANDE DU FAISAN EST MAIGRE.

Variations

Cette farce peut vous servir pour une dinde ou un chapon. Adaptez les quantités selon la taille de la bestiole. Des pommes de terre tout bêtement sautées et des pommes fruits en compote (sans sucre) iront très bien avec. Ou une purée de marron.

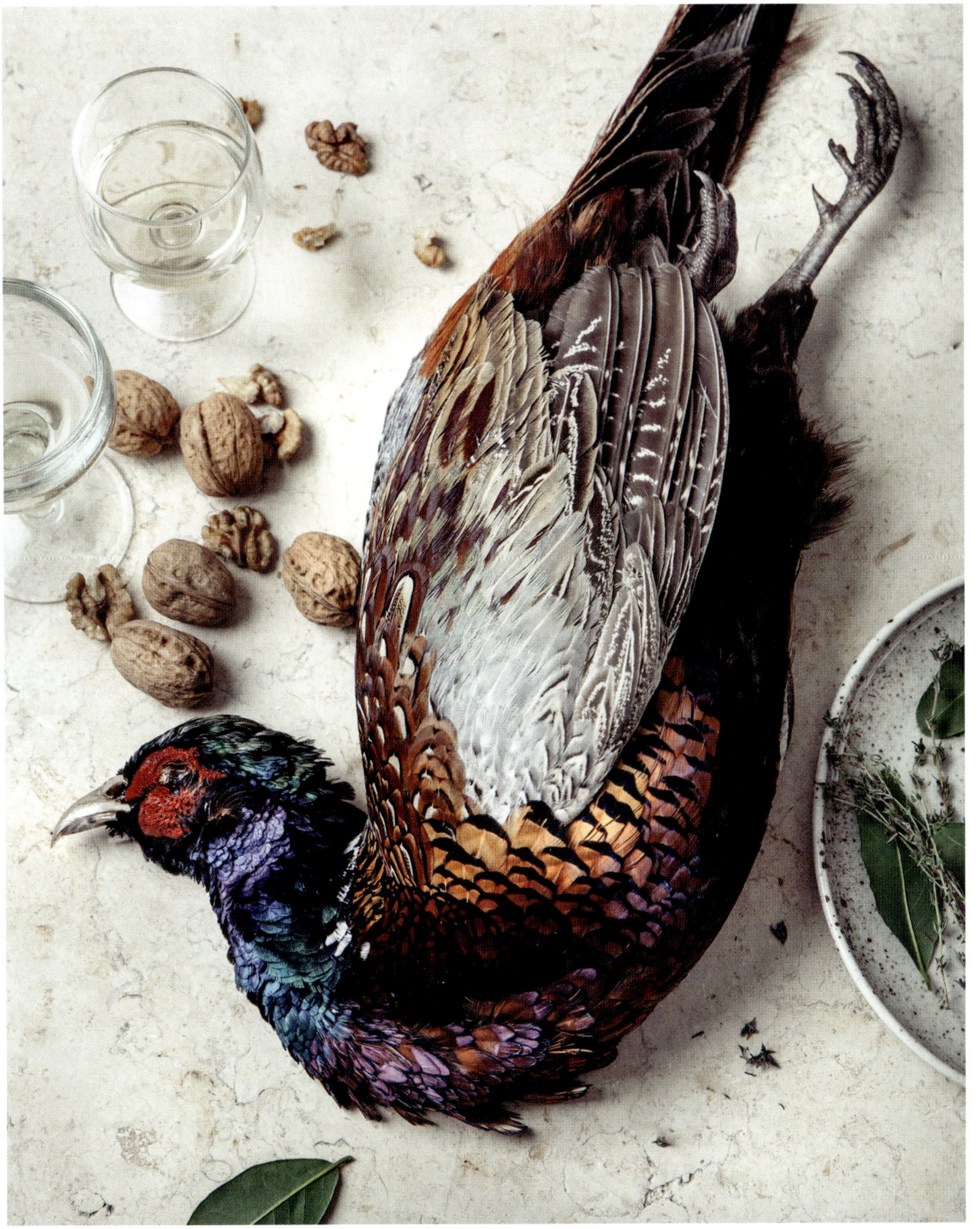

FAISAN FESTIF FARCI AUX NOIX

POULET RÔTI DU DIMANCHE EN HIVER ET EN ÉTÉ

PRÉPARATION : 20 MIN — CUISSON : 1 H
POUR 6 PERSONNES

MISE EN PLACE

TOUTE L'ANNÉE

- 1 poulet bio ou Label Rouge de 1,5 kg
- 2 ou 3 c. à s. d'huile d'olive
- 3 pincées de piment d'Espelette
- 6 gousses d'ail coupées en deux
- Sel
- Poivre du moulin

EN HIVER

- 800 g de pommes de terre en dés
- 2 oignons en lamelles
- 2 c. à s. d'huile d'olive
- 1 c. à s. de poudre magique (page 19)
- 2 branches de romarin hachées
- 1/2 verre d'eau
- Sel

EN ÉTÉ

- 6 tomates marmande coupées en deux
- 1 ou 2 poivrons rouges en lamelles
- 2 branches de romarin hachées
- 1 c. à s. de poudre magique (page 19)

INFOS NUTRITION

PLAT COMPLET. LA POUDRE MAGIQUE APPORTE LES OMÉGA 3 QUI MANQUENT ET AUSSI, EN HIVER, DES ANTIOXYDANTS EN PLUS DE CEUX DES OIGNONS. MÊME SI VOUS ÊTES 6 À TABLE, IL DOIT VOUS RESTER DU POULET FROID.

Toute l'année

Mélangez l'huile d'olive, le piment d'Espelette et 2 pincées de sel. Badigeonnez-en le poulet de tous côtés. Fourrez les gousses d'ail dans son ventre. Ne le ficelez pas. Déposez-le dans un plat.

En hiver

Rassemblez les pommes de terre, les oignons, l'huile d'olive, la poudre magique, le romarin et 2 pincées de sel dans un saladier. Poivrez et mélangez bien avec les mains. Répartissez tout autour du poulet. Versez un peu d'eau.

En été

Disposez les tomates et les poivrons tout autour du poulet en les alternant. Parsemez de romarin et de poudre magique. Salez légèrement.

Toute l'année

Enfournez le poulet dans le four froid. Réglez-le sur 190 °C (th. 6-7). Cuisez pendant 50 à 60 min, en arrosant souvent. Ajoutez un peu d'eau si ça menace d'attacher.

FICHE PRODUIT

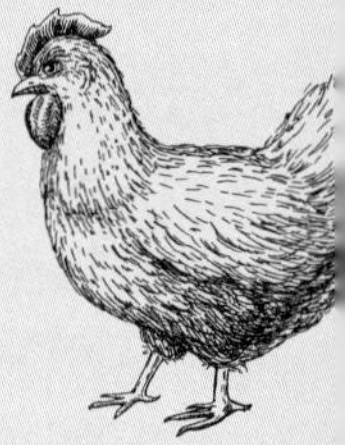

poulet

LE POULET EST LE MEMBRE LE PLUS CONSOMMÉ DE LA FAMILLE DES GALLINACÉES DANS LE MONDE ENTIER.

Il est issu d'un œuf pondu par une poule mais qui, depuis longtemps, a été contrainte de déléguer sa couvaison à des machines et son élevage à l'industrie.

Il y a le pire et le meilleur dans la gamme des poulets qui sont sur le marché.
N'achetez jamais de ces poulets industriels dits standards ou « quatre-quarts » : ils ont vécu 45 jours en cage, leur chair est mollasse, leurs os flexibles. Méfiez-vous des poulets dits « de marque », un peu plus lourds mais pas toujours de qualité.

Préférez toujours un poulet « Label Rouge », qui a au moins 12 semaines et a été assez bien élevé, sans antibiotique. Ou mieux encore, un poulet « Label Rouge fermier », qui est le seul du marché à avoir vu le soleil. S'il est bio, c'est encore mieux car il a été nourri de céréales, elles aussi bio.

Celui de Bresse (AOP), c'est la « Rolls » de la gallinacée, le seul à être élevé de façon traditionnelle et à mener sa vie de poulet dehors pendant 4 mois.
Le poulet est riche en protéines et pauvre en lipides. Ces derniers se trouvent surtout sous la peau. Mais inutile de vous en priver, comme certains le recommandent si vous avez envie de vous en régaler, quand elle est bien grillée. Ces lipides sont constitués d'acides gras insaturés bénéfiques. Et ce ne sont pas ces quelques grammes de gras qui vont déséquilibrer votre alimentation !

Un chapon est un coq bien nourri et bien élevé, castré à la cinquième semaine de sa vie, qui se prolonge ensuite pendant 6 mois en Bresse et 5 mois ailleurs. Dans ses dernières semaines, il est enfermé dans l'obscurité et nourri de céréales et de lait, d'où sa chair particulièrement tendre, blanche et riche d'une graisse tout aussi blanche.
La poularde, poule sélectionnée peu après sa naissance, a le même destin.
Ces deux volailles sont évidemment bien plus grasses que le poulet. Mais ce sont des mets de fêtes qui rendent heureux : alors oubliez leurs lipides !

Quant à la poule, elle a beaucoup pondu avant d'arriver chez un volailler. Elle exige une longue cuisson au pot, son mode de préparation préféré.

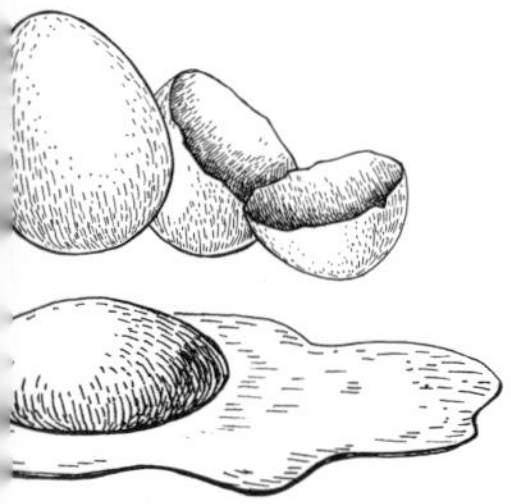

œuf

L'ŒUF EST UN ALIMENT QUASIMENT PARFAIT CAR IL CONTIENT TOUS LES ACIDES AMINÉS DES PROTÉINES (PAGE 9) DANS DES PROPORTIONS IDÉALES, RÉPARTIES AUSSI BIEN DANS LE JAUNE (QUI PÈSE EN MOYENNE 20 G) QUE DANS LE BLANC (30 G), RICHE EN EAU.

Le jaune renferme des lipides, des vitamines du groupe B, des carotènes antioxydants en quantités variables selon l'alimentation de la poule, des vitamines D et A et des émulsifiants (qui aident à monter la mayonnaise !).

On lui reproche sa richesse en cholestérol, à tort car sa consommation régulière n'augmente pas le taux sanguin, sauf si on a une anomalie (hypercholestérolémie) de ce côté-là.

Malheureusement, il est susceptible de déclencher une allergie, surtout chez les enfants. Mais si vous êtes libre de ces deux handicaps, régalez-vous autant que vous voulez avec des œufs...

À condition néanmoins de bien les choisir ! Achetez toujours des œufs de poules élevées en plein air (code 1 sur l'étiquette) ou, mieux encore, ceux venant d'un élevage biologique (0), ou ceux provenant des élevages Bleu-Blanc-Cœur (les poules sont nourries avec des graines de lin afin que leurs œufs soient riches en oméga 3); vous serez nutritionnellement et moralement tranquille.

Même s'ils comportent la mention « À conserver au réfrigérateur après achat », les œufs se conservent très bien à température ambiante. C'est d'ailleurs ainsi qu'ils sont transportés et stockés dans les magasins, pour éviter des chocs thermiques répétés qui provoquent des microgouttes d'eau et diminuent la résistance de leur coquille. Ils en subiront si vous les rangez dans les alvéoles de la porte de votre frigo.

OMELETTE AUX LÉGUMES DE SAISON

PRÉPARATION : 15 MIN — CUISSON : 10 À 15 MIN
POUR 4 PERSONNES

MISE EN PLACE

TOUTE L'ANNÉE

- 8 œufs
- 5 branches de persil plat hachées
- 1/2 botte de ciboulette ciselée
- 2 c. à s. d'huile d'olive
- Sel
- Poivre du moulin

AU PRINTEMPS

- 200 g de petits pois écossés

EN ÉTÉ

- 20 tomates cerises coupées en deux

EN AUTOMNE

- 200 g de cèpes en morceaux

EN HIVER

- 200 g de pommes de terre en dés

INFOS NUTRITION

PROTÉINES DES ŒUFS ET TOUS LES BONS NUTRIMENTS DES DIFFÉRENTS LÉGUMES. SERVEZ CETTE OMELETTE AVEC UNE BELLE SALADE VERTE. UN FROMAGE ET UN FRUIT ENSUITE. VOILÀ UN REPAS BIEN ÉQUILIBRÉ ET PAS COMPLIQUÉ À RÉALISER.

Au printemps

Plongez les petits pois dans de l'eau bouillante salée pendant 3 min. Égouttez-les et faites-les revenir 2 min dans une poêle huilée.

En été

Cuisez les tomates cerises pendant 2 min dans une poêle huilée en les retournant.

En automne

Cuisez les cèpes pendant 5 min dans une poêle huilée.

En hiver

Faites sauter les pommes de terre dans une poêle huilée pendant 10 min environ. Testez la cuisson avec la pointe d'un couteau.

Toute l'année

Battez les œufs avec les herbes. Assaisonnez-les. Cuisez-les dans une poêle huilée en poussant régulièrement les bords (qui cuisent plus vite) vers le centre, Disposez le légume de saison au centre, repliez l'omelette et dressez-la sur un plat.

Variations

Tous les légumes peuvent fourrer une omelette. C'est souvent un bon moyen d'utiliser un reste et vous avez un plat équilibré à peu de frais !

PRÉPARATION : 20 MIN — CUISSON : 5 MIN
POUR 4 PERSONNES

MISE EN PLACE

- 4 œufs
- 1 truffe fraîche de 30 à 40 g
- 1 c. à s. d'huile d'olive
- Fleur de sel
- Poivre du moulin

La veille, enfermez vos œufs et la truffe dans une boîte étanche. Le jour même, prélevez quelques copeaux de truffe et hachez le reste.
Cassez les œufs dans une casserole huilée. Mettez-la sur un feu doux et tournez sans cesse avec une spatule en retirant de temps en temps la casserole du feu, de façon à garder les œufs toujours bien onctueux.
Ajoutez la truffe hachée, salez et poivrez.
Dressez les œufs sur un plat ou dans des assiettes et ajoutez alors les copeaux de truffe.

INFOS NUTRITION

LES ŒUFS CONTIENNENT LES MEILLEURES PROTÉINES QUI SOIENT ! ET LA TRUFFE A LA RÉPUTATION D'ÊTRE APHRODISIAQUE...

Variations

Une boîte de truffe, entière ou en morceaux, en dehors de la saison de la truffe. Des herbes ciselées, des dés de saumon fumé, des pointes d'asperges juste poêlées, du fromage râpé ou en dés : presque tout peut s'ajouter dans ce plat de base et de dépannage que sont les œufs brouillés.

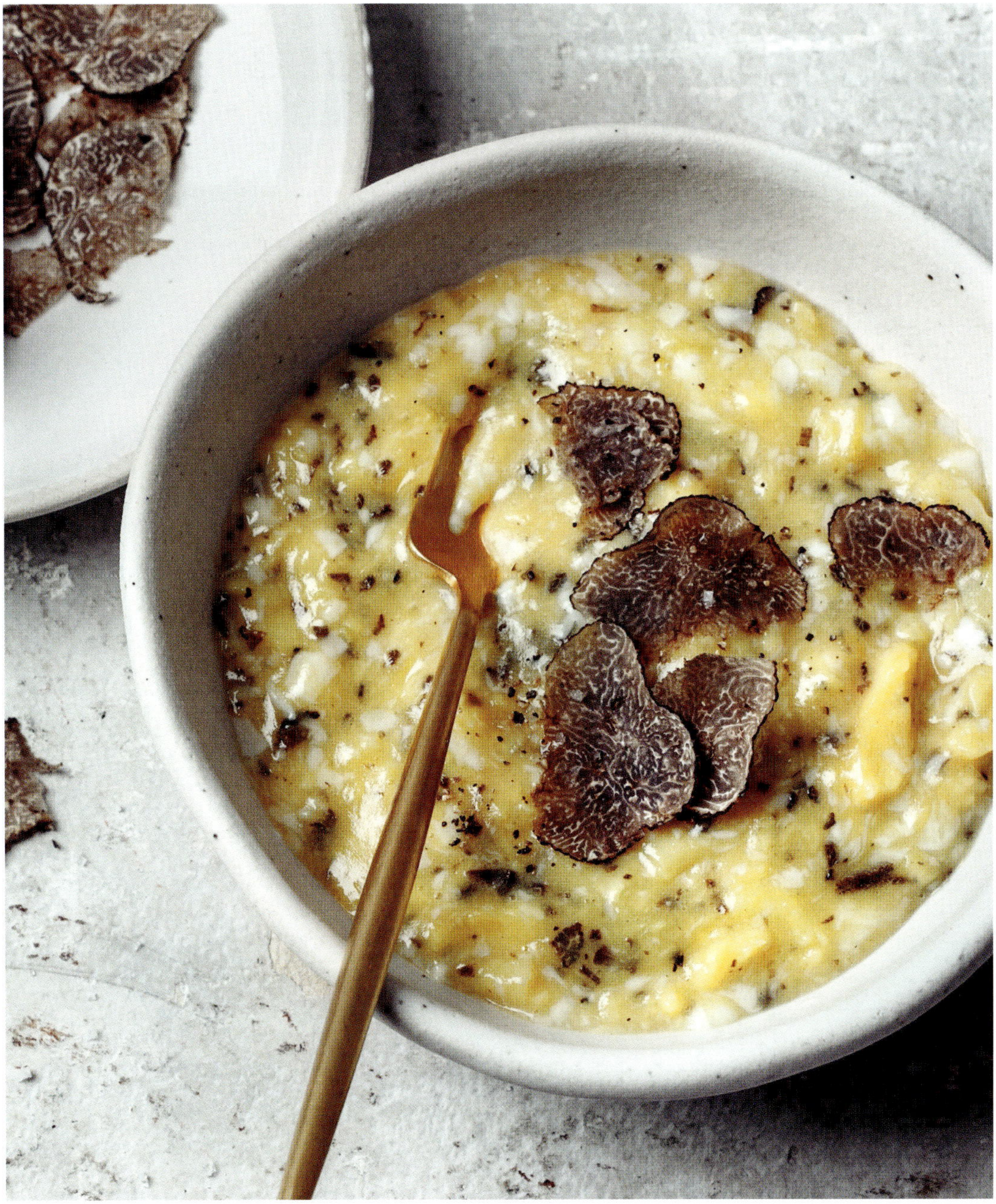

ŒUFS BROUILLÉS À LA TRUFFE

de la douceur
DANS UN MONDE DE BRUTES

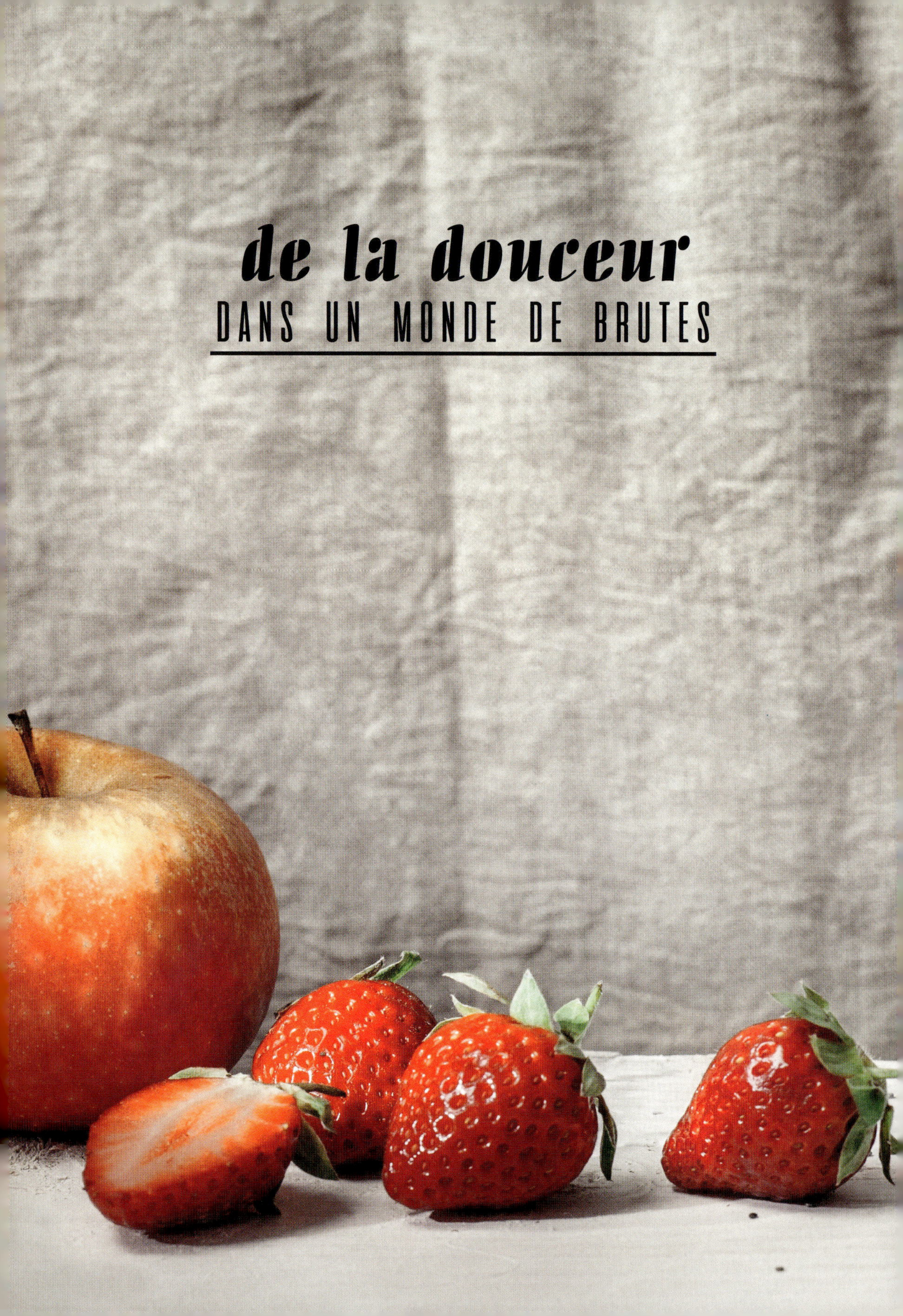

De toutes les saveurs, salée, amère, acide, sucrée, c'est cette dernière qui est innée. Nous naissons avec le goût du sucre et nous le gardons toute notre vie, plus ou moins intensément.
D'où notre goût pour les desserts, qui sont toujours sucrés.

Le mot « dessert » vient de « desservir ». C'est ce que l'on servait après avoir desservi la table. Au Moyen Âge, c'étaient aussi bien des mets salés que sucrés, puis ces derniers ont pris le pas.
Le dessert sucré en fin de repas correspond probablement à une double nécessité physiologique.
Un vieil adage dit que « les lipides brûlent au feu des glucides ». Ceci parce que, dans le très complexe métabolisme des lipides et des acides gras, il faut une molécule particulière, venue du glucose, pour que ces derniers fournissent de l'énergie.

D'autre part, si le dessert était consommé au début du repas, le sucre (voir page 198) ferait monter la glycémie (taux du glucose dans le sang), ce qui couperait l'appétit pour la suite.

Ne boudez donc pas ce moment de plaisir que vous apporte un dessert. Ne vous en privez pas par crainte de grossir. Il s'agit simplement de bien gérer vos menus.
La règle est simple : repas léger et dessert copieux ; à l'inverse, repas copieux et dessert léger, ou un fruit, qui est le dessert le plus léger qui soit.
Mais, comme pour le reste, ne vous forcez jamais à terminer un dessert. Écoutez bien vos sensations : votre cerveau vous envoie le signal quand c'est trop. Voilà une bouchée que vous mâchez sans plaisir ? Arrêtez ! Sauf si c'est un dessert glacé, filmez votre assiette et mettez-la au frigo, vous la terminerez au repas suivant.

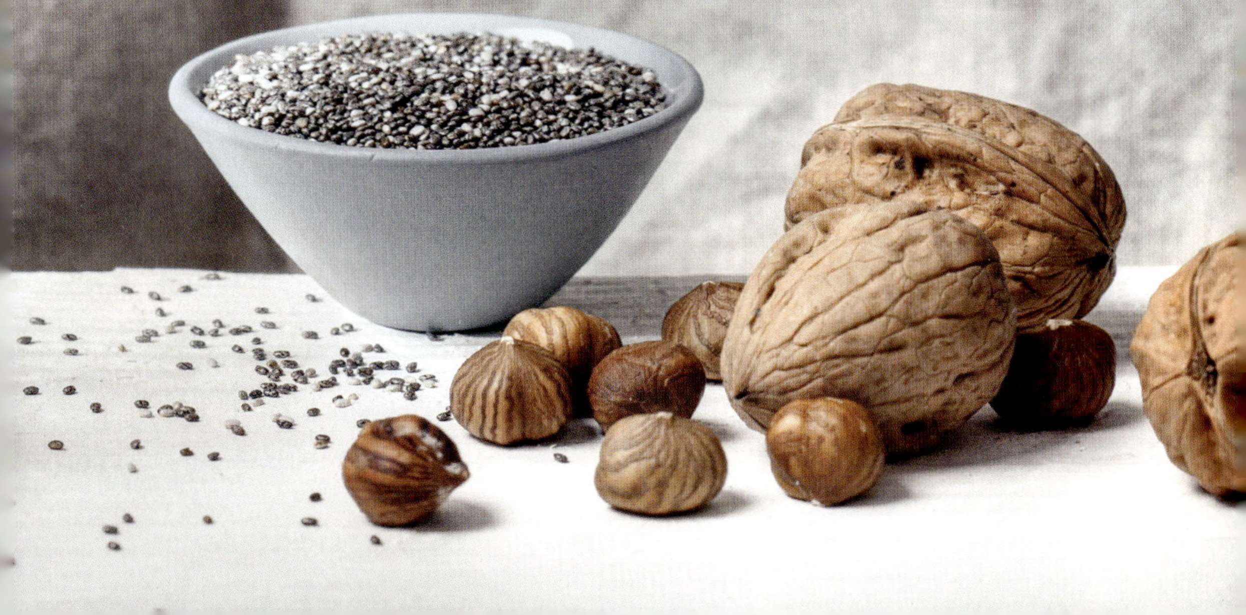

PRÉPARATION : 20 MIN
RÉFRIGÉRATION : 4 H

POUR 6 PERSONNES
MISE EN PLACE
- 250 g de chocolat noir à 70 % de cacao
- 4 œufs
- 1 pincée de sel
- 10 cl de crème fraîche
- 1 c. à s. de poudre magique (page 19)

Pendant que vous faites fondre le chocolat au bain-marie, séparez les blancs des jaunes d'œufs.
Ajoutez les jaunes dans le chocolat (hors du bain-marie), puis la crème.
Battez les blancs en neige bien ferme avec le sel. Incorporez-les peu à peu au mélange précédent, en tournant toujours dans le même sens avec une maryse. Ajoutez délicatement la poudre magique.
Versez la mousse dans une jatte et mettez-la au réfrigérateur pour au moins 4 h.

INFOS NUTRITION

LE CHOCOLAT EST UN ALIMENT PROTECTEUR ET ANTISTRESS (PAGE 199). LA POUDRE MAGIQUE RENFORCE CETTE PROTECTION. LES ŒUFS VOUS APPORTENT DES PROTÉINES.

Variations

Vous pouvez ajouter dans la mousse terminée des éclats de chocolat ou du grué de cacao, ou des pignons ou d'autres fruits secs concassés qui donneront du croquant, du gingembre râpé, des tranches de clémentine (en prenant soin de les garder bien intactes pour que leur jus ne coule pas), des dés de pomme, etc.

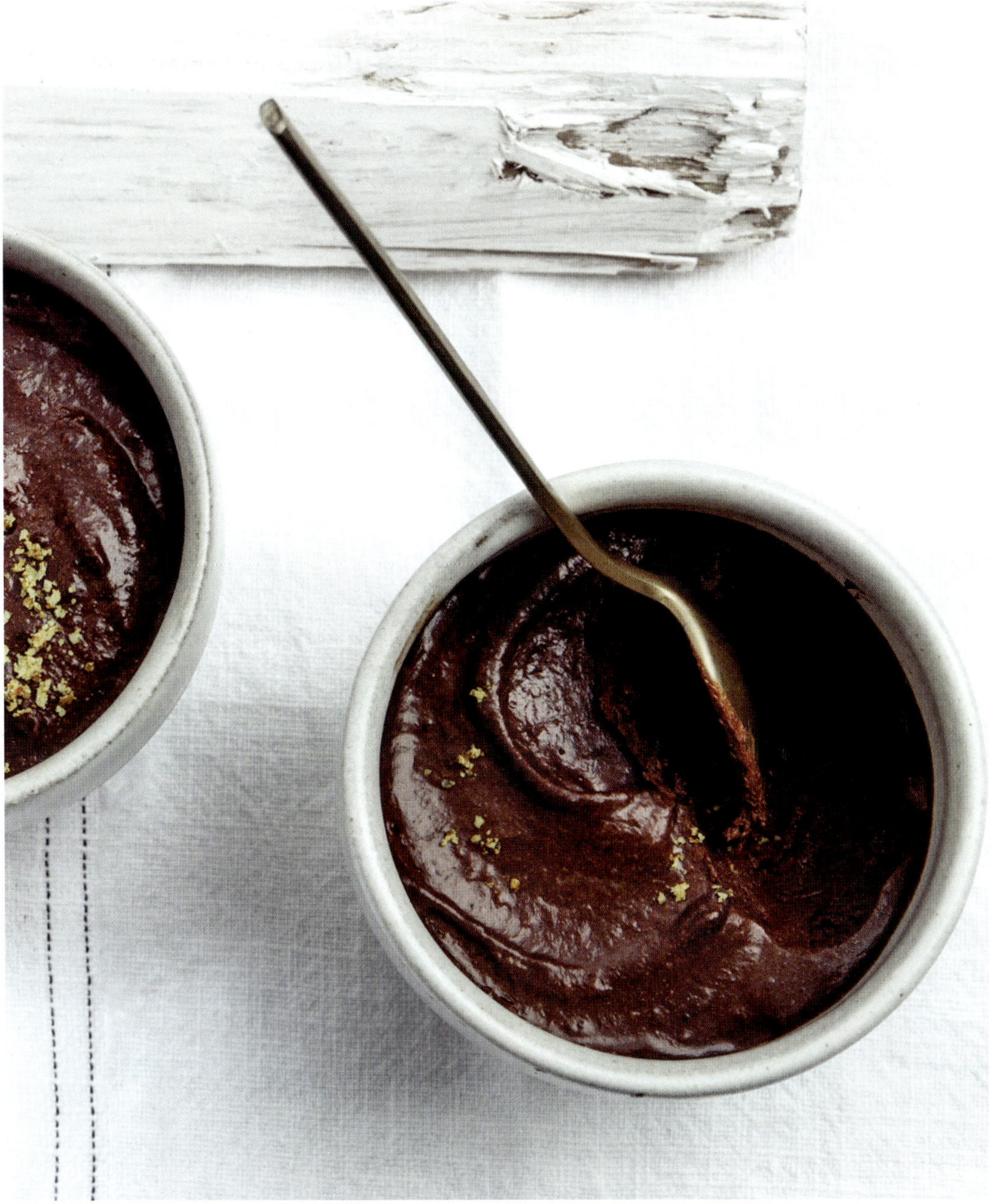

MOUSSE AU CHOCOLAT PROTECTRICE

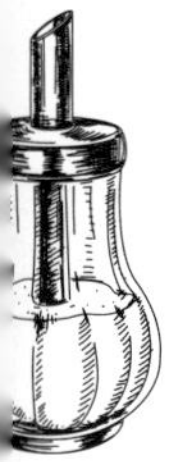

FICHE PRODUIT

sucre

PRODUIT ADORÉ, PRODUIT MAUDIT, LE SUCRE NE CESSE DE FAIRE PARLER DE LUI.

Qu'il provienne de la betterave ou de la canne, c'est un glucide simple, appelé saccharose, composé d'une molécule de fructose et d'une autre de glucose. Celui-ci est le seul fournisseur d'énergie de toutes vos cellules.

Le sucre blanc, totalement raffiné, ne contient rien d'autre : ni vitamines ni sels minéraux. Le sucre de canne roux, surtout quand il est intégral (rapadura), et la cassonade conservent de toutes petites quantités de minéraux.

Le sucre, principalement quand il est consommé en dehors des repas, est vite absorbé : il fait monter la glycémie (taux du sucre dans le sang), ce qui suscite une sécrétion d'insuline, hormone qui permet son utilisation par les cellules. Si elles ne l'utilisent pas tout de suite, il se transforme en gras qui se stocke dans vos cellules adipeuses. C'est ainsi que l'excès de sucre (boissons et produits sucrés) vous fait grossir.

D'autant plus qu'il installe un cercle vicieux : plus on en consomme, plus on en a envie. Ceci parce que le plaisir qu'il procure déclenche dans le cerveau la sécrétion d'endorphines, substances dont la structure chimique est proche de celle de la morphine. C'est pourquoi on parle d'addiction au sucre et que certains vont même jusqu'à le considérer comme une drogue.

La bonne dose de sucre est de 25 à 30 g par jour. Ce qui est quasiment consommé d'un coup avec une cannette de boisson sucrée de 33 cl.

D'où l'intérêt de boire uniquement de l'eau afin d'utiliser à bon escient ce sucre dans vos desserts.

Il peut être remplacé par du miel (page 213), du rapadura ou du sirop d'agave, qui sont un peu moins vite absorbés et qui apportent un peu plus de sels minéraux.

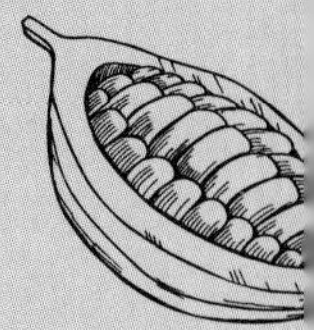

chocolat

EXISTE-T-IL UN AUTRE PRODUIT QUE LE CHOCOLAT QUI, DEPUIS DES SIÈCLES, SUSCITE AUTANT DE PASSIONS ET DE CONTROVERSES, AUQUEL ON ATTRIBUE AUTANT DE POUVOIRS ?

Le cacaoyer, originaire de l'Amazonie, régnait dans les civilisations précolombiennes sept siècles avant notre ère. Ses fèves servaient de monnaie, et de multiples pouvoirs leur étaient attribués. Au XVIe siècle, les conquistadores les découvrirent lors de leur conquête du Mexique, en buvant du *tchocoatl,* boisson magique des Aztèques, composée de fèves de cacao grillées et broyées avec de l'eau, du miel, du piment, du gingembre, du musc et de la cannelle. Ce mélange détonnant leur donnait de l'énergie pour tout, y compris, bien sûr, leurs performances sexuelles. Ils les importèrent en Espagne.

Le chocolat devint la boisson à la mode dans la noblesse espagnole, puis française et ensuite européenne. Et partout, il souleva passions et discussions, accusé à la fois d'être magique et nocif, inculpé de bien des maux et d'autant de vertus pour la santé.

Il en a été de même après que le chocolat s'est démocratisé au XVIIIe siècle et que sa production s'est industrialisée au XXe siècle. Jusqu'à la fin du siècle dernier, le chocolat était accusé de donner des boutons et mal au foie, de constiper, de faire grossir : on le consommait en culpabilisant.

Il est aujourd'hui quasiment devenu un alicament, protecteur de la santé. On croule sous les études qui décortiquent sa richesse en tout un tas de molécules diverses et variées agissant tous azimuts, de la protection cardiovasculaire à la lutte contre la dépression. À cela s'ajoute la sécrétion d'endorphines, molécules calmantes et euphorisantes, venant du plaisir de sa dégustation.

Il suffit d'un ou deux carrés pour se faire du bien. Mais pour que la protection cardiovasculaire s'exerce, on estime la dose quotidienne nécessaire à 40 g. D'où l'intérêt du chocolat pour vivre heureux et vieillir en bonne santé !

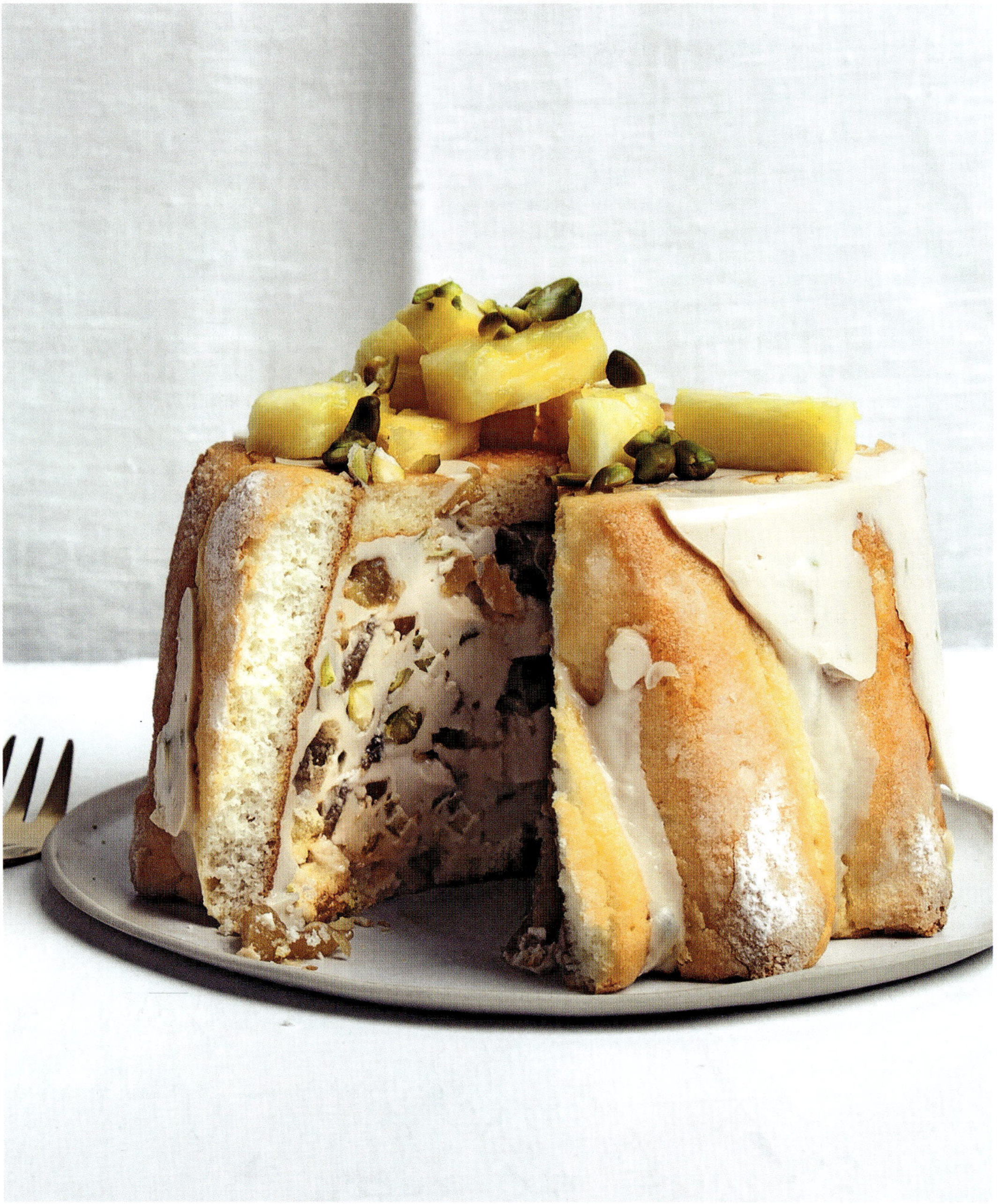

CHARLOTTE ANANAS, FROMAGE BLANC

DE LA DOUCEUR DANS UN MONDE DE BRUTES

PRÉPARATION : 30 MIN — CUISSON : 15 MIN
RÉFRIGÉRATION : 12 H — POUR 6 À 8 PERSONNES

MISE EN PLACE

- 1 ananas frais coupé en petits morceaux
- 1 sirop avec 30 cl d'eau + 125 g de rapadura
- 10 g de gélatine (5 feuilles) dans un bol d'eau froide
- 500 g de fromage blanc à 40 % de MG
- 4 c. à s. de pistaches
- 1 verre d'eau-de-vie (rhum, calvados ou autre)
- Le jus de 2 ou 3 oranges
- 36 biscuits à la cuillère
- Pour la déco : 2 c. à s. de pistaches

Cuisez les morceaux d'ananas dans le sirop pendant 15 min. Laissez-les refroidir. Égouttez-les et gardez le sirop.
Chauffez-en un verre (10 cl) et délayez-y la gélatine égouttée. Mélangez avec le fromage blanc, puis ajoutez les pistaches et l'ananas.
Mélangez l'eau-de-vie avec le jus d'orange. Trempez les biscuits à la cuillère dans ce mélange et tapissez-en un moule à charlotte, parois et fond. Versez le mélange ananas/fromage blanc. Couvrez du reste de biscuits imbibés. Mettez au frais pour 12 h.
Démoulez la charlotte. Concassez les pistaches et parsemez-en la surface.

INFOS NUTRITION

UN BON DESSERT D'HIVER, PEU SUCRÉ ET TRÈS COMPLET : SELS MINÉRAUX ET FIBRES (ANANAS ET PISTACHES), CALCIUM ET PROTÉINES (FROMAGE BLANC), VITAMINE C (JUS D'ORANGE). IL TERMINERA BIEN UN REPAS UN PEU LÉGER.

Variations

Cette charlotte peut se réaliser avec un autre fruit de saison, à cuire dans le sirop en fonction de sa consistance pour qu'il ne soit pas réduit en purée. N'importe quel autre fruit sec peut remplacer les pistaches.

PRÉPARATION : 10 MIN
CUISSON : 45 MIN
POUR 6 PERSONNES

MISE EN PLACE

- 2 yaourts nature
- 80 g de rapadura
- 1 c. à c. d'extrait naturel de vanille Bourbon
- 3 œufs battus
- 180 g de farine T80
- 1/2 sachet de levure chimique
- 30 g de beurre demi-sel fondu au micro-ondes
- 50 g de pépites de chocolat noir (ou de chocolat concassé)
- 5 cm de gingembre épluché
- 150 g de fruits secs concassés (noisettes, noix, noix de cajou)
- Sucre glace

Réglez le four sur 180 °C (th. 6). Dans un saladier, mélangez les yaourts, le rapadura et l'extrait de vanille. Ajoutez peu à peu, en remuant toujours, les œufs, la farine, la levure et le beurre. Incorporez ensuite le chocolat, le gingembre et les fruits secs. Mélangez bien.
Versez dans un moule à manqué ou dans un moule à cake tapissé de papier cuisson. Enfournez pour 40 à 45 min. Vérifiez la cuisson avec la lame d'un couteau.
Laissez le gâteau refroidir avant de le démouler et de le saupoudrer de sucre glace.

INFOS NUTRITION

PROBIOTIQUES (YAOURT), GLUCIDES ET FIBRES (FARINE, FRUITS SECS), SELS MINÉRAUX ET ANTIOXYDANTS (CHOCOLAT, FRUITS SECS), PROTÉINES (YAOURTS ET ŒUFS), GLUCIDES DU RAPADURA : C'EST UN GÂTEAU DU GENRE PLAT COMPLET !

Utilisations

Menu léger de rigueur, sinon vous n'aurez plus assez d'appétit pour le savourer. Une bonne soupe de légumes, un peu de fromage ou une tranche de viande froide avec une salade : voilà un repas facile à réaliser et bien équilibré. Ce gâteau convient aussi pour le goûter des enfants et des grands.

GÂTEAU YAOURT, CHOCOLAT, FRUITS SECS

CRÈME ANGLAISE AU MIEL

PRÉPARATION : 5 MIN — CUISSON : 10 MIN
POUR 4 À 6 PERSONNES

MISE EN PLACE
- 50 cl de lait demi-écrémé
- 1 gousse de vanille fendue et grattée
- 4 jaunes d'œufs
- 1 c. à s. de miel

Chauffez le lait avec la gousse de vanille.
Fouettez les jaunes d'œufs avec le miel. Versez doucement une petite louche de lait chaud (après avoir retiré la gousse de vanille), remuez, puis incorporez, toujours en fouettant, le reste du lait.
Reversez dans la casserole du lait et cuisez à feu doux, sans jamais faire bouillir, en remuant sans cesse jusqu'à ce que la crème nappe bien la spatule (ou la cuillère en bois). Pour vérifier, passez un doigt sur celle-ci : la trace doit rester bien nette.

Variations
Vous pouvez remplacer le lait de vache par un lait végétal (amande, soja, riz, etc.). Mais, sauf s'il en est enrichi, vous vous privez du calcium. Attention à ceux du commerce, souvent pleins d'additifs.

Utilisations
La crème anglaise va avec tout et sert à tout : sauce pour un gâteau, une salade de fruits. Elle est la base des glaces. Vous pouvez la parfumer à votre guise : café, épices, herbes, caramel, etc.

INFOS NUTRITION

LA CRÈME ANGLAISE EST UN BON MOYEN DE CONSOMMER DU LAIT, DONC DU CALCIUM. LES JAUNES D'ŒUFS CONTIENNENT DEUX PUISSANTS ANTIOXYDANTS, LA LUTÉINE ET LA ZÉAXANTHINE, ET LES MEILLEURES PROTÉINES ANIMALES QUI SOIENT (PAGE 190). UN DESSERT ACCOMPAGNÉ D'UNE CRÈME ANGLAISE ÉQUILIBRERA UN REPAS SANS VIANDE NI POISSON.
CETTE CRÈME EST TRÈS PEU SUCRÉE ET L'EST AVEC DU MIEL.

lait et produits laitiers

LE LAIT, QU'IL VIENNE D'UNE VACHE, D'UNE BREBIS OU D'UNE CHÈVRE, EST UN PRODUIT FRAGILE QUI CAILLE FACILEMENT : LE LACTOSE, SON PRINCIPAL GLUCIDE, FERMENTE SOUS L'ACTION DE SES BACTÉRIES LACTIQUES ET FAIT COAGULER LES PROTÉINES. CE PHÉNOMÈNE NATUREL EST À L'ORIGINE DES AUTRES PRODUITS LAITIERS : YAOURTS ET FROMAGES FRAIS OU FERMENTÉS.

Cette fermentation impose un traitement thermique du lait afin qu'il puisse se conserver et être commercialisé, plus ou moins écrémé, en bouteille ou en pack : entier (code rouge : 3,6 % de MG), demi-écrémé (code bleu : 1,5 à 1,8 % de MG), écrémé (code vert : 0,3 % de MG).
Cet aliment liquide contient avant tout de l'eau, des protéines bien équilibrées en acides aminés indispensables, quelques glucides, de la vitamine B2, des sels minéraux dont du calcium et du phosphore dans les proportions harmonieuses nécessaires au bon état de vos os (page 8). Il est pauvre en fer et ne contient pas de vitamine C. Entier, il renferme des lipides et de la vitamine A ; les taux diminuent en fonction de l'écrémage.
Le lait de chèvre a une composition nutritionnelle proche de celui de vache.
Le lait de brebis contient un peu plus de protéines et de lipides.

Bien qu'ils aient nourri les humains depuis la préhistoire, tous ces laits sont régulièrement accusés d'être à l'origine de toutes sortes de maladies plus ou moins mortelles. Outre le fait que les preuves scientifiques manquent cruellement, le simple bon sens impose de balayer ces soupçons. S'ils étaient un tel poison, la planète ne serait pas peuplée de 7,2 milliards d'habitants.

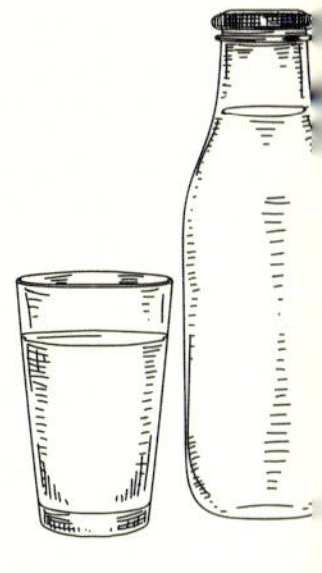

Mais ce qui est certain, c'est que les protéines de tous les laits peuvent être la source d'une allergie, qui se déclenche le plus souvent dès les premières semaines ou premiers mois de la vie et touche de 1 à 3 % des nourrissons. Elle disparaît le plus souvent après 3 ans. Elle est rare chez les adultes.

Autre certitude : l'intolérance au lactose, beaucoup plus fréquente mais moins dramatique que l'allergie. Elle se manifeste par des ballonnements et des diarrhées dus à la fermentation de ce glucide dans l'intestin. Elle vient d'un déficit en lactase, enzyme sécrété par le pancréas et permettant sa digestion. Cet enzyme est génétique dans les populations du Sud de l'Europe mais il peut provenir aussi de l'absence de consommation de lait depuis des années.En effet, le pancréas fournit de la lactase seulement lorsque le lactose arrive dans l'intestin. Il s'endort sur ce boulot, faute d'alerte depuis longtemps. On peut le réveiller gentiment en buvant de toutes petites quantités de lait, et il se remettra peu à peu au travail. Ce qui vous évitera d'acheter du lait sans lactose !

Les fromages affinés n'en contiennent plus, mais il y en a toujours dans les fromages frais et les yaourts. Néanmoins, les bactéries lactiques de ces derniers permettent de digérer le lactose sans problème.

Rien ne vous oblige à boire du lait. Mais vous devez consommer à chaque repas, petit déjeuner compris, yaourts et/ou fromages frais et/ou fromages affinés afin d'atteindre votre quota de calcium et être en paix avec vos os (page 8). Sauf si elles sont enrichies en calcium, les boissons végétales — laits d'amande et de coco, jus de riz, d'épeautre, d'avoine, etc. — ne peuvent nutritionnellement remplacer le lait. Côté cuisine et pâtisserie, elles modifient la saveur des préparations.

Mais les traitements thermiques subis par le lait modifient aussi sa saveur. Ceux qui sont pasteurisés ou microfiltrés sont les meilleurs, mais vous devez les conserver au frais. Plus pratiques, les laits stérilisés UHT se gardent dans un placard. Certains sont enrichis en vitamines afin de compenser celles détruites lors de la stérilisation. D'autres le sont en fer, d'autres encore sont aromatisés, d'autres enfin sont sans lactose.

Les laits en poudre et concentrés en boîte sont aussi pratiques mais leur goût n'a plus grand-chose à voir avec celui du lait. Quant au lait concentré sucré, il se rapproche plus d'une confiserie !

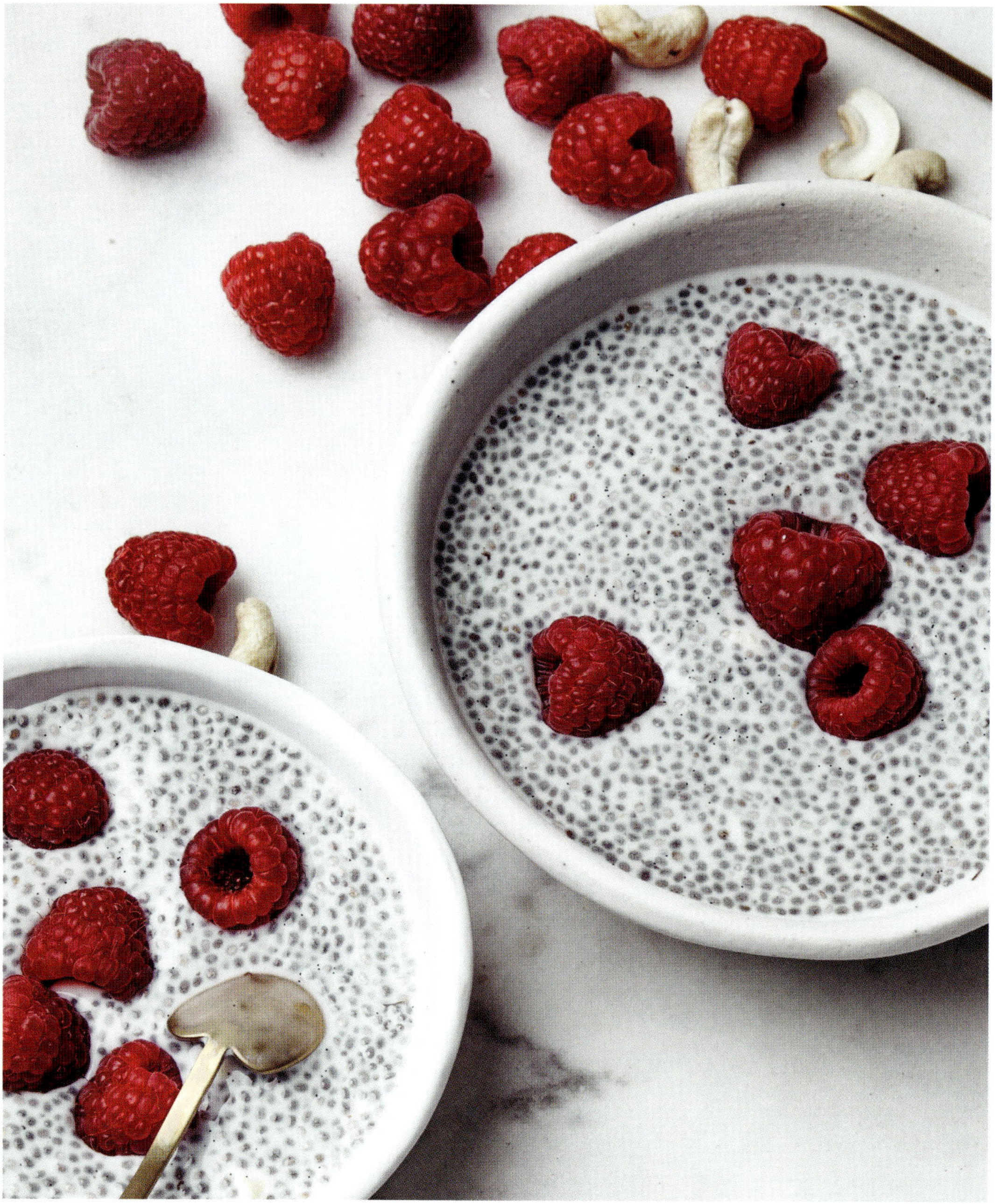

CHIA PUDDING
AUX FRUITS DE SAISON

PRÉPARATION : 30 MIN
POUR 1 PUDDING

MISE EN PLACE

- 3 c. à s. de graines de chia
- 25 cl de lait demi-écrémé
- 1 gousse de vanille
- 1 c. à s. de miel
- 1 c. à s. de noix de cajou concassées

EN ÉTÉ

- 100 g de cerises, de fraises ou de framboises

  OU

- 2 abricots, 1 pêche ou 1 nectarine

EN HIVER

- 1 kiwi, 2 clémentines ou 1 orange

Mélangez le chia, le lait, les graines de la gousse de vanille et le miel. Remuez plusieurs fois pendant 15 min pour que le chia se mélange bien, sans coller. Ajoutez les noix de cajou.
Remuez et laissez au frais jusqu'au lendemain.
Ajoutez alors les fruits de saison coupés en morceaux.

INFOS NUTRITION

LES GRAINES DE CHIA SONT PARTICULIÈREMENT RICHES EN OMÉGA 3 (COMME CELLES DE LIN ET DE CHANVRE, D'AILLEURS). ELLES LE SONT AUSSI EN FIBRES. VOUS AVEZ LÀ UN BOL TOUT À FAIT BÉNÉFIQUE TANT POUR VOTRE MICROBIOTE QUE POUR VOTRE SYSTÈME CARDIOVASCULAIRE ET VOS OS.

Variations

Un lait végétal à la place du lait de vache au cas où vous seriez intolérant au lactose. Tous les autres fruits secs de votre choix.

Utilisations

Ces bols conviennent aussi bien pour le petit déjeuner que pour le dessert ou le goûter.

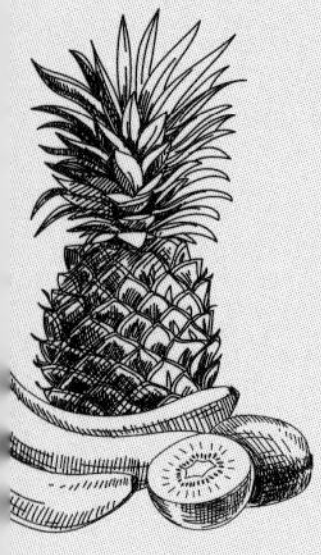

fruits frais

ACIDES, SUCRÉS, ROUGES, VERTS, ORANGE, AVEC DES PÉPINS OU UN NOYAU, VENANT D'UNE PLANTE OU D'UN ARBRE : LA GAMME DES FRUITS FRAIS EST QUASIMENT INÉPUISABLE.

Si vous voulez vivre heureux et vieillir en pleine forme, vous ne devez surtout pas vous en priver. Et si jamais vous n'êtes pas particulièrement porté sur eux, essayez d'apprendre à les apprécier.

Mais vous devez respecter leur saisonnalité ! En tout cas, celle des fruits produits en France. C'est-à-dire ne pas acheter ces infâmes fraises qui sont sur les marchés en hiver, cultivées hors sol, sous des serres en Israël, en Espagne ou au Maroc, cotonneuses, sans aucune saveur, et qui sont une injure à la planète.

En dehors du fait que les fruits frais sont vraiment une source de plaisir, qui stimule dans votre cerveau tous les neuromédiateurs du bien-être, ils jouent (avec les légumes) un rôle capital dans votre santé.
Ils regorgent de tous les antioxydants existants qui protègent vos cellules (page 7).
Ce sont vos meilleurs fournisseurs de vitamine C, surtout les agrumes (page 218) en hiver et les fruits rouges en été. Sans eux, vous risquez fort de souffrir d'un déficit de cette vitamine. Or, comme elle intervient tous azimuts dans votre organisme et est, entre autres, nécessaire à votre énergie, le moindre manque vous est préjudiciable.

Les fruits frais contiennent aussi des fibres douces qui réjouissent votre microbiote et vous assurent un transit intestinal paisible. Ce qui n'est vraiment pas à négliger, vu le confort et le gain de temps (passé au petit coin) que cela engendre !

300 g de fruits chaque jour, c'est la bonne dose. Cela fait un fruit moyen à chaque repas, petit déjeuner compris. Pour celui-ci, mieux vaut manger un fruit entier (ou en salade) plutôt que de boire un jus de fruit, qui ne vous rassasie pas et d'où, le plus souvent, les fibres sont absentes.

ON LES REGROUPE SOUVENT, ET À TORT, SOUS LA SEULE EXPRESSION DE FRUITS SECS. OR, CE SONT DES PRODUITS TOUT À FAIT DIFFÉRENTS.

Les fruits séchés ont été frais avant d'être déshydratés.

Ils sont nombreux : abricot, datte, figue, pruneau, raisin et canneberge (cranberry) sont les plus courants. Certains, comme les baies de Goji, sont devenus à la mode grâce à leurs pouvoirs prétendument miraculeux.

La banane existe sous deux formes : semi-séchée et entière ou totalement déshydratée et en chips.
Ananas, cerise, kiwi, mangue, melon, papaye, pêche, prune, myrtille, poire et pomme existent vendus en vrac ou conditionnés dans des mélanges apéritifs.

La composition nutritionnelle des fruits séchés est tout à fait différente de celle des fruits secs. Ils ne contiennent pas de lipides, et quasiment pas de protéines. Ils concentrent tous les sels minéraux et les fibres du fruit puisqu'ils ne renferment presque plus d'eau. Mais une bonne partie de la vitamine C a été éliminée lors de la déshydratation.

La plupart renferment des sulfites, un conservateur susceptible de déclencher une allergie. Les fruits secs sont des fruits à coque : celle-ci les protège et, en séchant, préserve leur fraîcheur. Riches en lipides, ce sont des fruits oléagineux dont on tire une huile.

Amandes, cacahuètes (arachides), noisettes, noix, noix de cajou, noix de coco, noix du Brésil, noix de pécan, noix de macadamia, pignons, pistaches... le choix ne manque pas.

Tous contiennent des protéines et des lipides en quantités importantes, un peu de glucides et beaucoup de fibres. Ils regorgent de sels minéraux et renferment pas mal de vitamines du groupe B et de la vitamine E.
Leurs lipides sont surtout constitués d'acides gras polyinsaturés, excellents pour votre santé, mais qui ont l'inconvénient de rancir assez vite. Regardez bien la date de conditionnement sur l'emballage (surtout si vous en achetez en poudre ou concassés) ou goûtez-les avant de les acheter en vrac.

fruits séchés et fruits secs

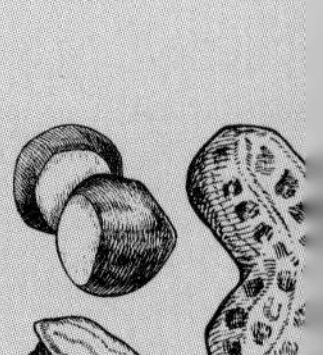

PRÉPARATION : 15 MIN — CUISSON : 20 MIN
POUR 4 À 6 PERSONNES

MISE EN PLACE

- 8 à 10 abricots bien mûrs coupés en deux et dénoyautés
- 2 c. à s. de pistaches nature
- 3 ou 4 c. à s. de crème fraîche
- 1 c. à s. de miel

Chauffez le four à 200 °C (th. 7).
Faites légèrement griller les pistaches dans une poêle.
Déposez les demi-abricots dans un plat.
Mélangez la crème et le miel, et coulez le tout sur les abricots en étalant bien.
Parsemez de pistaches en les enfonçant un peu.
Cuisez 15 min, puis 5 min sous le gril pour dorer.

INFOS NUTRITION

TRÈS BON DESSERT QUI COMBINE GOURMANDISE, ANTIOXYDANTS, FIBRES ET OMÉGA 3. IL EST QUAND MÊME ASSEZ NOURRISSANT, DONC MENU LÉGER AVANT.

Variations

Ça marche aussi avec des pêches ou des nectarines. En hiver avec des kiwis pelés et coupés en deux. Et, quelle que soit la saison, avec d'autres fruits secs.

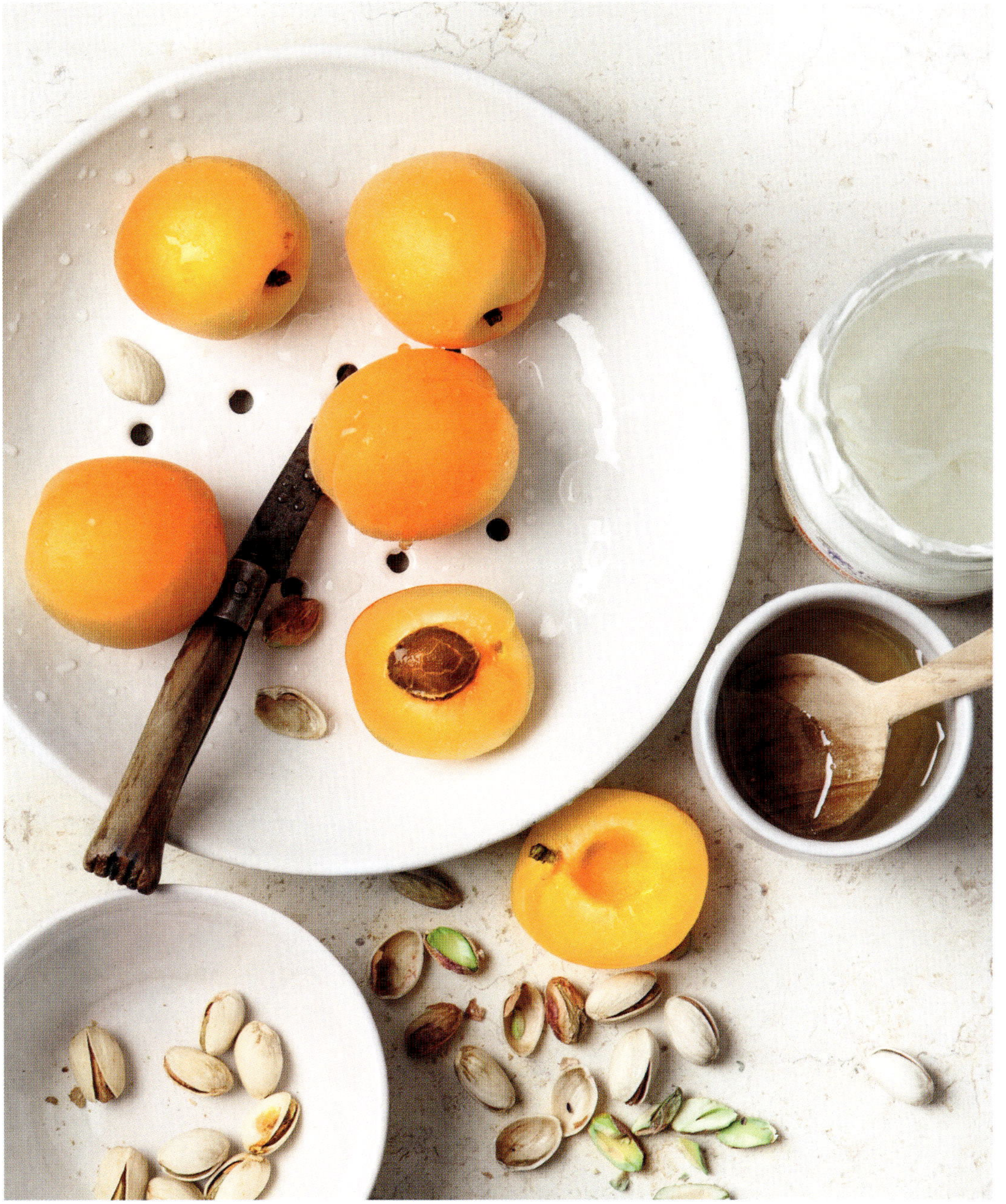

GRATIN D'ABRICOTS AUX PISTACHES

PRÉPARATION : 20 MIN — CUISSON : 10 MIN
POUR 350 G ENVIRON

MISE EN PLACE

- 150 g de noix du Brésil
- 100 g de chocolat noir à 70 % de cacao concassé
- 2 c. à s. d'huile de colza
- 1 c. à s. de miel
- 4 c. à s. de cacao
- 1 tasse à café de lait demi-écrémé
- 1 c. à c. de poudre de vanille

Torréfiez les noix du Brésil au four à 180 °C (th. 6) pendant 10 min environ, jusqu'à ce qu'elles soient légèrement dorées.
Faites fondre le chocolat au bain-marie.
Mixez les noix du Brésil en poudre. Ajoutez alors l'huile de colza, le miel, le cacao, le lait, la vanille, et faites tourner jusqu'à ce que le tout forme une pâte.
Versez le chocolat fondu, faites tourner pour le mélanger, puis débarrassez la pâte à tartiner dans un bol ou un pot à confiture. Filmez-le et gardez-le au frais (3 semaines maximum).

INFOS NUTRITION

EXTRA-RICHE EN ANTIOXYDANTS, EN SÉLÉNIUM ET EN OMÉGA 3, CETTE PÂTE À TARTINER DOIT PROTÉGER EFFICACEMENT TOUTES VOS PETITES CELLULES. ET SURTOUT CELLES DE VOTRE SYSTÈME CARDIOVASCULAIRE ET DE VOTRE CERVEAU. VOTRE PEAU VOUS EN SERA AUSSI RECONNAISSANTE.

Variations

Ça marche avec d'autres noix, mais toutes sont moins riches en sélénium que la noix du Brésil.

PÂTE À TARTINER BIENFAITRICE

MUESLI MAISON

PRÉPARATION : 15 MIN
POUR 1 BOÎTE

MISE EN PLACE

- 1 poignée de flocons de céréales
- 1 poignée de fruits secs concassés
- 1 poignée de fruits séchés en petits morceaux
- 1 poignée de graines (de sésame, tournesol, chia, chanvre, etc.)
- 1 c. à c. de germes de blé ou de levure de bière
- 1 ou plusieurs fruits de saison
- Yaourt, lait ou fromage frais

Mélangez tous les produits secs dans une boîte. Stockez-la dans un lieu sec.
Dans un bol, mélangez-en une portion, dosée selon votre appétit, avec les fruits coupés en morceaux au dernier moment, du yaourt, ou du lait (de vache ou autre), ou du fromage frais.

INFOS NUTRITION

UNE MINE DE FIBRES, DE SELS MINÉRAUX, DE VITAMINES DU GROUPE B, PLUS OU MOINS DE VITAMINE C SELON LE FRUIT CHOISI, D'ANTIOXYDANTS, ETC. : VOILÀ QUI VA RÉJOUIR VOTRE TUBE DIGESTIF ! CE MUESLI MAISON N'EST PAS SUCRÉ (RIEN NE VOUS EMPÊCHE, SELON VOTRE ENVIE, D'AJOUTER UN PEU DE MIEL OU DE SIROP D'AGAVE), PAS TROP GRAS, ET NE CONTIENT PAS D'ADDITIFS. IL EST DONC BIEN MEILLEUR QUE TOUS CEUX DU COMMERCE.

Variations

Quasiment sans limites. Vous pouvez préparer autant de mueslis qu'il y a de préférences dans la famille. Les inconditionnels de la pâtée de céréales du petit déjeuner (qui donne une fringale dans la matinée) devraient s'y convertir.

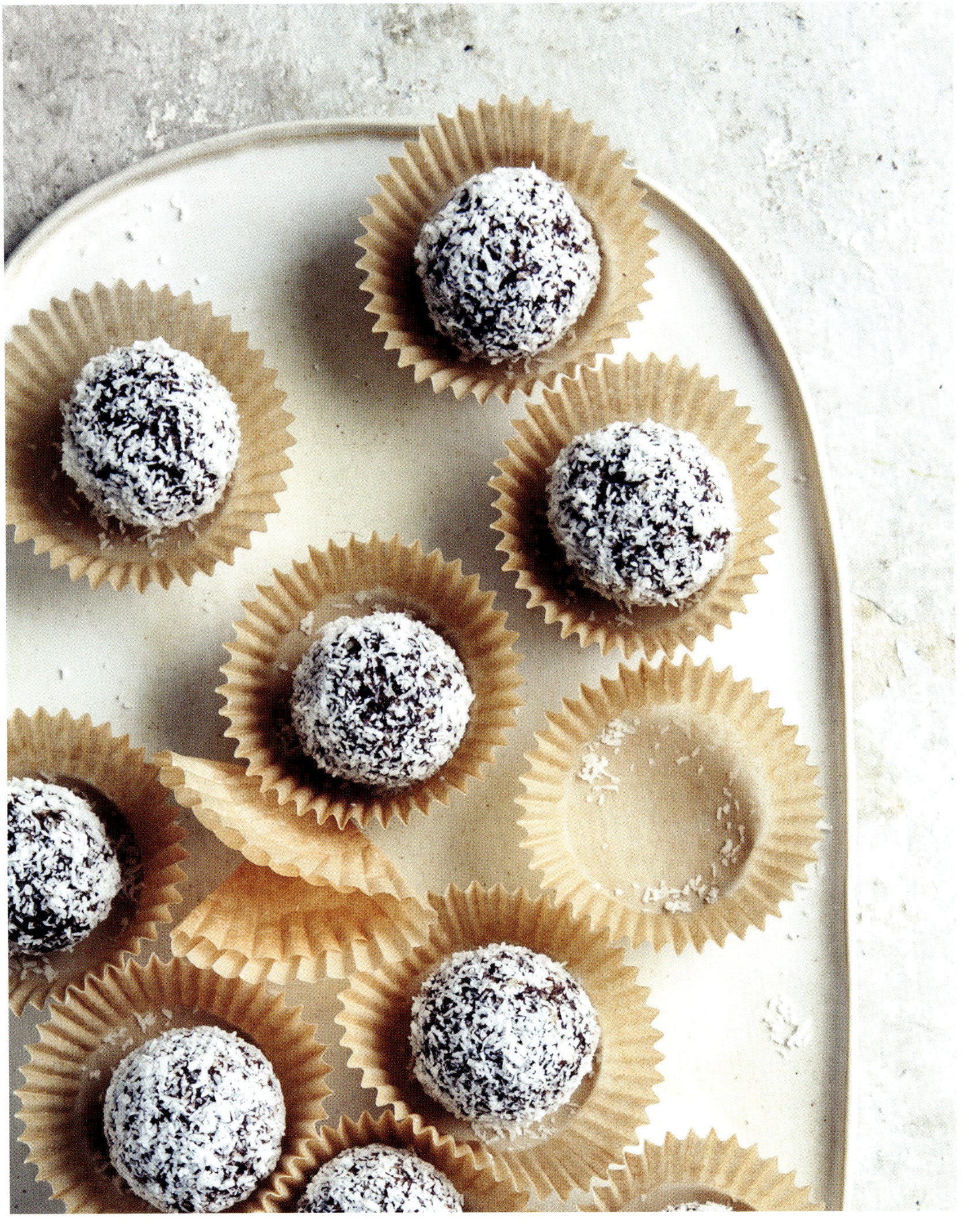

POWER BALLS

PRÉPARATION : 30 MIN
POUR 15 POWER BALLS

MISE EN PLACE

- 1 poignée de noix de cajou, de pécan ou du Brésil concassées
- 10 à 15 dattes dénoyautées et coupées en morceaux
- 150 g de noix de coco râpée
- 1 c. à s. d'huile d'olive
- 2 c. à s. de cacao amer
- 1 pincée de sel
- 1 ou 2 c. à s. d'eau
- Pour la finition : 30 g de noix de coco râpée ou de cacao en poudre

Mixez ensemble tous les ingrédients en ajustant la quantité d'eau pour que la pâte ne soit pas trop dure.
Prélevez-en avec une petite cuillère, formez des boulettes et roulez-les dans la noix de coco ou le cacao.
Réservez les power balls au réfrigérateur pour qu'elles durcissent.
Conservez-les au frais dans une boîte hermétique.

INFOS NUTRITION

POWER BALLS **SIGNIFIE « BOULES D'ÉNERGIE » EN FRANÇAIS. GLUCIDES EN PAGAILLE, PAS TROP VITE ABSORBÉS, FIBRES ET SELS MINÉRAUX À GOGO. LES BONS ACIDES GRAS INSATURÉS DES FRUITS SECS, PAS DE SUCRE. UNE OU DEUX POWER BALLS VOUS REDONNERONT DU PEPS QUAND VOUS AUREZ UN COUP DE MOU, DEHORS OU DEDANS.**

Variations

Figues séchées, abricots séchés, autres fruits secs : toutes les combinaisons sont possibles selon ce que vous avez dans votre placard.
Vous pouvez aussi façonner les power balls en barres. Ce ne seront plus des *balls* mais elles auront les mêmes qualités nutritionnelles.

PRÉPARATION : 20 MIN — CONGÉLATION : 3 H
POUR 4 PERSONNES

MISE EN PLACE

- 4 belles oranges (sanguines de préférence)
- 50 cl de jus d'orange nature sans sucre
- 250 g de cassis surgelé
- 1 verre de liqueur de cassis
- 8 feuilles de menthe

Pressez le jus des oranges sanguines. Gardez les demi-écorces et mettez-les au congélateur.
Mixez les deux jus avec le cassis et la liqueur de cassis.
Turbinez ou mettez au congélateur pour 3 h en remuant de temps en temps avec une fourchette.
Répartissez dans les écorces. Plantez dessus une feuille de menthe.

INFOS NUTRITION

S'IL Y A DES ENFANTS À TABLE, SIROP DE CASSIS À LA PLACE DE LA LIQUEUR — INUTILE DE LES ALCOOLISER DE BONNE HEURE. EN HIVER, C'EST UN BON DESSERT PAR SA RICHESSE EN ANTIOXYDANTS DE TOUTES SORTES ET EN VITAMINE C QUI VA BOOSTER VOTRE SYSTÈME IMMUNITAIRE.

Variations

Le cassis surgelé est sucré : ça devrait suffire. Mais si vous avez vraiment le bec sucré, ajoutez 1 cuillerée de miel. Ou alors, utilisez seulement du sirop de cassis, comme pour les enfants. Ce dessert s'interprète selon votre imagination avec d'autres agrumes.

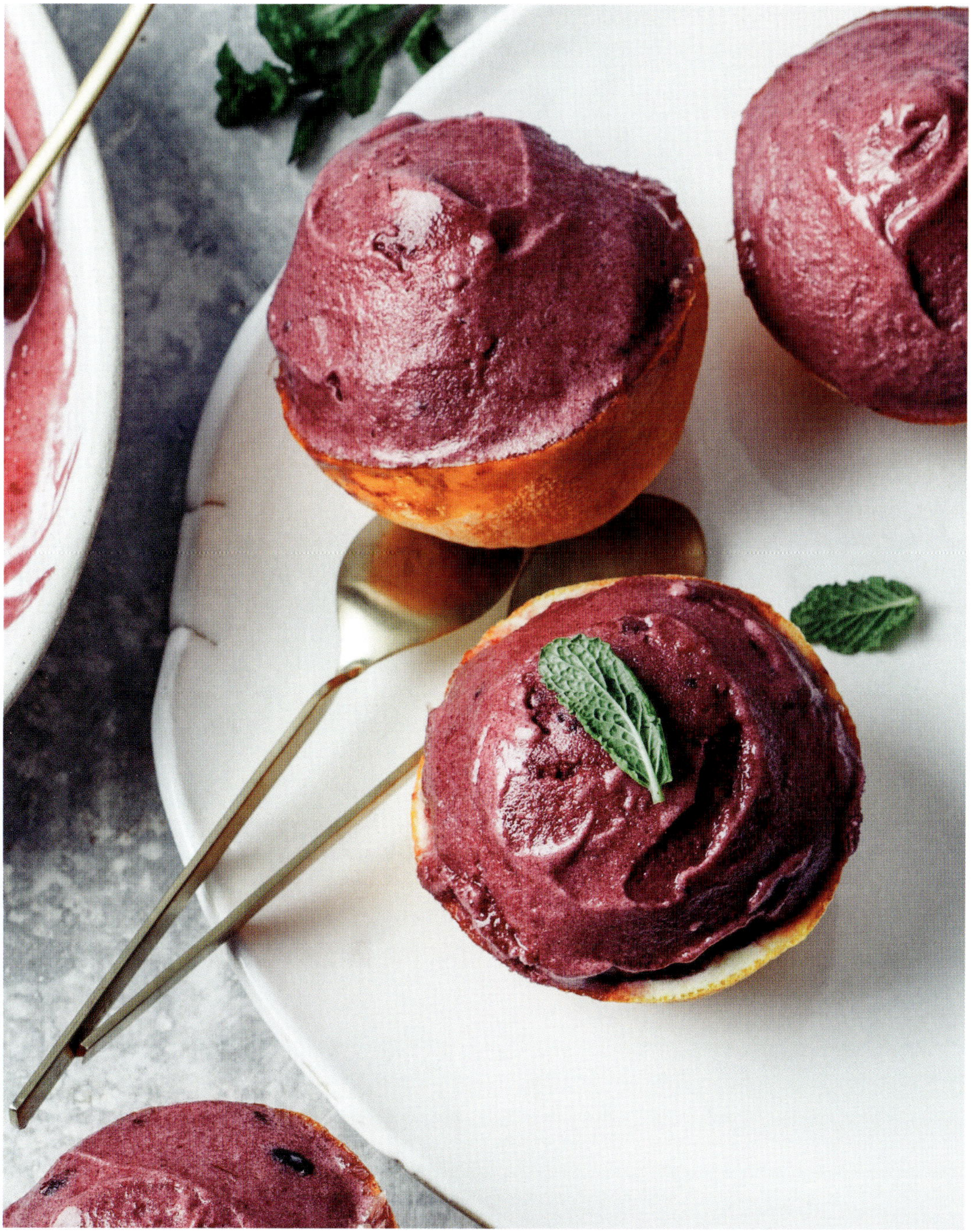

ORANGES GIVRÉES AU CASSIS

ON A DU MAL À IMAGINER QUE CES AGRUMES (ORANGES, PAMPLEMOUSSES, MANDARINES, CLÉMENTINES) FURENT, JUSQU'AU DÉBUT DU SIÈCLE DERNIER, DES PRODUITS RARES ET DE LUXE.

Il fut une époque où l'on ne mangeait des oranges qu'à Noël (sauf dans le Sud de la France, où le climat permettait leur culture).

La caractéristique essentielle de tous les agrumes est leur richesse en vitamine C. Ils renferment aussi des antioxydants (polyphénols, flavonoïdes) très actifs, des sels minéraux et des vitamines du groupe B. Ils contiennent assez peu de glucides et pas de protéines ni de lipides.

En hiver, la consommation quotidienne d'au moins une orange ou d'un pamplemousse ou de deux à trois clémentines est obligatoire pour assurer votre quota de vitamine C.

L'orange est désormais, après la pomme (page 219), le fruit le plus consommé, et à disposition toute l'année, de même que le pomelo, qui vient d'un croisement d'orange et de pamplemousse, très amer et difficilement mangeable. Mais on parle toujours de pamplemousse.

La clémentine, qui a supplanté la mandarine d'antan, est vraiment un fruit d'hiver, sur les marchés de novembre à février. Il en va de même pour les tangerines, issues de divers croisements (orange, clémentine).
Quant à la bigarade, orange amère, elle est assez rare, de même que le kumquat.

Les citrons offrent une gamme de variétés impressionnante, mais l'acidité de ces fruits interdit de les consommer tels quels.

Tous les agrumes sont originaires du Sud-Est asiatique. Au fil des millénaires, ils se sont répandus jusqu'au Bassin méditerranéen, puis ils ont traversé l'Atlantique dans les malles des conquistadores au XVIe siècle. Leur culture a explosé au XIXe siècle. Ils furent longtemps considérés comme des fruits « exotiques », puis se sont banalisés avec le développement des transports internationaux.

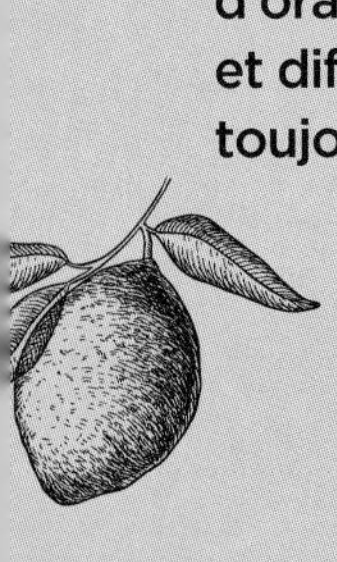

agrumes

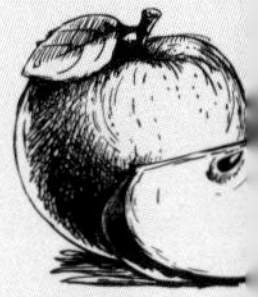

pomme

LE MOT « POMME » VIENT DU LATIN *POMA*, QUI DÉSIGNE TOUT SIMPLEMENT UN FRUIT.

C'est peut-être pour cela qu'autant de symboles lui sont attachés, depuis la pomme croquée par Ève à celle qui empoisonna Blanche-Neige, en passant par celle tombée sur la tête de Newton, qui symbolise la ville de New York, et la célèbre marque d'objets addictifs de communication.

La pomme est le troisième fruit le plus consommé dans le monde et le premier en France.

Le corps médical s'est chargé de réhabiliter ce fruit symbole du péché ! Un vieux dicton disait qu'« une pomme par jour éloigne le médecin » : nombre d'études scientifiques ont détaillé ses bienfaits.

Sa consommation quotidienne peut faire baisser un taux de cholestérol trop élevé, avoir une action régulatrice sur la glycémie, être bénéfique pour l'appareil respiratoire et surtout le système digestif, qu'elle apaise, quelles que soient ses humeurs, réticentes ou expansives.
Tout ceci est dû à la combinaison des fibres et de l'action conjuguée du magnésium, du potassium, de la vitamine C (dont pourtant elle n'est pas riche), du fructose (qui est l'un de ses principaux glucides) mais aussi de nombreux polyphénols (qui ont une activité antioxydante remarquable).

Autre aspect non négligeable : la pomme est un excellent coupe-faim.

Le pommier est l'un des rares arbres cultivés partout dans le monde. Ses innombrables variétés (plus de 2000 ont été recensées) s'adaptent à tous les climats ou presque.
Diverses sont les pommes : leur chair est plus ou moins croquante et sucrée, parfois légèrement acide. Leur peau peut être jaune, verte ou rouge. Une trentaine de variétés de pommiers sont régulièrement cultivées, et chacune a sa saison. C'est pourquoi vous avez des pommes à votre disposition toute l'année.

Mangez des pommes !

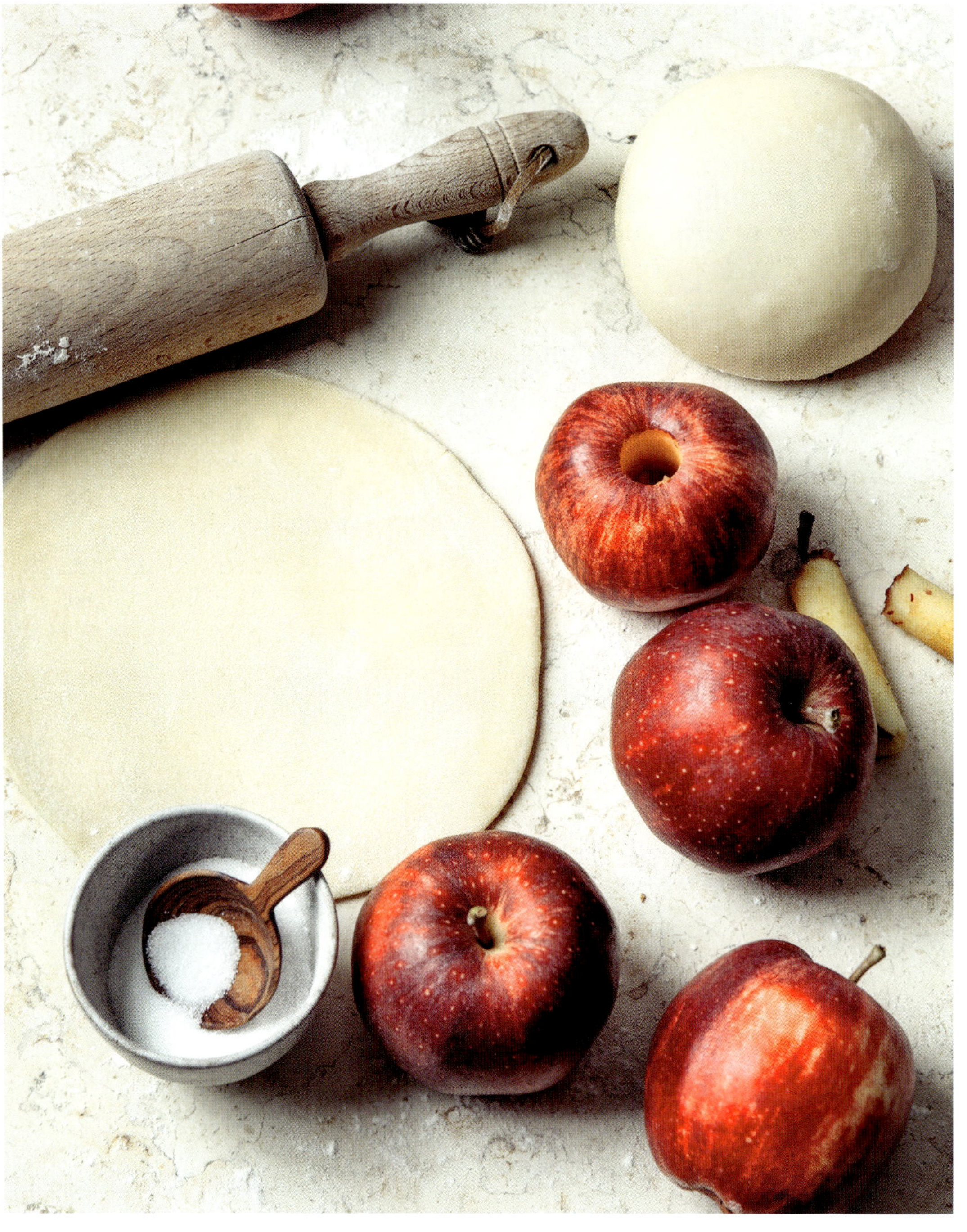

ROBOTTES DE POMME

PRÉPARATION : 15 MIN — CUISSON : 35 MIN
POUR 4 PERSONNES

MISE EN PLACE

- 4 pommes reinettes évidées avec un vide-pomme
- 20 g de beurre
- 10 g de sucre semoule
- 5 cl de calvados
- 300 g de pâte brisée (page 104)
- 1 jaune d'œuf
- Crème fraîche

Réglez le four sur 150 °C (th. 5). Faites de légères entailles sur tout le contour des pommes. Évidez-les de leur trognon. Insérez le beurre dans le trou, puis couvrez de sucre. Déposez les pommes dans un plat, arrosez de calvados et ajoutez un peu d'eau. Enfournez pour 15 à 20 min.

Étalez la pâte, puis taillez 4 cercles de 20 cm de diamètre et 4 autres de 10 cm.

Posez une pomme sur chaque grand cercle, recouvrez d'un petit et fixez bien le tout. Dorez au jaune d'œuf.

Réglez le four sur 180 °C (th. 6) et enfournez pour 15 min.

Servez tiède avec la crème fraîche.

INFOS NUTRITION

DESSERT TRÈS NOURRISSANT QUI DOIT TERMINER UN REPAS LÉGER ET QUI APPORTE TOUS LES BIENFAITS DES POMMES (PAGE 219).

Variations

C'est une recette d'Auguste Escoffier (1846-1935). Il a remplacé la pâte feuilletée traditionnelle du douillon normand par une pâte brisée plus légère car il était déjà préoccupé par la nutrition.

Les incisions autour des pommes évitent qu'elles éclatent pendant leur cuisson. Des poires peuvent remplacer les pommes, mais des petites, comme les reinettes.

SORBET AU GINGEMBRE

PRÉPARATION : 15 MIN
CUISSON : 10 MIN
REPOS : 3 H
POUR 4 PERSONNES

MISE EN PLACE

- 300 g de gingembre frais râpé
- 150 g de rapadura
- 50 cl d'eau
- Le jus de 1 ou 2 citrons verts

Préparez un sirop avec le rapadura et l'eau, et laissez-le bouillir pendant 5 min.
Retirez-le du feu. Ajoutez le gingembre et le jus de citron.
Turbinez le sorbet ou mettez-le au congélateur pour 3 h.

INFOS NUTRITION

LES VERTUS DU GINGEMBRE SONT NOMBREUSES. SES PROPRIÉTÉS ANTIOXYDANTES, ANTI-INFLAMMATOIRES, DIGESTIVES ET TONIQUES ONT ÉTÉ LARGEMENT DÉMONTRÉES. EN REVANCHE, SON POUVOIR APHRODISIAQUE N'A PAS ÉTÉ PROUVÉ SCIENTIFIQUEMENT, BIEN QU'IL AIT CETTE RÉPUTATION DEPUIS DES SIÈCLES.

Utilisations

Servez-le avec une salade de fruits de saison.

PRÉPARATION : 10 MIN — CUISSON : 20 MIN
POUR 4 PERSONNES

MISE EN PLACE

- 4 œufs
- 6 c. à s. de sucre semoule
- 6 c. à s. de farine
- 1 citron non traité
- 1 gousse de vanille
- 50 cl de lait
- 10 g de beurre

Réglez le four sur 180 °C (th. 6).
Battez les œufs avec le sucre. Ajoutez la farine, le zeste du citron râpé et les graines de la gousse de vanille. Versez peu à peu le lait en remuant. Mélangez jusqu'à ce que la pâte soit bien homogène.
Beurrez un moule à soufflé. Versez-y la pâte (il doit être rempli seulement aux trois quarts). Enfournez pour 20 min. Servez chaud, tiède ou froid.

INFOS NUTRITION

UNE VIEILLE RECETTE DE GRAND-MÈRE TELLEMENT FACILE À RÉALISER AVEC CE QUI SE TROUVE DANS LE PLACARD ! CE GÂTEAU APPORTE DU CALCIUM, DES PROTÉINES (LES SUPER BONNES, CELLES DES ŒUFS) ET, BIEN SÛR, DES GLUCIDES. IL EST LÉGER ET PEU SUCRÉ.

Variations

Vous pouvez utiliser, pour moitié, de la farine de châtaigne, et du zeste d'orange.
Servez le tôt-fait avec une crème anglaise (page 203) et/ou une salade de fruits. Une bonne soupe de légumes avant, du fromage avec une salade, et voilà un dîner vite fait, bien fait ! Et bien équilibré.

TÔT-FAIT

STOCKAGE

Pour bien cuisiner, puis manger avec bonheur, encore faut-il avoir ce qu'il faut et savoir le conserver dans de bonnes conditions.

Viandes, poissons, produits laitiers et légumes se gardent au réfrigérateur ; les fruits, à l'air libre, sauf en cas de grosse chaleur.

Nettoyez votre réfrigérateur à fond, avec de l'eau javellisée, au minimum une fois par mois. Passez un coup d'éponge dès que quelque chose a coulé. Et, surtout s'il n'est pas de première jeunesse, surveillez sa température : elle doit être entre 0 °C et 4 °C, empêchant ainsi la prolifération des vilaines bactéries comme la listeria ou la salmonelle.

Contrairement à une idée répandue, la majorité des intoxications alimentaires ne sont pas collectives, mais « maison ». Un frigo sale en est souvent la cause, mais un voile pudique règne sur cette origine !

Vous avez tout intérêt à vous équiper d'un appareil à mettre sous vide, très pratique et qui évite beaucoup de gaspillage.

Enfermés dans un sac ou une boîte, privés de l'air qui les fait fermenter, les produits stockés sous vide ont une durée de vie plus longue sans que leur texture en soit affectée, comme c'est le cas avec la congélation.

Vous pouvez ainsi garder quelques jours viandes, poissons frais, légumes lavés et épluchés, et restes. Mais n'oubliez pas d'étiqueter les sacs et les boîtes en précisant la date de mise sous vide avant de les stocker au frigo.

Quant à vos placards, protégez-les systématiquement des mites alimentaires en collant des pièges à l'intérieur des portes. Elles ne sont pas dangereuses, seulement destructrices et dégoûtantes, et elles adorent tous les produits secs (pas seulement la farine), y compris et surtout les bio.

CONCLUSION

Voilà ce que vous devez faire, tout le temps, si vous voulez être heureux quand vous mangez, vivre longtemps et mourir en bonne santé.

MÂCHER ?

Bien mâcher vous fait profiter plus intensément de toutes les saveurs qui se trouvent dans votre assiette. Chaque plat peut être une source de nouvelles sensations. Selon les saisons, les producteurs, la façon dont ils ont été cuisinés, les produits n'ont pas toujours les mêmes saveurs.
Au début de ce livre, je vous ai expliqué (page 6) qu'il faut manger lentement, donc bien mâcher, pour que le centre de satiété qui régit votre équilibre alimentaire fonctionne correctement.
C'est l'une des principales garanties pour ne pas prendre de poids. Si vous avez quelques kilos indésirables, vous les perdrez tranquillement en prenant tout bêtement le temps de mâcher. Et vous préserverez votre santé.

MARCHER ?

La sédentarité est à l'origine de la prise de poids et favorise les maladies cardiovasculaires ; elle est tout aussi nuisible à votre santé qu'une alimentation déséquilibrée.

La marche est le meilleur des exercices physiques. Elle mobilise un grand nombre de vos muscles, fait travailler votre cœur et vous fait dépenser des calories. Il est largement prouvé qu'elle réduit les risques de certains cancers.
Elle est bénéfique pour vos os : elle les renforce, et vous protège ainsi de l'ostéoporose (page 8).

Elle stimule votre transit intestinal et évacue votre stress. Même si vous pratiquez un sport de temps en temps, vous devez marcher tous les jours pour en ressentir les bienfaits. Ça n'est pas difficile ! Toutes les occasions de marcher sont bonnes, du moment que vous les avez en tête.

Arrangez-vous pour marcher lors de vos déplacements (garez votre voiture plus loin, arrêtez-vous à un arrêt de bus ou une station de métro précédant votre destination), faites les courses de proximité à pied, allez au marché, montez les escaliers... Au bureau, déplacez-vous au lieu d'envoyer un mail.
Mâcher et marcher afin de manger heureux et de mourir en bonne santé, c'est avant tout une affaire de décision et d'organisation.

MÂCHEZ ET MARCHEZ !

INDEX DES PRODUITS

TABLE DES MATIÈRES

LÉGUMINEUSES ET PATATES : DE BONNES COPINES

CÉRÉALES : POUR RECHARGER SES BATTERIES

RÉGALS MARINS

VIANDES, VOLAILLES ET ŒUFS : POINT TROP N'EN FAUT

DE LA DOUCEUR DANS UN MONDE DE BRUTES

REMERCIEMENTS
Merci Alain.

L'abus d'alcool est dangereux pour la santé. À consommer avec modération.

DIRECTEUR DE COLLECTION
Alain Ducasse

DIRECTRICE
Aurore Charoy

RESPONSABLE ÉDITORIALE
Alice Gouget

ÉDITRICE
Fanny Morgensztern

PHOTOGRAPHIES
Virginie Garnier

STYLISME
Coralie Ferreira

DIRECTION ARTISTIQUE / CONCEPTION
Soins Graphiques
Pierre Tachon et Sophie Brice
Merci à Camille

EXÉCUTION & PHOTOGRAVURE
Nord Compo

MARKETING & COMMUNICATION
Camille Gonnet
camille.gonnet@alain-ducasse.com

Imprimé en Espagne par Ingoprint
ISBN 978-2-84123-905-4
Dépôt légal 1er trimestre 2017

2, rue Paul-Vaillant-Couturier
92532 Levallois-Perret Cedex